中国医学临床百家·病例精解

内蒙古医科大学附属医院

内分泌与代谢病

病例精解

闫朝丽　李爱珍 / 主　编

科学技术文献出版社
SCIENTIFIC AND TECHNICAL DOCUMENTATION PRESS
·北京·

图书在版编目（CIP）数据

内蒙古医科大学附属医院内分泌与代谢病病例精解/闫朝丽，李爱珍主编. —北京：科学技术文献出版社，2020.12
ISBN 978-7-5189-7497-9

Ⅰ.①内… Ⅱ.①闫… ②李… Ⅲ.①内分泌病—病案—分析 ②代谢病—病案—分析
Ⅳ.①R58

中国版本图书馆 CIP 数据核字（2020）第 253926 号

内蒙古医科大学附属医院内分泌与代谢病病例精解

策划编辑：蔡　霞　　责任编辑：蔡　霞　　责任校对：张吲哚　　责任出版：张志平

出　版　者　科学技术文献出版社
地　　　址　北京市复兴路 15 号　邮编 100038
编　务　部　（010）58882938，58882087（传真）
发　行　部　（010）58882868，58882870（传真）
邮　购　部　（010）58882873
官　方　网　址　www.stdp.com.cn
发　行　者　科学技术文献出版社发行　全国各地新华书店经销
印　刷　者　北京虎彩文化传播有限公司
版　　　次　2020 年 12 月第 1 版　2020 年 12 月第 1 次印刷
开　　　本　787×1092　1/16
字　　　数　244 千
印　　　张　21
书　　　号　ISBN 978-7-5189-7497-9
定　　　价　138.00 元

《内蒙古医科大学附属医院内分泌与代谢病病例精解》

编 委 会

主　　编　闫朝丽　李爱珍

副 主 编　张乌云　乌仁斯琴　张丽娟　朱智峰　云素芳
　　　　　王铭婕

编　　委　（按姓氏拼音排序）
　　　　　侯俊秀　皇甫建　李晶晶　刘　苗　刘　敏
　　　　　秦　静　邱　琳　任小燕　萨如拉　王　丹
　　　　　王　慧　王　娟　王　娱　王瑞平　薛梦若
　　　　　岳　瑶　张智慧　赵国玉　赵艳雪　周丹丹

主编简介

闫朝丽，三级教授，博士，内蒙古医科大学附属医院内分泌科主任。在内科从事临床、教学、科研工作 29 年，2005 年在北京协和医院获内分泌专业博士学位，2016 年 3 月在美国克利夫兰诊所当访问学者。作为第一作者发表中英文期刊论文 70 篇；参编《糖尿病足病学》《内分泌代谢疾病相关指南与解读》《内分泌习题集》等著 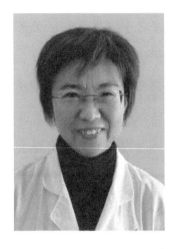 作。任内蒙古医学会内分泌学分会第五届委员会主任委员，中华医学会内分泌学分会第十一届委员会委员，中国医师协会内分泌代谢科医师分会第三届委员会委员，白求恩精神研究会内分泌和糖尿病学分会罕见病学组主任委员，中华医学会内分泌学分会糖尿病学组副组长、罕见病学组委员，中华医学会糖尿病学分会 1 型糖尿病学组、糖尿病代谢性大血管病变学组委员，《中华临床营养杂志》《中华糖尿病杂志》等杂志编委；获内蒙古自治区"草原英才"称号。

科研上，完成及承担国家自然科学基金及多项省部级科研课题，作为分中心负责人参加科技部、"十三五"重大专项合作课题；研究成果获 2017 年度内蒙古科学技术奖三等奖。

带领的内分泌学科为内蒙古自治区 2017 年重点学科，擅长对内分泌代谢病领域很多疑难杂症的诊疗；获得了"国家代谢性疾病临床医学研究中心分中心"等荣誉；在医院影响力方面，学科排名近三年在全国位于 39～53 位。

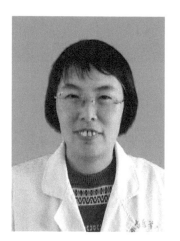

　　李爱珍，1995 年毕业于内蒙古医科大学，2007 年获得医学硕士学位。现为内蒙古医科大学附属医院内分泌科主任医师。任中华医学会内分泌学分会基础学组委员，中国医疗保健国际交流促进会甲状腺疾病分会委员，四川省西部精神医学协会内分泌暨糖尿病专委会糖尿病足部学组委员，呼和浩特市医师协会内分泌分会副会长。

　　从事临床及教学工作 20 余年。擅长内分泌科常见病的诊断和治疗，以及代谢性疾病的诊治，对糖尿病足、甲状腺疾病、肥胖的诊治具有丰富的临床经验，参与《糖尿病与相关疾病的诊断与治疗》的编写。撰写论文 30 余篇。

前　言

　　内分泌与代谢病是一类涉及垂体、甲状腺、甲状旁腺、肾上腺、性腺、胰腺等多个组织器官的疾病，涉及的常见疾病有糖尿病、肥胖症、骨质疏松、痛风、甲状腺功能亢进症、甲状腺功能减退症、垂体功能减退症、嗜铬细胞瘤、库欣综合征等，其临床表现复杂，影响因素较多（如饮食、运动、药物、应激、月经等），诊断、治疗较为困难，因而疑难病例也较多。为提高内分泌科医生及相关学科医生对内分泌疾病的临床诊治能力，加深医学生对内分泌代谢类疾病的认识，我院内分泌科医生收集了近几年的典型病例，经精心挑选，编写成了这本《内蒙古医科大学附属医院内分泌与代谢病病例精解》。

　　本书共收集了 43 例典型病例，包括垂体柄中断综合征、垂体促甲状腺素瘤、垂体 ACTH 瘤合并肾上腺腺瘤、ACTH 非依赖性肾上腺大结节样增生导致库欣综合征、边缘性脑炎并尿崩症等，这些病例都是临床上比较少见且诊断困难、治疗复杂的病例。为了全面地展现每个病例的诊疗经过，本书清晰地描述疾病的临床表现、辅助检查、诊断思路和诊断依据，为疾病的确诊建立起完整的逻辑思维，还详细记录了患者的病历摘要、体格检查、实验室检查、辅助检查、诊断、治疗等部分。另外，还在疾病诊断和治疗的基础上进行了讨论和点评，提出疾病诊断的基本思路和合理的治疗方案，希望能为广大的医务工作者提供疾病诊治的借鉴。

本书病例对于内分泌科的医务工作者来说是十分珍贵的，希望本书能帮助临床医生、研究生提高内分泌疾病的诊治水平。今后，我们也会在工作中不断积累和丰富内分泌科的临床资源，不断提高临床技能和对内分泌疾病的认识水平，以便为读者提供更加丰富的医学知识。

目　录

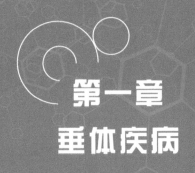

第一章
垂体疾病

病例1 垂体柄中断综合征

📋 病历摘要

【基本信息】

患儿，女性，11岁11个月。

主诉：生长发育迟缓8年余。

现病史：患儿为第1胎第1产，母孕44周，属于过期妊娠，有催产史，静脉滴注催产素1天后无反应行剖宫产术，产后患儿无窒息、发绀，出生时体重3.5 kg、身长48 cm。母乳喂养至1岁2个月，断奶后开始喝牛奶。出牙、学步、学语较同龄人晚。2 岁时因进食不当出现腹泻，持续 1 个月，此后患儿体重增长缓慢。3 岁半时家人发现其身高较同龄儿低（具体不详），7 岁身高 118 cm，此后每年身高增长约 2 cm。8 岁时因意外从 2 m 高空坠落，致蛛网膜下隙出血，行引流术，术后偶有头晕，无其他不适。术后复查颈椎及脊柱正、侧位片检查时，发现脊柱侧弯，遂就诊于当地某医院，考虑为先天性，无特殊处理；2016 年 1 月为进一步明确患儿矮小原因就诊于北京某医院骨科，再次行相关检查后建议内分泌科就诊、治疗，在该院内分泌科行生长激素、甲状腺功能、性激素六项、妇科超声等相关检查后，建议给予生长激素治疗，但患者家属暂不同意使用；2016 年 8 月为进一步明确诊治就诊于我院，门诊以"矮小症"收入院。平素精神、食欲、体力、睡眠正常，无烦渴、多尿、多饮，智力发育正常（学习成绩班级排名前 10 名），喜爱户外活动，体育成绩好，性格开朗，个性好动，挑食，不喜欢吃蔬菜，喜爱面食。

既往史：胆囊结石病史，未治疗。无经常性感冒、扁桃体发炎病史。有外伤史：8 岁时因意外从 2 m 高空坠落，出现短暂意识障碍，有恶心、呕吐，无肢体活动障碍，事发后于当地医院行头颅 CT 检查未见异常，第 3 天恶心、呕吐加重再次行头颅 CT 检查显示蛛网膜下隙出血，行引流术，术后偶有头晕，无其他不适。

月经史：无。

家族史：父母非近亲结婚，母亲孕期无特殊用药史。母亲身高 164 cm，父亲身高 174 cm。

【体格检查】

血压 90/60 mmHg，身高 128 cm，低于第 3 百分位数，指尖距

122 cm，坐高 69 cm，上部量 69 cm，下部量 59 cm，体重 26 kg。乳房未发育，腋毛无发育，阴毛 P1 期。心、肺、腹查体未见异常。脊柱向左侧弯曲，有轻压痛，四肢活动自如，未见肘外翻、膝外翻及膝内翻，关节无畸形，双下肢无水肿，生理反射存在，病理反射未引出。

【辅助检查】

（1）2016 年 1 月（北京某医院）

1）脊柱正侧位片：脊柱侧弯伴椎体及肋骨多发畸形。

2）脊柱 CT：脊柱轻度侧弯，颈、胸椎多发椎体形态不规则，略扁，多发椎体及附件不同程度融合，椎间隙变窄；胸椎及骶椎部分椎体上、下缘皮质致密，局部椎间隙略窄。

3）垂体核磁平扫：考虑垂体柄中断综合征（垂体明显变薄，垂体柄上段见线状 T_1 高信号，下段见类圆形等 T_1 信号，与其垂体窝内变薄的垂体间显示欠清，蝶窦气化明显，蝶鞍骨质 T_1 像显示欠清晰）（图 1–1）。

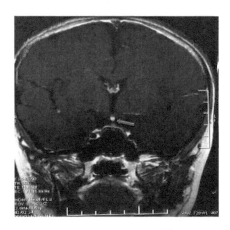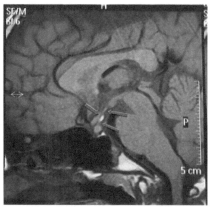

图 1–1　垂体核磁平扫

4）子宫、卵巢超声：子宫较同龄儿偏小，卵巢内最大卵泡 0.5 cm×0.5 cm。（子宫横径：1.2 cm，前后径：0.6 cm，长径：

3.8 cm。左卵巢：2.7 cm×0.6 cm，右卵巢：2.4 cm×0.7 cm）。腹部超声：慢性胆囊炎，胆囊结石。

5）染色体：46，XX。

6）甲状腺功能检测、生长因子检测、性激素六项检测及生长激素运动筛查结果见表1-1至表1-4。

表1-1　甲状腺功能检测

项目	结果	单位	参考区间
TT$_3$	115.69	ng/dL	70~210
TT$_4$	6.45	μg/dL	4.0~12.0
TSH	1.23	mIU/mL	0.4~4.0

注：TT$_3$：total triiodothyronine，总三碘甲状腺原氨酸；TT$_4$：total thyroxine，总甲状腺素；TSH：thyroid stimulating hormone，促甲状腺素。

表1-2　生长因子检测结果

项目	结果	单位	参考区间
IGF-1	70.2	ng/mL	111~551
IGFBP-1	2.83	ng/mL	2.4~8.4

注：IGF-1：insulin-like growth factor-1，胰岛素样生长因子1；IGFBP-1：insulin-like growth factor-binding protein-1，胰岛素样生长因子结合蛋白1。

表1-3　性激素六项检测

项目	结果	单位	参考区间
LH	0.50	IU/L	≤11.3
FSH	5.01	IU/L	≤13.0
T	<20.0	ng/dL	0.2~56.6
E$_2$	24.20	pg/mL	7.9~59.1
PRL	6.09	ng/mL	
PRO	0.32	ng/mL	

注：LH：luteinizing hormone，促黄体生成素；FSH：follicle stimulating hormone，促卵泡激素；T：testosterone，睾酮；E$_2$：estradiol，雌二醇；PRL：prolactin，催乳素；PRO：progesterone，孕酮。

笔记

表 1-4 生长激素运动筛查

项目	结果	单位	参考区间
GH（前）	0.02	ng/mL	0.05 ~ 4.00
GH（后）	1.80	ng/mL	

注：GH：growth hormone，生长激素。

（2）2016 年 8 月（我院）

1）血常规、尿常规、碱性磷酸酶（alkaline phosphatase，ALP）、甲状旁腺激素（parathyroid hormone，PTH）、肝功能、肾功能、离子检查结果均正常。

2）胰岛素样生长因子 1（insulin - like growth factor，IGF1）：83.3 ng/mL（111 ~ 551）。

3）骨龄：相当于 8 岁水平。

4）甲状腺超声：未见异常。腹部超声：胆囊炎，胆囊结石。子宫、卵巢超声：始基子宫。

5）其他检查结果见表 1-5 至表 1-8。

6）脊柱畸形问题请骨科会诊，考虑为先天性发育不良，不建议应用生长激素，可能导致畸形加重，而进一步影响心、肺功能。请北京某医院内分泌科专家会诊，结合患者家属及医院建议，考虑可试用生长激素，但需严密监测脊柱病变是否加重。

表 1-5 胰岛素低血糖刺激试验

项目	0 min	15 min	20 min	30 min	45 min	60 min	单位
GLU	4.9	2.7	2.4	6.5	3.9	5.4	mmol/L
GH	0.05	0.3	0.43	0.17	0.34	0.63	ng/mL
CORT	317.71	324.81	342.87	507.12	573.90	507.41	nmol/L

注：GLU：glucose，葡萄糖；CORT：cortisol，皮质醇。

表 1-6 GH 左旋多巴刺激试验

项目	0 min	30 min	60 min	90 min	120 min	单位	参考区间
GH	0.03	1.81	1.54	0.54	0.10	ng/mL	0.010 ~ 3.607

表 1-7　性激素六项

项目	结果	单位	参考区间
LH	2.66	mIU/mL	1～18
FSH	7.12	mIU/mL	4～13
T	<0.03	ng/mL	0.06～0.82
E_2	<5.00	pg/mL	12.4～233
PRL	14.5	ng/mL	6.0～29.9
PRO	0.14	ng/mL	0.27～2.61

表 1-8　促性腺激素释放激素兴奋试验（曲普瑞林 0.1 mg，IH）

项目	0 min	30 min	60 min	90 min	120 min	单位	参考区间
FSH	8.49	10.82	11.53	15.07	17.43	mIU/mL	4～13
LH	2.24	10.47	12.52	16.56	18.63	mIU/mL	1～18

【诊断】

完全性生长激素缺乏症、垂体柄中断综合征；先天性脊柱畸形；慢性胆囊炎、胆囊结石。

【治疗】

重组人生长激素注射液：3～4 U/d。

【随访】

患者的随访检查对比结果见表 1-9。

表 1-9　随访检查对比

	身高（cm）	体重（kg）	IGF-1（ng/mL）	骨龄（岁）	脊柱畸形
用药前（12 岁）	128	26	70.2	8	存在
用药 5 个月	133.5	29	307		无加重
用药 17 个月	145	36	332	11～12	无加重
用药 21 个月（13 岁 9 个月）	150		月经来潮		

注：生长激素用法为重组人生长激素注射液 3～4 U/d，皮下注射。

病例分析

矮小症，指在相似生活环境下，同种族、同性别和年龄的个体，身高低于正常人群平均身高 2 个标准差者（ -2 SD），或低于第 3 百分位数（ -1.88 SD）者，其中部分属正常生理变异。

垂体柄中断综合征（pituitary stalk interruption syndrome，PSIS），指垂体柄变细或缺如、合并神经垂体异位，下丘脑分泌的激素不能通过垂体柄输送到垂体所导致的一系列综合征。国外于 1987 年首次描述该疾病，国内于 2005 年才首见报道。PSIS 在活产新生儿的患病率为 1/40 000～1/10 000，主要表现为不同程度的腺垂体激素分泌缺乏，生长发育迟缓，其中生长激素缺乏最常见，激素缺乏常呈进展性，神经垂体一般正常，常合并中线结构异常及其他畸形。核磁扫描是本病公认的诊断方法，PSIS 的 MRI 显像有以下表现：①垂体柄纤细或消失；②腺垂体萎缩；③神经垂体异位。

PSIS 的病因及发病机制仍不明确，有学者认为可能与围生期异常及外伤有关，其中臀位出生率在 PSIS 中占 70%～80%。然而，许多证据不支持这一推论，如部分患者无围产期事件、部分患者存在家族史、部分患者合并其他畸形。故学者们认为，围产期事件可能是早期发育异常的结果而非原因，基因突变可能是该病的病因。报道显示，现今已经确认的垂体转录因子主要为 *HESX1*、*LHX4*、*SOX3*、*OTX2* 或 *PROKR2* 基因。

分析本例患者，2 种生长激素激发试验 GH 峰值均小于 5 ng/mL，明确诊断为生长激素完全缺乏。垂体核磁结果回报为 PSIS，所以需进一步完善并明确腺垂体（性腺轴、甲状腺轴、GH）及神经垂体激素（抗利尿激素，antidiuretic hormone，ADH）分泌是否受损。

笔记

性激素六项结果显示 LH 基础值低，患儿未来月经，进一步行促性腺激素释放激素兴奋试验（曲普瑞林），LH 在 60 分钟时值已达到 12.52 IU/L，说明患儿性腺轴是正常的，青春期已启动。甲状腺功能是正常的。患者无烦渴、多尿、多饮，尿常规示尿比重 1.025，血渗透压 290 mmol/L，尿渗透压 610 mmol/L，神经垂体激素水平是正常的，考虑患者为单纯性生长激素缺乏。

患儿属于过期妊娠，行剖宫产，3 岁半时家属发现其身高较同龄儿矮，7 岁时身高只有 118 cm（第 3 百分位数下），8 岁因意外发现脊柱侧弯，此次因矮小原因就诊，发现为 PSIS，似乎这个孩子先天发育就不好，那么 PSIS 和脊柱畸形是否有联系，我们查找相关文献，目前并没有发现两者的相关性。

PSIS 患者的治疗，主要为针对垂体功能是否减退而进行的激素替代治疗。已损伤的垂体柄不能通过手术或药物助其恢复，激素替代疗法是目前唯一可靠且有效的治疗方法。对于单纯性生长激素缺乏的患者，骨骺未闭合患者可给予基因重组生长激素促进生长。但由于该患儿脊柱存在侧弯畸形，生长激素可能导致畸形加重，进一步影响其心、肺功能。与患者家属沟通后，患者家属表示同意应用生长激素治疗，使用过程中，严密监测脊柱病变情况，从随访结果上看，患者应用生长激素治疗效果满意，用药 21 个月身高已经增长了 22 cm，且脊柱畸形并没有加重。

🔟 病例点评

矮小症的病因十分复杂，其中垂体柄中断引起的矮身材在临床上并不多见。PSIS 主要表现为不同程度的腺垂体激素分泌缺乏，生长发育迟缓，其中以生长激素缺乏最常见。该病的诊断有赖于垂体核磁扫描，其主要表现为垂体柄纤细或消失、腺垂体萎缩、神经垂体异位。PSIS的病因及发病机制仍不明确，围生期异常、外伤、基因突变都可能是其致病因素。PSIS的治疗，主要为针对垂体功能是否减退而进行的激素替代治疗，该患者表现为单一生长激素的缺乏，但是该患儿同时存在脊柱畸形，那么PSIS和脊柱畸形是否有联系呢，通过文献查找目前并没有发现两者的相关性。生长激素的治疗中须严密监测患儿脊柱情况，通过随访发现患儿脊柱畸形并没有加重，身高增长情况家长也比较满意，疗效还是很好的。

对PSIS，应该做到早诊断、早治疗，而且需长期随访，因为PSIS的激素缺乏常呈进展性，随着时间的推移可能会出现多种激素的缺乏。

参考文献

[1] VIJAYANAND P, MAHADEVAN S, SO SHIVBALAN, et al. Pituitary stalk interruption syndrome [J]. Indian J Pediar, 2007, 74 (9): 874 – 875.

[2] FUJISAWA I, KIKUCHI K, NISHIMURA K, et al. Transection of the pituitary stalk: Development of an ectopic posterior lobe assessed with MR imaging [J]. Radiology, 1987, 165 (2): 487 – 489.

[3] 赵明, 王晓, 张忠军. 垂体柄中断综合征一例 [J]. 中华内分泌代谢杂志, 2005, 21 (3): 280 – 280.

[4] ROTTEMHOURG D, LIGHLART A, ADAMSBAUM C, et al. Gonadotrophic status in adolescents with pituitary stalk interruption syndrome [J]. Clin Endocrinol, 2008, 69 (1): 105 – 111.

[5] 杨春伟, 王敏, 王金金, 等. 垂体柄中断综合征96例误诊分析 [J]. 解放军医学院学报, 2016, 37 (10): 1023 – 1025, 1033.

[6] 刘梦雨, 冯逢, 有慧, 等. 垂体柄阻断综合征的MRI表现 [J]. 中国医学影像学杂志, 2011, 19 (5): 383 – 385.

[7] 潘琦伟, 朱惠娟, 龚凤英, 等. 儿童青少年垂体柄中断综合征的鞍区磁共振影

像特征 [J]. 中国医学科学院学报, 2011, 33 (1): 9 – 13.

[8] PINTO G, NETCHINE I, SOBRIER M L, et al. Pituitary stalk interruption syndrome: A clinical – biological – genetic assessment of its pathogenesis [J]. J Clin Endocrinol Metab, 1997, 82 (10): 3450 – 3454.

[9] YANG Y, GUO Q H, WANG B A, et al. Pituitary stalk interruption syndrome in 58 Chinese patients: Clinical features and genetic anlysis [J]. Clincal Endocrinology, 2013, 79 (1): 86 – 92.

（朱智峰　闫朝丽）

病例 2　体重增加、脸变圆红、唇周小胡须的库欣综合征

病历摘要

【基本信息】

患者，女性，45 岁。

主诉：体重增加，脸变圆红 2 年，唇周生须 1 年。

现病史：患者于 2015 年无明显诱因出现体重增加，从 65 kg 增加至 82 kg，脸渐变圆红并有色素沉积，未特殊处理。2016 年唇周出现少量胡须，毳毛增多，情绪不稳，易怒，记忆力下降，月经不规律。就诊于当地医院行相关检查（2017 年 3 月 2 日）：LH 4.51 mIU/mL，FSH 8.45 mIU/mL, PRO 0.69 ng/mL, E_2 27.48 pg/mL, PRL 198.80 mIU/mL, T 0.43 ng/mL, CORT 377（单位不详），促肾上腺

皮质激素（adrenocorticotropic hormone，ACTH）186.26（单位不详），甲状腺功能正常，子宫、双附件未见异常。2017 年 3 月 8 就诊于我院门诊，考虑"多毛原因待查，库欣综合征？"收入院。病程中否认视力下降、视野缺损，否认剧烈头痛，否认恶心、呕吐，否认鞋码增大，否认多饮、多尿、多食，否认怕冷或怕热、多汗；否认血压升高，否认吞咽困难或呼吸困难；否认糖皮质激素药物应用史；否认皮肤紫纹，否认咳嗽、咳痰、发热，磕碰偶有淤斑；否认腹痛、腹泻，间断腰痛，否认骨折史；否认尿中排石。否认心慌、手抖、大汗；精神状态可，睡眠、饮食正常，大小便正常。

既往史： 2014 年行剖宫产手术；余无特殊。

【体格检查】

体温 36.3 ℃，脉搏 76 次/分，呼吸 20 次/分，血压 130/80 mmHg。发育正常，营养中等，神清语利，查体合作，步入病房。脸圆红，毳毛增多，唇上、颌下可见胡须，锁骨上脂肪垫（+），水牛背不明显，全身皮肤、黏膜未见黄染，后背皮肤可见痤疮，未见皮肤紫纹，右下肢可见淤斑，浅表淋巴结无肿大，头颅五官无异常，甲状腺无肿大，咽不红，气管居中，喉结可见，胸廓对称，双肺呼吸音清，未闻及啰音。乳房触发泌乳（+）。心界不大，心音有力，心率 76 次/分，律齐，未闻及杂音。腹平软，肝、脾未触及，无压痛及反跳痛。双下肢无水肿。足背动脉可触及。生理反射存在，病理反射未引出。

【辅助检查】

（1）常规检查

血常规：血红蛋白测定 150 g/L（115～150 g/L），白细胞计数 8.87×10⁹/L[（3.4～9.5）×10⁹/L]，中性粒细胞计数 6.48×10⁹/L

$[(1.8 \sim 6.3) \times 10^9/L] \uparrow$，血小板计数 $195 \times 10^9/L [(125 \sim 350) \times 10^9/L]$，红细胞沉降率（erythrocyte sedimentation rate，ESR）2.00 mm/h（0 ～ 20 mm/h）；尿、便常规，以及肝功能、肾功能、离子、血脂未见明显异常。

（2）库欣综合征定性、定位

MRI 鞍区：垂体高度约 0.62 cm，偏右下部见片状低信号，大小约 2.7 mm×5.5 mm，垂体柄无偏移、增粗征象，视交叉形态自然；CORT 与 ATCH 昼夜节律测定结果见表 2-1；诊断：垂体微腺瘤。

表 2-1　CORT 与 ACTH 昼夜节律测定

	CORT（nmol/L）	ACTH（pg/mL）
0:00 am	371.90	30.77
8:00 am	580.10	47.00
过夜小剂量地塞米松抑制后	441.00	
过夜大剂量地塞米松抑制后	380.30	

注：ACTH：adrenocorticotropic hormone，促肾上腺皮质激素。CORT：cortisol，皮质醇。

（3）库欣综合征并发症

1）离子正常，二氧化碳结合力 30.9 mmol/L（23 ～ 30 mmol/L）；24 小时动态血压正常。

2）胰岛功能检测结果见表 2-2。

表 2-2　胰岛功能检测

项目	空腹	餐后 2 小时
血糖（mmol/L）	3.7（3.9 ～ 6.1）	9.0（<7.8）
胰岛素测定（μU/mL）	13.6（2.6 ～ 24.9）	56.88
C 肽测定（ng/mL）	3.29（0.56 ～ 4.0）	11.86

3）糖化血红蛋白（glycated hemoglobin，HbA1c）5.7%（4.8%～5.9%）；24小时尿蛋白0.02 g/24 h（0～0.15 g/24 h）；尿微量白蛋白/尿肌酐比值（albumin-creatinine ratio，ACR）38.7 mg/g（<31 mg/g）。

4）骨密度：Z值评分最低为-1，据ISCD诊断标准，骨密度在同龄人范围内。

（4）垂体其他激素

1）甲状腺轴：FT_3 2.24 ng/mL（2.0～4.4 ng/mL），FT_4 1.02 ng/dL（0.93～1.7 ng/dL）；TSH 2.93 μIU/mL（0.27～4.21 μIU/mL）；抗甲状腺球蛋白抗体11.09 IU/mL（0～115 IU/mL）；抗甲状腺过氧化物酶抗体15.69 IU/mL（0～34 IU/mL）。

2）性腺轴：FSH 3.18 mIU/mL（4～13 mIU/mL）；LH 7.63 mIU/mL（1～18 mIU/mL）；T 0.55 ng/mL（0.06～0.82 ng/mL）；E_2 233.50 pg/mL（12.4～233 pg/mL）；PRO 0.56 ng/mL（0.27～2.61 ng/mL）；GH 0.97 ng/mL（0.010～3.607 ng/mL）；IGF-1 265.00 ng/mL；PRL 10.62 ng/mL（6.0～29.9 ng/mL）。

（5）多发性内分泌肿瘤综合征（multiple endocrine neoplasia syndrome，MEN）方面

血钙2.34 mmol/L（2.15～2.60 mmol/L），血磷0.93 mmol/L（0.8～1.7 mmol/L），ALP 96 U/L，维生素D 5.74 ng/mL（10～70 ng/mL），PTH 50.00 pg/mL（15～65 pg/mL），24小时尿钙9.2 mmol/24 h（2.5～7.5 mmol/24 h）（尿量2000 mL）。胃泌素-17为5.32 pmol/L（1～15 pmol/L）。

（6）影像学检查

1）心脏彩超：未见异常。腹部彩超：肝内脂肪偏多，左肾囊肿。甲状腺超声：左叶多发结节。

2）胸部CT：双肺多发纤维条索。右肺中叶小结节，右侧胸膜局

限性肥厚伴钙化。双肾上腺 CT 薄扫：双侧肾上腺 CT 检查未见异常。

【诊断】

ACTH 依赖性库欣综合征，垂体微腺瘤，糖耐量异常，甲状腺结节，肾囊肿。

【诊疗经过】

患者于 2017 年 4 月 20 日在北京某医院行经鼻蝶窦入路垂体腺瘤切除术＋蝶鞍重建术。手术过程顺利，术后复查 ACTH 为 5.4 pg/mL。术后口服泼尼松片每日 8∶00 am 10 mg（2 片）、5∶00 pm 5 mg（1 片），逐渐减少剂量，每 7 天减 1/4 片，2017 年 11 月停药。

病例分析

库欣综合征（Cushing's syndrome）又称皮质醇增多症（hypercortisolism），1912 年由 Harvey Cushing 首先报道。库欣综合征是由多种病因引起的以高皮质醇血症为特征的临床综合征，主要表现为满月脸、多血质外貌、向心性肥胖、痤疮、紫纹、高血压、继发性糖尿病和骨质疏松等。

该患者为中年女性，起病隐匿，慢性病程，临床主要表现为体重增加、脸变圆红、唇周生须。查体血压 130/80 mmHg，脸圆红，毳毛增多，可见胡须，锁骨上脂肪垫（＋），后背皮肤可见痤疮，右下肢可见淤斑，乳房触发泌乳（＋）；辅助检查提示 CORT 节律消失，过夜小剂量地塞米松不被抑制，故库欣综合征诊断明确。库欣综合征从病因方面可以分为 ACTH 依赖性和非依赖性两大类。患者 ACTH 水平不低，ACTH 非依赖性库欣综合征可除外。ACTH 依赖性库欣综合征指下丘脑—垂体或垂体以外的某些肿瘤组织分泌过量

ACTH 和（或）促肾上腺皮质激素释放激素（corticotropin - releasing hormone，CRH），引起双侧肾上腺皮质增生并分泌过量的 CORT，包括垂体性库欣综合征即库欣病（Cushing's disease）、异位 ACTH 综合征和异位 CRH 综合征。患者 ACTH 水平 30.77 ~ 40.0 pg/mL，垂体 MRI 提示微腺瘤，结合患者在外院行经鼻蝶窦入路垂体腺瘤切除术 + 蝶鞍重建术，术后复查 ACTH 为 5.4 pg/mL，垂体性库欣综合征诊断明确。

垂体性库欣综合征的治疗：本病治疗的目标包括临床症状的改善、生化指标恢复正常及病情长期控制无复发。手术治疗垂体瘤为首选，经蝶窦垂体手术包括垂体腺瘤切除术或部分垂体切除术。大多数库欣病为单一分泌 ACTH 的腺瘤引起，极少数为垂体弥漫性增生。①手术治疗的效果及预后：垂体手术效果的评估多建议及早在 7 ~ 10 天内进行，主要指标为血清 CORT 下降程度，在 138 nmol/L 以下则提示疾病缓解，复发率低，10 年复发率约 10%。②垂体瘤切除后出现继发性肾上腺皮质功能减退症的处理：垂体瘤成功切除后，即出现继发性肾上腺皮质功能减退症，此因垂体 ACTH 细胞长期受抑制之故。术后需给予糖皮质激素（glucocorticoid，GC）替代治疗，根据患者病情及随诊检查结果缓慢减停。

📋 病例点评

垂体性库欣综合征，因垂体分泌过量 ACTH 引起。垂体性库欣综合征约占库欣综合征患者总数的 65% ~ 75%，男女之比为 1 : 3 ~ 1 : 8，男女差别显著，原因未明。垂体性库欣综合征可发生于任何年龄，以 25 ~ 45 岁多见；儿童少见，目前报道年龄最小者仅 7 个月。垂体促肾上腺皮质激素瘤和其他细胞类型的垂体瘤不同，微腺瘤的比例高达80%以上，而且以直径≤5 mm 的占多数，大腺瘤仅占10%~20%，垂体大腺瘤罕见；局部浸润倾向明显，可向邻近的海绵窦、蝶窦及鞍上池浸润。垂体性库欣综合征基本治疗原则是手术或放射治疗去除垂体瘤，以降低 ACTH 的分泌从而减轻肾上腺增生，使 CORT 分泌减少而达到治疗目的；如上述方法无效，可以加用调节神经递质或抑制 CORT 合成的药物以减少 CORT 的合成；如仍不能控制，则可以施行双肾上腺切除术，术后需终身服 GC 替代治疗。

参考文献

[1] GOLDFARB D A. Contemporary evaluation and management of Cushing's syndrome [J]. World J Urol, 1999, 17（1）：22 - 25.

[2] LIST J V, SOBOTTKA S, HUEBNER A, et al. Cushing's disease in a 7 - month - old girl due to a tumor producing adrenocorticotropic hormone and thyreotropin - secreting hormone [J]. Pediatr Neurosurg, 1999, 31（1）：7 - 11.

（张乌云　张丽娟　云素芳　邱琳）

病例 3　垂体 ACTH 腺瘤合并肾上腺皮质腺瘤

📋 病历摘要

【基本信息】

患者，女性，42 岁。

主诉： 脸变圆红、血压增高 4 年余。

现病史：患者于 2005 年下半年开始无明显原因出现脸变圆红、血压增高、食量及体重增加，自觉头昏沉，记忆力、反应力下降，有时出现性情暴躁，当地医院给予降压对症治疗，效果不佳，2008 年 4 月生气后出现幻觉，曾在精神病院就诊并给予对症治疗，3 年中患者体重共增加 20 kg；2008 年 5 月因乏力、头昏加重来我院就诊。当时查体：血压 130/100 mmHg，有库欣综合征外貌，实验室检查提示高皮质醇血症、小剂量地塞米松抑制试验（过夜法，地塞米松 1.5 mg）不被抑制、大剂量地塞米松抑制试验（过夜法，地塞米松 8 mg）可被抑制，血 ACTH 39.69 pg/mL（参考范围 0 ~ 46 pg/mL），同时餐后 2 小时血糖偏高（手指血 8.8 ~ 9.5 mmol/L），肾上腺 CT 于左侧肾上腺内可见大小约 21 mm × 18 mm 类圆形低密度影，注射造影剂后未见明显强化，考虑左肾上腺腺瘤，鞍区 MRI 提示垂体偏左侧可见类圆形长 T_1、长 T_2 信号，大小约 3.7 mm × 7.2 mm，边界清晰，增强扫描提示早期垂体偏左侧可见低信号区，边界清晰，延迟扫描后垂体较均匀强化，考虑为垂体微腺瘤。当时诊断：库欣综合征、垂体微腺瘤，并于 2008 年 6 月 20 日行左肾上腺切除术，术后患者体重较前有所下降（至 2010 年 1 月共减轻 8 kg），低血钾纠正，但仍有明显乏力、头昏并感觉头痛，血压控制不稳，故于 2010 年 1 月再次就诊于我院。

既往史：体健。

【体格检查】

血压 120/80 ~ 150/100 mmHg，脸圆红、毳毛增多、球结膜水肿，水牛背(+)、锁骨上脂肪垫(+)，唇上可见小胡须，甲状腺无肿大，心、肺查体未见异常，腹部肥胖，四肢相对较细，下腹部可见皮肤紫纹。

17

【辅助检查】

血钾 3.8 mmol/L（参考范围 3.5～5.5 mmol/L）、血钙 2.46～2.75 mmol/L（参考范围 2.1～2.65 mmol/L）；空腹血糖（fasting blood glucose，FBG）6.35 mmo/L；ACTH 85.55～86.76 pg/mL（参考范围 0～46 pg/mL）、CORT 821.6 mmo/L（参考范围 138～690 mmo/L），小剂量地塞米松抑制试验（过夜法，地塞米松 1 mg）及大剂量地塞米松抑制试验（过夜法，地塞米松 8 mg）均不被抑制。胸片未见异常，复查肾上腺 CT 提示左肾上腺呈术后改变，右肾上腺增生；复查鞍区 MRI 见垂体微腺瘤较前（2008 年 5 月）有所增大，重新阅片见术前肾上腺 CT 显示左侧肿瘤外肾上腺组织及对侧肾上腺未见萎缩，相反是增粗表现。

【诊断】

库欣综合征，肾上腺皮质腺瘤，垂体 ACTH 瘤。

【诊疗经过】

结合患者有库欣综合征临床表现，实验室检查有高皮质醇血症，小剂量地塞米松抑制试验不被抑制，库欣综合征定性诊断明确；大剂量地塞米松抑制试验不被抑制可以为：①异位 ACTH 综合征，②肾上腺疾病所致库欣综合征，③垂体性库欣综合征（垂体性库欣综合征即库欣病，20% 大剂量地塞米松可不被抑制）。

鉴别诊断：①血 ACTH 增高提示为 ACTH 依赖性库欣综合征，可以排除肾上腺疾病所致库欣综合征；②ACTH < 300 pg/mL，低血钾不严重，胸片未见异常，考虑异位 ACTH 综合征可能性不大；③患者垂体发现微腺瘤，肾上腺为增生表现，血 ACTH 85.55～86.76 pg/mL，考虑垂体性库欣综合征（库欣病）可能性大。患者于 2010 年 3 月行垂体瘤摘除术，术后病理回报为垂体 ACTH 腺瘤。

笔记

术后患者血压、血糖均恢复正常，满月脸、水牛背均消失。

病例分析

本病例为我院收治的一例库欣综合征合并肾上腺皮质腺瘤病例，该患者垂体 ACTH 腺瘤的诊断明确，但肾上腺腺瘤的诊断则需要探讨，本文拟通过对本病例的分析，探讨对库欣综合征合并肾上腺皮质腺瘤患者治疗方法的选择。该患者同时患有垂体腺瘤及肾上腺腺瘤，治疗首先选择了肾上腺腺瘤切除术，术后患者低血钾症状有所改善，但库欣综合征症状没有缓解，因而再次就诊，再次行小、大剂量地塞米松抑制试验均不被抑制，但术后病理回报证实为垂体 ACTH 腺瘤，对于该患者垂体 ACTH 腺瘤的诊断明确，但肾上腺腺瘤的诊断则需要探讨，其诊断考虑：①皮质醇瘤；②醛固酮瘤；③无高分泌功能的肾上腺肿瘤；④长期 ACTH 刺激导致肾上腺在增生基础上形成的腺瘤？

鉴别诊断：①皮质醇瘤：即非 ACTH 依赖性库欣综合征，患者 ACTH 增高，大剂量地塞米松抑制试验可以被抑制（肾上腺术前所做），肾上腺瘤体外肾上腺及对侧肾上腺均未萎缩，相反表现为增生，上述几点均不支持肾上腺皮质醇腺瘤，故皮质醇瘤是明确可以除外的；②醛固酮瘤：即原发性醛固酮增多症，该患者肾上腺影像特点符合原醛瘤（直径较小 $1 \sim 2\ \mathrm{cm}$，CT 值 $-10 \sim 20\ \mathrm{HU}$），但肾上腺醛固酮瘤诊断应具备高醛固酮、低肾素、正常 CORT，而该患者有高皮质醇血症，故尚不能诊断为原醛瘤；③无高分泌功能的肾上腺肿瘤：患者有激素分泌增多的临床表现，故也不能诊断；④长期 ACTH 刺激导致肾上腺在增生基础上形成腺瘤：理论上有可能，但未见报道。

对于该患者而言，两个部位的腺瘤均已切除，患者的疾病是被去除了，但如果将其处理顺序调整为先处理垂体腺瘤，则对肾上腺腺瘤的诊断可能会更明确。

  该患者有明确的库欣综合征临床表现，结合大、小剂量地塞米松抑制试验结果（肾上腺术前小剂量不被抑制，大剂量被抑制）及影像学检查，库欣病诊断明确，可以先做垂体瘤摘除术，术后观察患者临床表现：①如果患者的库欣综合征临床表现（包括低血钾）均能消失，则考虑肾上腺肿瘤为无高分泌功能的肾上腺肿瘤，由于瘤体较小，则可以暂不处理肾上腺腺瘤了，而定期复查即可。②如果患者脸圆红等库欣综合征症状缓解，但仍然有高血压、低血钾症状，则考虑患者是在垂体 ACTH 腺瘤同时还存在一个肾上腺的醛固酮瘤，此时再行肾上腺瘤切除即可，但这样还要考虑患者是否可诊断为多发内分泌腺瘤病 1 型（MEN - 1 型），多发内分泌腺瘤病是在同一个患者身上同时或先后出现 2 个或 2 个以上的内分泌腺体肿瘤或增生而产生的一种临床综合征，它是一种常染色体显性遗传性疾病，可呈家族性发病。MEN - 1 型主要见于甲状旁腺、胰岛细胞和腺垂体的肿瘤，此外，肾上腺皮质肿瘤、类癌和脂肪瘤也在 MEN - 1 型的病例中见到报道。如果考虑多发性内分泌腺肿瘤则应嘱患者注意其家族中是否有同类患者，并随访。③如果患者是长期 ACTH 刺激导致肾上腺在增生基础上形成腺瘤，则理论上考虑库欣综合征症状只部分缓解，形成的高功能腺瘤应该再行手术切除。

病例点评

  通过对该病例的分析总结，我们认为，对于库欣综合征合并肾上腺皮质瘤的患者应该先进行垂体瘤摘除，术后根据临床情况变化明确肾上腺病变性质后再决定治疗方案，如果是直径 <4 cm 的无高分泌功能的肾上腺腺瘤则可以随诊观察，暂时并不需要进行肾上腺手术治疗。随着目前医学诊断技术的提高，对于此类库欣综合征患者也可采取岩下窦静脉取血的方法实现早发现、早治疗，同时提高诊断率，减少误诊。

参考文献

[1] 史轶繁. 协和内分泌和代谢学. 2版. 北京：科学出版社，2000：1130 - 1191.

（乌仁斯琴　皇甫建）

病例 4　成人特发性孤立性 ACTH 缺乏症

病历摘要

【基本信息】

患者，男性，61 岁。

主诉： 间断恶心、呕吐 20 天，加重伴周身乏力 1 周。

现病史： 患者约 20 天前食用过期蛋糕后出现间断性恶心、呕吐，呕吐物为胃内容物，量少，无呕血、黑便，无腹痛、腹胀，无大便形状改变，有明显皮肤干燥及颜色苍白，无皮疹，当时就诊于我院行胃镜检查：慢性萎缩性胃炎伴糜烂，给予抑酸、护胃、促肠动力等住院对症治疗 9 天，症状好转后出院。院外规律口服奥美拉唑 20 mg、qd，莫沙必利 5 mg、tid，果胶铋 1 袋、tid 治疗，上述症状轻度缓解。1 周前患者无明显诱因出现恶心、呕吐频率增加，3～4 次／日，伴周身乏力，再次就诊于我院消化科，查肝功能、肾功能及血常规、尿常规、便常规未见明显异常，多次化验离子显示血钠及血氯偏低，化验（2018 年 9 月 20 日）示：ACTH 1.29 pg/mL（7.2～63.3 pg/mL），CORT 8.57 nmol/L（6：00～10：00 am，172～497 nmol/L），考虑继发性肾上腺皮质功能低下，现为进一步诊治就诊于我科，病程中患者无明显怕冷、水肿、视力下降等表现，无胸闷、气短，偶有咳嗽、咳痰，呈白色黏稠痰，无发热、寒战，无头晕、头痛，无心前区不适，精神状态差，饮食、睡眠差，大小便正常，近期体重无明显变化。

既往史：否认糖尿病、高血压、冠心病病史；否认乙型肝炎、结核等传染病病史；预防接种史不详；否认手术外伤史、输血史及药物过敏史；无 GC 服用史。

家族史：父母非近亲结婚，无糖尿病家族史。

【体格检查】

体温 36.4 ℃，脉搏 69 次／分，呼吸 20 次／分，血压 110/80 mmHg，身高 165 cm，体重 62 kg，BMI 27.9 kg/m²。发育、营养尚可，表情淡漠，精神萎靡，反应迟钝，无黏液性水肿面容，头发及眉毛稀疏，腋毛及阴毛无脱落，全身皮肤干燥。颈软，无抵抗。颈静脉无怒张，甲状腺无肿大。双肺呼吸音清晰，未闻及干、湿啰音及胸膜摩擦音。心律齐，未闻及附加音及病理性杂音。腹平坦，无压痛及反跳痛，肝、脾未触及，双下肢无水肿。生理反射存在，病理反射未引出。

【辅助检查】

（1）2018 年 9 月 20 日我院消化科检查结果

1）离子检测及甲状腺功能五项检测见表 4 - 1、表 4 - 2。

2）ACTH 1. 29 pg/mL（7. 2 ~ 63 pg/mL）；CORT 8. 57 nmol/L（6:00 ~ 10:00 am，172 ~ 497 nmol/L）。

3）其他：随机血糖 5. 6 mmol/L。24 小时尿钾、钠、氯未见异常。肝功能、肾功能、血脂、血常规、心肌酶、尿常规、便常规、感染四项、凝血四项、多肿瘤标记物未见明显异常。

表 4 - 1　离子检测

日期	血钾（mmol/L）	血钠（mmol/L）	血氯（mmol/L）
2018 年 9 月 18 日	4. 5	115	85
2018 年 9 月 19 日	4. 46	116	86
2018 年 9 月 20 日	4. 49	114. 6	84
2018 年 9 月 21 日	4. 52	117	88
正常范围	3. 5 ~ 5. 3	135 ~ 147	99 ~ 110

表 4 - 2　甲状腺功能五项检测

项目	结果	单位	参考区间
FT_3	2. 76	pg/mL	2 ~ 4. 4
FT_4	0. 65	ng/dL	0. 93 ~ 1. 7
TSH	2. 65	μIU/mL	0. 27 ~ 4. 2
TGAb	< 10	IU/mL	0 ~ 115
TPOAb	13. 41	IU/mL	0 ~ 34

注：TGAb：thyroglobulin antibody，抗甲状腺球蛋白抗体；TPOAb：thyroid peroxidase antibody，抗甲状腺过氧化物酶抗体。

（2）我科检查结果回报

离子检测、性激素六项 + IGF - 1 结果见表 4 - 3、表 4 - 4，甲状腺功能检查见表 4 - 5。

表 4 - 3　离子检测

日期	血钾（mmol/L）	血钠（mmol/L）	血氯（mmol/L）
2018 年 9 月 22 日	5.46	125	96
2018 年 9 月 23 日	4.32	135	97
2018 年 9 月 25 日	4.33	139	107
2018 年 9 月 27 日	3.90	139	108
正常范围	3.5 ~ 5.3	135 ~ 147	99 ~ 110

表 4 - 4　性激素六项 + IGF - 1（2018 年 9 月 22 日）

项目	结果	单位	参考区间
LH	6.5	mIU/mL	1.7 ~ 8.6
FSH	4.05	mIU/mL	1.5 ~ 12.4
T	1.27	ng/mL	1.93 ~ 7.4
E_2	8.19	pg/mL	28.8 ~ 60.7
PRL	13.62	ng/mL	4.04 ~ 15.2
PRO	<0.05	ng/mL	0.05 ~ 1.151
IGF - 1	136	ng/mL	75 ~ 212

表 4 - 5　甲状腺功能检查（2018 年 9 月 25 日）

项目	结果	单位	参考区间
FT_3	2.74	pg/mL	1.8 ~ 4.1
FT_4	0.85	ng/dL	0.81 ~ 1.89
TSH	4.44	μIU/mL	0.38 ~ 4.34

（3）影像学检查结果

垂体核磁：未见异常。双肾上腺 CT 薄扫：肾上腺未见异常；右肾结石。甲状腺彩超：未见异常。

【诊断】

成人孤立性 ACTH 缺乏症（adult isolated ACTH deficiency，AIAD），

笔记

继发性肾上腺皮质功能减退症，亚临床甲状腺功能减退症，右肾结石。

【诊疗经过】

入院后患者存在低钠、低氯血症，给予静脉滴注氢化可的松 50 mg、bid 治疗，后改为口服泼尼松 5 mg（7：00 am）、2.5 mg（4：00 pm），出院时患者无恶心、呕吐，无四肢乏力，无头晕、头痛等不适，一般情况可。查体：血压 120/85 mmHg，神清语利，反应尚可，皮肤干燥，甲状腺无肿大。心、肺、腹查体未见异常。双下肢无水肿。电解质恢复正常。嘱患者长期服用激素，如出现感冒、发热等身体遭受应激反应时，激素需酌情增加。

【随访】

出院后随访患者一般情况佳，体力增加，食欲佳。甲状腺功能及电解质均恢复正常（表4-6，表4-7）。

表 4-6　复查甲状腺功能（2018 年 11 月 1 日）

项目	结果	单位	参考区间
FT$_3$	3.03	pg/mL	1.8～4.1
FT$_4$	1.20	ng/dL	0.81～1.89
TSH	4.15	μIU/mL	0.38～4.34

表 4-7　复查离子（2018 年 11 月 1 日）

	血钾（mmol/L）	血钠（mmol/L）	血氯（mmol/L）
2018 年 9 月 18 日	4.13	140.1	103.8
正常范围	3.5～5.3	135～147	99～110

病例分析

本病例患者中年起病，出现乏力、食欲减退、恶心、呕吐、毛发脱落、精神萎靡、血压下降及低血钠的电解质紊乱表现，查ACTH 及 CORT 水平明显低下，考虑继发性肾上腺皮质功能减退症，查性激素回报睾酮轻度降低，其他性激素基本正常，且无明显性功能减退，无须特殊补充性激素。患者身高正常，且 GH 及 IGF－1正常，无生长激素缺乏。泌乳素无异常。甲状腺功能检查示 TSH 稍高，FT_3、FT_4 在正常范围内，考虑为亚临床甲状腺功能减退症。检查结果回报该患者垂体核磁未见明显异常，追问病史无头部外伤史、手术史、感染史及 GC 用药史等，垂体其他激素水平基本正常，肾上腺 CT 可除外原发性肾上腺皮质功能减退症，根据病例特点，符合 AIAD 的诊断。

AIAD 本身可以合并多种自身免疫性疾病，如原发性甲状腺功能减退症、桥本甲状腺炎等。病情好转后甲状腺功能自行恢复正常，该例患者合并原发性亚临床甲状腺功能减退症符合 AIAD 的疾病特点。

研究认为 AIAD 病因不明，主要见于成人，属于继发性肾上腺皮质功能不全，区别于原发性肾上腺皮质功能减退症，AIAD 的病损部位位于下丘脑或垂体，目前的研究倾向于垂体促肾上腺皮质激素细胞的选择性损伤，导致 ACTH 合成和释放缺陷，可能与垂体 ACTH 细胞的特异性自身免疫过程有关。

AIAD 是一种罕见疾病，临床表现隐匿多样，缺乏特异性，常反复多次诊治。其特点是继发性肾上腺皮质功能不全、CORT 低或无 CORT 产生，垂体激素除有 ACTH 低下外其他激素分泌正常或出现短暂的可逆性异常，且无其他垂体的结构性缺陷，但可能有空泡蝶鞍、垂体炎，需除外外源性 GC 摄入及垂体瘤手术所致的 ACTH 缺乏。常见的主诉有厌食、恶心、呕吐、乏力、消瘦、低血糖、血压偏低、低血钠、血钾偏高、轻度贫血等，以肾上腺危象急性昏迷或精神症状起病的也不少见；还可出现类似性腺功能减退的表现，如男性可有性功能减退，女性可有月经紊乱，以及毛发脱落等，但性激素多正常；通常无皮肤色素沉着、无生长异常；甲状腺疾病患病率高或甲状腺自身抗体阳性；通常伴发其他自身免疫性疾病，并且在激素替代治疗之后可消失。

病例点评

理论上 AIAD 的治疗，补充 ACTH 较 GC 替代更为合理，但直接补充 ACTH 需要肌内注射，且国内 ACTH 不易购得，故目前临床仍选择长期 GC 替代治疗，治疗原则与继发性 AIAD 一致，疗效监测主要依据临床判断而非 CORT 水平。一般不需要补充垂体其他激素，若需要补充甲状腺激素，应迟于 GC，因为甲状腺激素会加速 CORT 分解，从而加重患者症状。本例患者多次于应激后出现肾上腺皮质功能不全危象时被当作"胃肠炎"治疗，平素生活质量差，本次经诊断明确予以 GC 替代治疗后体力增强，生活质量大大提高。因此，充分认识该病临床特征有助于提高临床诊断率，减少漏诊、误诊，改善患者的预后。

总之，AIAD 发病原因众多，临床表现各异，且缺乏特异性，临床易误诊、漏诊。早发现、早干预可改善患者远期生活质量。本病如未得到及时诊断和治疗，发展至后期，往往可以因各种诱因而产生危象。该病例诊断明确，治疗合理，效果良好，需定期随访。

参考文献

[1] 郭清华，陈康，陆菊明，等. 成人特发性孤立性 ACTH 缺乏症三例临床分析并文献复习 [J]. 中华内分泌代谢杂志，2014，30（1）：38－42.

笔记

[2] KIYOTA A, SUGIMURA Y, IWAMA S, et al. Proteomic analysis for identifying the pathogenic autoantigen of isolated adrenocorticotropin（ACTH）deficiency and lymphoytic adenohypophysitis [J]. Neuro science Research, 2011, 71（Supplement）: e365.

[3] SUGITA T, NAKAJIMA M, ARAI D, et al. Isolated ACTH deficiency presenting with a glucocorticoid – responsive triphasic wave coma [J]. Intern Med, 2012, 51（14）: 1913 – 1915.

（王慧 皇甫建）

病例5 面容改变、口干、多饮的肢端肥大症

病历摘要

【基本信息】

患者，女性，39岁。

主诉：面容改变9年，口干、多饮3年。

现病史：患者于9年前家属发现其面容改变，鼻翼增宽，下颌前突，颜面部毛孔粗大，皮肤油腻，手脚逐渐变大，鞋码由37码增长至39码，未在意。3年前出现口干、多饮，每日饮水量3000~4000 mL，多尿，尿量与饮水量相当，夜尿1~2次，食量增加1倍，体重下降约1 kg，否认腹痛，否认胸闷、呼吸困难，在当地医院测FBG 20$^+$ mmol/L，诊断为"糖尿病酮症酸中毒"，给予静

笔记

脉输注胰岛素 1 天后酮症酸中毒纠正,后换用诺和锐皮下注射,病情好转后出院。院外应用诺和锐早 8 U、午 6 U、晚 4 U 皮下注射及二甲双胍 0.5 g、bid 降糖治疗,并控制饮食,每日骑自行车 30 分钟,自测 FBG 7~8 mmol/L,餐后血糖 7~8 mmol/L。2 年前出现夜间睡眠打鼾,否认夜间憋醒,未在意。7 个月前出现月经不规律,经期延长至 10~15 天,淋漓不尽。2014 年 10 月口服孕酮 5 天后来月经一次,此后未来月经,未再治疗。近半年出现性欲减退、怕冷、易疲乏、活动后气促,否认全身水肿,否认阴毛、腋毛脱落,大便不干。近来血糖逐渐升高,应用"甘精胰岛素注射液(来得时)10:00 pm 18 U,诺和锐早 14 U、午 12 U、晚 12 U 皮下注射"并口服"西格列汀 100 mg、qd,二甲双胍缓释片 0.5 g、tid",自测 FBG 12~13 mmol/L,餐后血糖 15 mmol/L。20 天前于我院门诊就诊,查 GH 72.6 ng/mL,IGF-1 1089 ng/mL,FBG 9.8 mmol/L,为进一步诊治入院。发病以来,食欲好,睡眠可,大小便正常,夜尿 0 次,否认尿中泡沫,否认手足麻木,否认走路踩棉花感,否认剧烈头痛、恶心,否认视力下降、视野缺损,否认脸圆红、皮肤淤斑。体重增加约 5 kg。

既往史: 8 年前因产程延长行剖宫产。

婚育史、个人史: 无特殊。

月经史: 初潮 15 岁,行经天数 5~6 天,月经周期 30~35 天,末次月经 2014 年 10 月 2 日。

家族史: 父母体健。1 哥 1 弟 1 妹均体健,一同母异父哥哥患"肝硬化、高血糖"已故。否认家族性肿瘤病、遗传性疾病病史。

【体格检查】

体温 36 ℃,脉搏 84 次/分,呼吸 18 次/分,血压 145/70 mmHg,血氧饱和度 96%(未吸氧)。营养良好,安静面容,全身皮肤、黏膜未见黄染、出血点、破溃，无黑棘皮征，颜面部皮肤油腻、毛孔粗大，锁骨上脂肪垫（－），水牛背（－）。下颌前突，齿缝增宽，舌体肥大，心、肺、腹部查体无明显阳性体征，双下肢不肿。

【辅助检查】

（1）我院检查（2015 年 2 月 3 日）

肝功能正常，K⁺ 4.1 mmol/L，尿肌酐(creatinine, CREA) 50 μmol/L，尿素氮（blood urea nitrogen，BUN）5.03 mmol/L，尿酸（uric acid，UA）189 μmol/L，总胆固醇（total cholesterol，TC）4.53 mmol/L，三酰甘油（triglyceride，TG）1.78 mmol/L，低密度脂蛋白胆固醇（low density lipoprotein cholesterin，LDL－C）2.58 mmol/L；GH 72.6 ng/mL，IGF－1 1089 ng/mL；PRL 7.68 ng/mL；HbA1c 10.3%；FBG 9.8 mmol/L，餐后 2 小时血糖 19.9 mmol/L；空腹 C 肽 1.3 ng/mL，餐后 2 小时 C 肽 1.14 ng/mL；糖尿病自身抗体谱三项：IAA、ICA、GAD 均阴性。尿 ACR 2.08 mg/g。

（2）常规检查

1）血常规正常；尿常规：葡萄糖（＋），酮体（－）；ESR 29 mm/h。

2）生化：谷丙转氨酶（alanine aminotransferase，ALT）12 U/L，谷草转氨酶（aspartate aminotransferase，AST）16 U/L，ALP 79 U/L，CREA 47 μmol/L，UREA 5.03 mmol/L，超敏 C－反应蛋白（hypersensitive C－reactive protein，hsCRP）0.27 mg/L，LDL－C 2.67 mmol/L，TG 1.62 mmol/L，TC 4.82 mmol/L，白蛋白（albumin，ALB）40 g/L。

（3）定性诊断

GH 129.0 ng/mL，IGF－1 916 ng/mL；葡萄糖生长激素抑制试验结果见表 5－1。

表 5 - 1　葡萄糖生长激素抑制试验

项目	0 min	30 min	60 min	120 min	180 min
GLU（mmol/L）	7.6	12.9	19.3	23.0	18.7
GH（ng/mL）	120.0	98.70	67.80	104.00	101.00

（4）定位诊断

头颅 MRI + 动态增强：垂体占位，符合大腺瘤表现。大小约 17.2 mm × 15.2 mm × 13.3 mm，增强后强化较低，垂体柄向左侧倾斜。视交叉未见受压移位。右侧颈内动脉部分包绕，Knosp 2 级；左侧海绵窦未见明显异常。神经垂体短 T_1 信号存在。

（5）MEN 筛查

1）性激素六项：FSH 4.78 IU/L，E_2 51.00 pg/mL，PRO 0.35 ng/mL，T 0.25 ng/mL，LH 0.99 IU/L，PRL 6.39 ng/mL。

2）甲状腺功能：FT_4 0.949 ng/dL，FT_3 2.34 pg/mL，TSH 0.651 μIU/mL，TPOAb 6.29 IU/mL，TGAb 10.95 IU/mL。

3）甲状腺超声：甲状腺右叶囊实性结节，0.9 cm × 0.4 cm，形态规则，边界清，未见明显血流信号，良性可能性大。PTH 30.5 pg/mL，Ⅰ型胶原羧基端肽交联（β - cross - linked C - telopeptide of type Ⅰ collagen，β - CTX）1.0 ng/mL，双侧甲状旁腺超声未见明显异常。8:00 am CORT 19.99 μg/dL，ACTH 26.3 pg/mL；双侧肾上腺超声未见明显占位。胃泌素 34.1 pg/mL，肝胆超声未见异常。

（6）并发症方面

1）FBG 12.9 mmol/L，GA% 35.6%，8 小时尿白蛋白排泄率为 12.7 μg/min。双下肢动脉、双侧颈动脉及双侧椎动脉未见明显异常。眼底检查未见出血渗出。

2）心脏超声：结构与功能未见明显异常。胸部正侧位片未见异常。

3）睡眠呼吸监测：轻度低通气，重度睡眠低血氧。肿瘤标志物均正常。

4）其他：骨密度检查结果见表5-2，善宁敏感试验结果见表5-3。

表5-2　骨密度检查

骨密度	股骨颈	大粗隆	全部	$L_1 \sim L_4$	$L_2 \sim L_4$
Z值评分	0.3	0.9	0.9	−0.4	−0.4

表5-3　善宁敏感试验

项目	0 h	2 h	4 h	6 h	8 h
GH（ng/mL）	73.7	7.17	4.19	4.44	6.77
IGF-1（ng/mL）	809	812	779	861	891

【诊断】

肢端肥大症，垂体生长激素大腺瘤，糖尿病。

【诊疗经过】

患者拒绝手术治疗，给予10:00 pm甘精胰岛素（来得时）22 U皮下注射，诺和锐早14 U、午14 U、晚14 U餐前即刻皮下注射，西格列汀、二甲双胍片（Ⅱ）1片、bid、po，血糖控制达标出院。

病例分析

肢端肥大症（acromegaly）是一种起病隐袭、进展缓慢的因GH持久过度分泌所引起的内分泌代谢疾病。肢端肥大症在人群中的总发病率约为70/100万，每年新增患者约为2/100万，其标化死亡率是1.72%（95% *CI* 1.62~1.83）。临床上90%~95%的肢端肥大症患者是由垂体生长激素腺瘤引起的。GH 持续分泌和 IGF-1 升高，可以导致骨骼、内分泌和代谢、心血管及呼吸系统的一系列异常改变，出现相关并发症如糖尿病、高血压、心肌肥厚、冠心病、呼吸睡眠暂停综合征等临床表现。

该患者系中年女性，慢性病程，临床主要表现为间断头胀痛、皮肤变粗、手脚变大、面部多油、鼻翼增宽、面容变丑、血糖明显升高。查体见全身皮肤变厚，颜面部皮肤油腻，毛孔粗大，鼻翼增宽，舌体肥大，齿缝增宽。实验室检查：GH 72.6 ng/mL，IGF-1 1 089 ng/mL，葡萄糖生长激素抑制试验不被抑制。内源性生长激素分泌过多诊断明确。MRI 提示垂体大腺瘤，也较符合患者病史较长特点。肢端肥大症并发症：①患者糖尿病诊断明确，予甘精胰岛素、诺和锐、二甲双胍、西格列汀降糖治疗，未发现糖尿病相关肾脏、眼底、大血管等的慢性并发症。②高生长激素血症可导致多脏器肿大，如肝脾大、心脏扩大甚至心肌病等，该患者超声检查结果未见明显脏器肿大。③骨代谢：高生长激素血症可导致骨骼增粗，关节增粗，还可能导致骨质疏松。目前该患者骨代谢方面未见明显异常，可能与患者年龄相关。④视力、视野：该患者垂体瘤瘤体虽大，但视交叉未见受压移位，视力、视野未受明显影响。⑤垂体生长激素瘤可能为 MEN1 的其中一种表现，应常规完善腹部超声、甲状旁腺超声、甲状腺超声、降钙素、胃泌素等检查以确定有无 MEN 相关证据。

肢端肥大症的治疗目标是切除或控制肿瘤生长及复发，改善 GH 的过多分泌，保留残存垂体的功能。目前公认的治愈标准是血清 GH 谷值 <1 μg/L，促使 IGF-1 下降至与年龄及性别相匹配的正常水平，缓解临床症状，控制心脑血管、呼吸系统及代谢等方面的并发症，同时最大限度保留残存垂体的正常功能。肢端肥大症的治疗方式目前基本有以下三种，外科手术、药物干预及放射治疗。多

笔记

年来，手术切除垂体生长激素腺瘤是治疗肢端肥大症的首选方法，垂体生长激素微腺瘤手术治愈率约为80%，但垂体生长激素巨大腺瘤治愈率仅为20%~40%。手术的预后及并发症主要取决于术者手术经验、肿瘤体积大小、侵袭性及术前GH水平。目前认为影响缓解率的主要因素：①肿瘤体积大小；②肿瘤是否向鞍上生长；③肿瘤对硬膜的侵袭程度。其中以肿瘤大小影响最为明显，通过术前用药，一部分患者肿瘤体积会缩小。一项包括99例患者的前瞻性研究显示，75.5%的患者在应用奥曲肽LAR治疗一年后，肿瘤体积缩小超过25%，仅有2.1%肿瘤体积增加。此研究还表明，治疗后血清IGF-1水平是肿瘤缩小的最佳预测指标，IGF-1水平越低，肿瘤缩小越明显。另一方面，术前用药可以改善患者心脏功能、降低血糖、控制血压等。生长抑素类似物治疗肢端肥大症的优点：①对大多数患者疗效肯定；②可缓解头痛，改善患者症状和体征；③可缩小多数肿瘤体积。其缺点：①价格相对贵，并且需要肌内注射，使用不方便；②可促使血糖升高和降低血清胰岛素浓度；③胃肠道不良反应相对多。

该患者目前失访，患者垂体瘤Knosp 2级，手术风险相对较大，但善宁敏感试验提示GH可被抑制近95%，如果经济条件可以，最佳治疗方案应选生长抑素类似物治疗，待垂体瘤缩小后再行手术治疗。

病例点评

垂体生长激素肿瘤的管理是多学科的，手术仍被认为是大多数肢端肥大症患者的首选治疗方法，但是药物治疗发挥着越来越重要的作用，特别是对于那些不适合手术、拒绝手术及术后复发的肢端肥大症患者。近年来，肢端肥大症的治疗模式及策略也逐渐在变化，治疗的目标是尽可能达到临床及生化治愈。近年来，新的药物治疗方向是联合用药，但是这种联合治疗对 GH 和 IGF - 1 在靶组织中的作用及对肢端肥大症患者的患病率和总体病死率的影响仍有待深入的研究。故临床上应采取个体化的治疗方案，同时要考虑到经济和后期的长期效应，并且能够为患者、家庭及社会所接受，使患者最稳定有效地得到生化控制、症状控制，最大限度地提高生活质量、延长预期寿命。

参考文献

[1] CAPATINA C, WASS J A. 60 years of neuroendocrinology：Acro - megaly [J]. J Endocrinol, 2015, 226 (2)：T141 - T160.

[2] MESTRON A, WEBB S M, ASTORGA R, et al. Epidemiology, clinical characteristics, outcome, morbidity and mortality in acromegaly based on the Spanish Acromegaly Registry (Registro Espanol de Acromegalia, REA) [J]. Eur J Endocrinol, 2004, 151 (4)：439 - 446.

[3] COLAO A, PIVONELLO R, AURIEMMA R S, et al. Predictors of tumor shrinkage after primary therapy with somatostatin analogs in acromegaly：A prospective study in 99 patients [J]. J Clin Endocrinol Metab, 2006, 91 (6)：2112 - 2118.

（张乌云　云素芳　张丽娟）

笔记

病例6　肢端肥大症术后复发

病历摘要

【基本信息】

患者,男性,55岁。

主诉:声音变粗20年,肢体增大、面容改变伴多汗10余年。

现病史:患者于20年前无明显诱因出现声音变粗、低沉,逐渐加重,未予重视,10余年前无明显诱因出现手足增大、面容改变伴有多汗,患者及家属仍未予重视,6~7年前发现血压增高,最高血压180/120 mmHg,口服罗布麻、2片/日及珍菊降压片、2片/日,血压控制于130/80 mmHg。6~7年前同时出现手腕部及腰部疼痛,自觉关节僵硬,脊柱逐渐向右侧弯曲,曾大量服用中药制剂(具体成分不详),效果不明显。近2年患者腰部疼痛逐渐加重,2012年10月因腰痛就诊于内蒙古某医院,诊疗过程中医生建议患者到我院查生长激素等相关检查。后患者在我院门诊查生长激素提示GH增高,垂体MRI提示垂体瘤。患者于2012年11月就诊于北京某医院确诊为"垂体生长激素瘤"行手术治疗,出院后2个月(2013年1月)复查GH及垂体MRI,仍显示异常,再次就诊于该医院,建议行伽马刀治疗,2013年2月在北京另一医院行伽马刀放疗,术后1年余(2014年2月)再次复查GH及垂体MRI等相关检查,仍提示异常,今为进一步诊治遂入我院,门诊以"肢端肥大症"收入我科，病程中患者自觉视力减退、皮肤粗厚，无视野缺损、头晕、头痛，无皮肤色素沉着、多毛、肌软弱无力及肌痛，无呼吸困难，无胸闷、胸痛、气短及心前区不适，无血糖升高，无恶心、呕吐，无怕冷、乏力、腹胀，无易怒、精神紧张，近20年身高增加4~5 cm，4~5年前体重逐渐增加20~25 kg，术后体重逐渐下降15 kg，精神可，饮食佳，睡眠可，二便如常。

既往史：体健，否认乙型肝炎、结核等传染性疾病史，否认冠心病、糖尿病等病史，2012年行垂体瘤切除术，2013年行头部伽马刀放疗。否认药物过敏史。

【体格检查】

体温36.6 ℃，脉搏82次/分，呼吸18次/分，血压140/90 mmHg。肢端肥大症面容，发育正常，营养中等，精神可，自动体位，神志清楚，表情安静，声音粗、低沉，查体合作，步入病房。皮肤粗厚，面部皮肤多油，皮肤褶皱增多，眉弓及颧骨突出，眼球活动自如，粗测视野无缺损，巩膜无黄染，角膜透明，瞳孔等大等圆。听力佳，耳朵增大，鼻唇沟隆起、鼻宽舌大，口唇肥厚，齿间隙增宽，伸舌居中，咽无充血，扁桃体无肿大。下颌增大前突，头枕部皮肤多松垂皱纹，颈软，无抵抗。气管位置居中，颈静脉无怒张，颈动脉搏动有力，甲状腺无肿大。右侧胸廓前突，胸壁无静脉曲张，胸部无压痛，乳房发育正常。胸廓不对称，呼吸运动平稳，18次/分，律齐，触觉语颤无增强及减弱，未触及胸膜摩擦感，叩诊呈清音，双肺呼吸音清晰，未闻及干、湿性啰音及胸膜摩擦音。心前区无异常隆起，心尖冲动位于左侧第五肋间锁中线内0 cm，未触及震颤及心包摩擦感，叩诊心界不大，心率82次/分，节律规整，心音有力，未闻及附加音及病理性杂音。桡动脉搏动有力，双侧对称，82次/分，律齐，未及毛细血管搏动征、水冲脉及枪击音。

腹部外形平坦，未见腹壁静脉曲张、胃肠型及蠕动波，腹式呼吸存在，腹部触诊软，无压痛及反跳痛，肝、脾未触及，胆囊未触及，Murphy 征（－），叩诊鼓音，移动性浊音（－），肾区无叩击痛，肠鸣音 4 次/分，活跃。脊柱呈右侧弯曲，双下肢无水肿，肌力、肌张力、腱反射均正常。

【辅助检查】

1）血常规、便常规正常。

2）尿常规：镜检红细胞 3～5/HP，红细胞 55.7/μL（↑）。

3）肝功能、肾功能、离子、心肌酶、肌钙蛋白正常。

4）血脂：高密度脂蛋白胆固醇（high density lipoprotein cholesterol，HDL－C）0.90 mmol/L（↓）。

5）肿瘤标志物：癌胚抗原（carcinoembryonicantigen，CEA）5.36 ng/mL（0～5 ng/mL）。

6）甲状腺功能、ACTH、CORT 节律、性激素六项均正常。

7）IGF－1 700 ng/mL（87～238 ng/mL）。

8）葡萄糖生长激素抑制试验结果见表 6－1。

表 6－1 葡萄糖生长激素抑制试验（82.5 g 结晶葡萄糖）

时间（min）	血糖（mmol/L）	生长激素（ng/mL）
0	3.7	17.29
30	7.0	15.98
60	7.4	13.43
120	4.8	19.44
180	2.8	21.86

9）心电图、胸片、腹部彩超未见异常；心脏彩超：左心比例大，左室壁肥厚；垂体 MRI（图 6－1）：垂体瘤术后改变（MRI

室），我科阅片：垂体右下低密度灶（垂体瘤)？

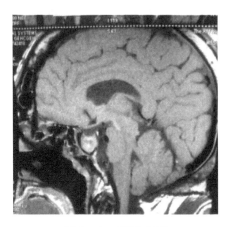

图 6-1 垂体 MRI

【诊断】

肢端肥大症，垂体生长激素瘤。

【诊疗经过】

建议患者使用善龙20 mg/次，4 周/次，肌内注射治疗，如无经济能力，可口服溴隐亭或行立体定向放疗。

病例分析

肢端肥大症是一种隐匿起病的内分泌代谢性疾病，以循环中过度分泌生长激素和胰岛素样生长因子1 为主要特征。其主要原因为垂体 GH 瘤或垂体 GH 细胞增生，但也包括一些垂体外少见原因，如异位 GH 分泌瘤、GHRH 分泌瘤等。垂体生长激素瘤是高度分化的生长激素细胞增生失调，生长激素细胞合成和分泌增加引起 GH 表达和产生过量两方面的结果。

该例肢端肥大症主要需与以下疾病进行鉴别诊断。

1) 垂体 GH 分泌瘤：肢端肥大症主要是由于垂体生长激素瘤分泌的 GH 过多，引起肢端增大、声音低沉和代谢紊乱（如多汗、糖耐量减低），可伴有垂体肿瘤压迫症状，进而引起头痛、视野缺损、视力下降、眼球活动受限；压迫下丘脑还可出现食欲亢进、肥胖、睡眠障碍、体温调节异常及尿崩症等。肿瘤向鞍上扩张还可伴有高泌乳素血症。化验血磷高、尿钙高、血 GH 水平高且不能被葡萄糖抑制在 1 μg/L 以下。本患者肢端肥大症临床表现典型，垂体 MRI 提示垂体瘤，既往曾确诊肢端肥大症并行垂体瘤手术治疗，因此考虑诊断为肢端肥大症垂体瘤可能性大，进一步行血清 GH 和 IGF - 1 含量检测、葡萄糖生长激素抑制试验后可确诊。

2) 异位生长激素释放激素分泌瘤：与 GH 瘤有类似的临床表现和实验室检查，最直接的鉴别是测定周围循环中生长激素释放激素的水平，但由异位生长激素释放激素分泌瘤所致的肢端肥大症与垂体 GH 瘤之比仅为 1∶200，故不必每例患者都测生长激素释放激素，且较多医院不能测定生长激素释放激素，因此若鞍区显影正常，而患者无其他肿瘤或类癌综合征，多不支持该诊断。该患者垂体 MRI 平扫提示垂体瘤，既往曾行垂体瘤手术，术后病理已证实为垂体微腺瘤，故异位生长激素释放激素分泌瘤可基本排除。

3) 多发内分泌腺瘤病 1 型（MEN - 1 型）：是一种多发性内分泌肿瘤。其中以泌乳素瘤多见，占 60% ~ 70%，GH 瘤占 20% ~ 27%，ACTH 瘤罕见。有些 MEN - 1 型的肢端肥大症并非腺瘤，而是嗜酸性细胞增生，后者可能为胰岛细胞瘤或类癌分泌生长激素释放激素而致 GH 分泌升高；MEN - 1 型中还包括甲状旁腺腺瘤、结节或主细胞增生，胰岛细胞瘤或胃泌素瘤，也可见于舒血管肠肽瘤。较少见的情况下，MEN - 1 型有肾上腺皮质腺瘤、毒性结节性甲状腺肿、类癌或非内分泌性肿瘤如脂肪瘤等。多发内分泌腺瘤病是一种外显率较高的常染色体显性遗传性疾病。该患者除肢端肥大症的临床表现外无其他上述表现，完善 PTH、钙、磷、血糖等测定可排除。

4）分泌 GH 的非垂体 GH 瘤：如泌乳素瘤、ACTH 瘤、TSH 瘤、LH/FSH 瘤等偶尔同时合成和分泌 GH，但肢端肥大症/巨人症的表现很轻。该患者无溢乳、满月脸、水牛背、心慌、手抖等其他垂体肿瘤的症状，肢端肥大症临床表现较典型，腺垂体其他激素测定未见异常，暂不考虑。

肢端肥大症的主要治疗方案包括手术、放射、药物和联合治疗。治疗目标是：①严格控制生化指标；②消除或者缩小肿瘤并防止其复发；③消除或减轻并发症表现，特别是心脑血管、呼吸和代谢方面的紊乱；④垂体功能的保留及重建内分泌平衡。目前推荐手术作为一线治疗方案，手术受到肿瘤特征（如肿瘤大小、形状、生长方向、鞍外扩展程度）、患者特征（如年龄、健康状况、内分泌损害程度）及蝶鞍、蝶窦的解剖等情况的影响，其中以肿瘤大小影响最为显著。手术后复发率在 0～10%，二次或多次手术者预后明显下降，术后缓解率甚至低于 10%。放射治疗目前主要是作为一种辅助治疗手段，主要用于术后残留、复发及无手术适应证、不耐受或拒绝手术的患者。常规放疗并发症发生率高，对激素水平的控制往往需要相当长的时间，因此目前立体定向放射治疗逐步替代了常规放疗。

某些有不可接受的麻醉危险、有心血管或肺部并发症且没有视交叉压迫的大腺瘤患者，可以首选药物治疗。多巴胺激动药可与垂体的 D2 受体结合，从而抑制肢端肥大症患者的 GH 分泌。对于肢端肥大症患者，多巴胺激动剂可改善其症状，其中卡麦角林较溴隐亭效果好。垂体细胞膜存在生长抑素的受体，目前已知有 5 个亚型，生长抑素类似物主要通过与生长抑素受体亚型 2 和 5 结合使腺瘤的 GH 分泌减少。

本例患者术后因肿瘤残留曾行伽马刀治疗，效果不理想，生化指标仍较高，建议患者使用长效生长抑素善龙抑制 GH 分泌并缩小肿瘤，但鉴于善龙费用较高，如无经济能力可选择溴隐亭试用。随访中除监测 GH、IGF－1 外，还需要监测其他腺垂体激素水平，注意放疗后腺垂体功能减退症的发生。

病例点评

肢端肥大症起病相对隐匿，不少患者在经过 7～10 年的评估、随访后才被最终确诊。90% 的肢端肥大症是由单克隆的良性垂体腺瘤所致。大约 25% 的 GH 腺瘤同时分泌 PRL，主要包括混合性生长激素细胞－催乳素细胞腺瘤、催乳素生长激素细胞腺瘤。肢端肥大症的早期治愈率与瘤体大小相关，垂体微腺瘤在 80%～90%，垂体大腺瘤小于 50%，根据血清 GH 确定手术成功的患者中，3%～10% 的患者在术后数年或更长时间复发。与普通人群相比，肢端肥大症死亡风险增加 2 倍，但可通过疾病生化控制而逆转。对于像该病例已手术切除腺瘤，但疾病仍处于活动状态的患者，建议采用药物治疗。药物治疗选择生长抑素受体配体（奥曲肽、兰瑞肽和帕瑞肽）、多巴胺受体激动剂（卡麦角林）和 GH 拮抗剂（培维索孟）等。

参考文献

[1] 林蔚，郭晓鹏，幸兵. 肢端肥大症合并肿瘤的流行病学及发病机制研究进展 [J]. 基础医学与临床，2017，37（10）：1474－1477.

[2] 孔令胜、姚维成、栗世方，等. 肢端肥大症型垂体瘤临床生物学行为与肿瘤免疫反应关系的初步分析 [J]. 中国现代医学杂志，2015，25（11）：104－107.

[3] 王芳，钟历勇. 长效奥曲肽治疗垂体生长激素瘤手术或伽马刀治疗后未缓解的肢端肥大症患者的临床研究 [J]. 中国医师进修杂志，2017，40（11）：982－985.

[4] 李贞伟. 肢端肥大症的治疗进展 [J]. 实用临床医药杂志，2018，22（7）：126－129.

[5] 周良，张义. 肢端肥大症的药物治疗进展 [J]. 中国生化药物杂志，2015，35（11）：185－188.

[6] 中华医学会内分泌分会. 肢端肥大症诊治中国专家共识（2020 版）[J]. 中华内分泌代谢杂志，2020，36（9）：751－760.

（王娟）

病例 7　垂体催乳素瘤

病历摘要

【基本信息】

患者，男性，40 岁。

主诉：性功能减退 8 年。

现病史：患者于 8 年前无明显诱因出现性功能减退，同时伴双侧乳房增大，无乳头溢乳，劳动后感乏力，胡须稀疏，未予诊治。20 余天前为诊治就诊于我院，完善相关检查示：血清 PRL 160.70 ng/

mL，PRO 0.05 ng/mL，T 0.62 ng/mL，E_2 17.21 pg/mL，FSH 1.20 mIU/mL，LH 0.36 mIU/mL，ALT 64.1 U/L，AST 22.4 U/L，谷氨酸脱氢酶（glutamate dehydrogenase，GDH）8.1 U/L；垂体核磁示垂体微腺瘤。整个病程中，患者精神、饮食、睡眠尚可，无头痛、头晕，无恶心、呕吐，无视野缺损，无癫痫、抽搐，无咳嗽、咳痰，无腹胀、腹痛，二便如常，体重未见明显减轻。

既往史：30 余年前患腹股沟疝，后自行好转。否认高血压、冠心病、糖尿病病史；否认肝炎、结核传染病史；手术外伤史：车祸致腰背部酸痛，未查；否认输血史及药物过敏史。

家族史：父亲患糖尿病，母亲患高血压。

【体格检查】

体温 36.5 ℃，脉搏 78 次/分，呼吸 16 次/分，血压 125/78 mmHg。患者精神可，步入病房，查体合作。皮肤、黏膜无黄染及出血点，浅表淋巴结无肿大。口唇红，颈软，无抵抗。甲状腺无肿大，呼吸 16 次/分，节律规整，叩诊清音，双肺呼吸音清晰，未闻及干、湿啰音及胸膜摩擦音。心率 78 次/分，律齐，心音有力，未闻及病理性杂音。腹平坦，未见腹壁静脉曲张，腹部触诊软，无压痛，无反跳痛。肝、脾未触及，叩诊鼓音，移动性浊音（-），肠鸣音 3 次/分。脊柱呈正常生理弯曲，四肢运动自如，双下肢无水肿，足背动脉搏动可，生理反射存在，病理反射未引出。双侧乳房发育，Tanner 分期乳房 4 期，阴毛 4 期，双侧睾丸体积 20 mL，阴茎长 5.5 cm，周径 7 cm。

【辅助检查】

（1）垂体 MRI 检查（我院）

垂体 MRI（2018 年 9 月 7 日）：垂体微腺瘤（图 7-1）。

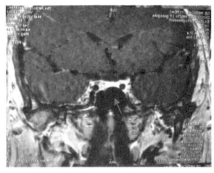
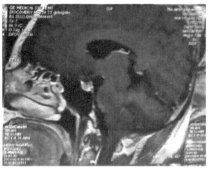

图 7 - 1　我院垂体 MRI 检查

（2）入院完善相关辅助检查

1）血常规：白细胞 7.38×10^9/L，红细胞 5.00×10^{12}/L，血小板 285×10^9/L，血红蛋白 156 g/L。

2）肝功能：ALT 57.3 U/L，AST 20.1 U/L，GDH 8.3 U/L。

3）离子：钾 4.40 mmol/L，钠 146.0 mmol/L，氯 108.0 mmol/L。

4）血糖：5.4 mmol/L。

5）肾功能：UREA 3.0 mmol/L，UA 346 μmol/L，CREA 51 μmol/L。

6）蛋白：总蛋白 67.9 g/L，ALB 44.5 g/L，球蛋白 23.4 g/L。

7）凝血四项 + D - 二聚体：凝血酶原时间 11.30 秒，D - 二聚体 0.12 μg/mL。

8）骨代谢标志物：维生素 D 11.17 ng/mL。

9）甲状腺功能：FT_3 3.32 pg/mL，FT_4 1.35 ng/mL，TSH 1.58 μIU/mL。

10）血清 GH 测定：0.06 ng/mL。

11）IGF - 1 测定：258.0 ng/mL。

12）性激素六项和 CORT 节律检查结果见表 7 - 1、表 7 - 2。

13）溴隐亭敏感试验具体操作：8：00 am 抽空腹血后口服溴隐亭 2.5 mg，可进食约半个馒头，分别于 10：00 am、12：00 n、2：00 pm、4：00 pm 抽血查 PRL，结果见表 7 - 3。

表 7-1　性激素六项

项目	结果	参考范围	单位
PRL	160.70	4.04 ~ 15.2	ng/mL
PRO	0.05	0.05 ~ 0.15	ng/mL
T	0.62	0.2 ~ 56.6	ng/mL
E_2	17.21	7.9 ~ 59.1	pg/mL
FSH	1.20	≤13.0	mIU/mL
LH	0.36	≤11.3	mIU/mL

表 7-2　皮质醇节律

项目	0:00	8:00 am
CORT（nmol/L）	38.07	102.4
ACTH（pg/mL）	6.65	19.92

表 7-3　溴隐亭敏感试验

时间	测定项	结果	单位
8:00 am	PRL	144.40	ng/mL
10:00 am	PRL	54.16	ng/mL
12:00 n	PRL	28.63	ng/mL
2:00 pm	PRL	18.83	ng/mL
4:00 pm	PRL	17.27	ng/mL

（3）其他检查

1）甲状腺＋颈部淋巴结彩超：甲状腺未见异常；腹部彩超：肝大、脂肪肝、慢性胆囊炎，胰、脾未见异常；心脏彩超：目前心脏结构及血流未见异常；泌尿系统彩超：双肾、双输尿管、膀胱、前列腺未见异常。

2）胸部 CT：两肺下叶多发纤维索条。

3）骨密度：Z 值评分为 -1.7；在同龄人范围内。

笔记

4）眼科会诊：患者无视野缺损。眼底大致正常。

【诊断】

垂体催乳素腺瘤，维生素 D 缺乏症，脂肪肝，慢性胆囊炎。

【治疗】

维生素 D 胶丸，400 U 口服，每日 1 次；溴隐亭 2.5 mg 口服，每日 2 次（如有恶心、直立性低血压，可于餐后服药，如无缓解及时就诊，1 周后如无明显不适，溴隐亭可加至 2.5 mg，每日 3 次口服）。

【随访】

出院后 2 个月随访：血清催乳素及性激素复查结果见表 7 - 4；患者性功能恢复，妻子怀孕。

表 7 - 4　血清催乳素及性激素

项目	结果	参考范围	单位
PRL	2.90	4.04 ~ 15.2	ng/mL
T	2.52	0.2 ~ 56.6	ng/mL
FSH	3.18	≤13.0	mIU/mL
LH	4.32	≤11.3	mIU/mL

病例分析

垂体催乳素腺瘤是最常见的功能性垂体腺瘤，占成人垂体功能性腺瘤的 40% ~ 45%，以 20 ~ 50 岁的女性患者多见，成人患者男女比例约 1∶10。

垂体催乳素腺瘤的主要临床表现为性腺功能减退及其继发症状，可因发病年龄、性别、持续时间及 PRL 增高程度的不同而有所差异；还可有垂体占位产生的局部压迫症状；垂体混合腺瘤或多发内分泌腺瘤病患者，还可出现其他激素水平增高的相应临床表现。

垂体催乳素腺瘤会引起 PRL 水平异常，导致性欲减退、不孕症、骨质疏松症、女性月经过多或闭经、男性性勃起功能障碍，男性高泌乳素血症导致的乳腺发育异常约占21%，但男性泌乳素腺瘤有泌乳症状者较少，约占4%；肿瘤较大时，患者可能出现头痛和视野缺损。大腺瘤压迫正常垂体组织还可引起其他腺垂体功能受损表现，如甲状腺功能减退或肾上腺皮质功能减退等。大腺瘤可发生垂体卒中，急性垂体卒中可表现为剧烈头痛，常伴恶心、呕吐，严重者可有急性视神经损伤。如为多激素混合腺瘤或多发内分泌腺瘤病症状，可表现为其他腺垂体激素分泌过多表现，如肢端肥大症、甲状腺功能亢进症、库欣综合征等。

典型临床表现结合高催乳素血症的实验室检查与鞍区影像学检查，可明确催乳素腺瘤诊断。高催乳素血症：对疑诊垂体催乳素腺瘤的患者，如果血清 PRL > 100 ~ 200 μg/L，并排除其他特殊原因引起的高催乳素血症，则支持催乳素腺瘤的诊断。如血清 PRL < 100 μg/L，须结合具体情况谨慎诊断。鞍区影像学检查：鞍区 MRI 增强影像有助于垂体腺瘤的发现，动态增强成像有助于垂体微腺瘤的发现。90% 的垂体催乳素腺瘤是微腺瘤。MRI 能准确判断垂体腺瘤的存在与否及肿瘤的大小。低龄垂体催乳素腺瘤 MRI 多表现为鞍内型生长，高龄垂体催乳素腺瘤多表现为突破型和包绕型生长。

分析本例患者，患者中年男性，PRL 水平增高，垂体 MRI 显示垂体微腺瘤，行溴隐亭敏感试验发现对其敏感，治疗效果佳，患者随访过程中泌乳素水平下降，性功能恢复。患者乳腺发育可能是由于 PRL 升高干扰促性腺激素释放激素的释放及垂体对促性腺激素释放激素的反应，使 FSH 和 LH 分泌减少，睾酮合成分泌减少。长期高泌乳素血症可导致男性第二性征减退，胡须生长速度变慢、阴毛稀疏、睾丸变软、肌肉松弛；雌激素过多，雄激素相对不足，导致男性乳房发育，但男性泌乳者少见。

对不同大小的垂体催乳素腺瘤，其治疗的目的是不一样的。对催乳素微腺瘤患者，治疗的目的是控制 PRL 水平，保留性腺功能和性功能；对催乳素大或者巨大腺瘤患者，除了控制 PRL 水平、保留垂体功能之外，还要控制和缩小肿瘤体积、改善临床症状、防止复发。

垂体催乳素腺瘤的治疗首选多巴胺（dopamine，DA）受体激动剂，目前主要有溴隐亭（BRC）和卡麦角林（CAB），其他还有培高利特（pergolide）和喹高利特（quinagolide）。药物能使绝大多数患者 PRL 水平恢复正常、肿瘤体积显著缩小，而且药物治疗适用于各种大小的肿瘤。但培高利特和喹高利特较少使用。临床上治疗 PRL 微腺瘤的首要目的是保留性腺功能和生育功能，而药物治疗能显著有效地达到这一目的，其作用于腺垂体催乳激素细胞表面 D2 型 DA 受体，导致 PRL 的合成和释放减少；也能使肿瘤的体积显著减小，但具体机制仍不明确，可能是通过抑制肿瘤细胞有丝分裂而诱导肿瘤细胞凋亡。经过长期有效的 DA 受体激动剂治疗，微腺瘤一般会缩小，有时会消失。

DA 受体激动剂能使 80%～90% 垂体微腺瘤患者性腺功能恢复正常。由于只有 5%～10% 的微腺瘤会进展为大腺瘤，因此，控制肿瘤体积不是药物治疗的首要目的，对于不想生育的妇女可以不接受 DA 受体激动剂治疗。停经的妇女可以接受雌激素治疗，但应该对 PRL 水平进行定期评价，包括复查动态强化 MRI 以观察肿瘤大小的变化。此外，DA 受体激动剂仍然是绝大多数催乳素大或巨大腺瘤患者的首选治疗。

溴隐亭是选择性 D2 型 DA 受体激动剂，半衰期短，需要每日给药 2~3 次；通常起始剂量为 0.625~1.25 mg/d，每周增加 1.25 mg，一般不超过至 30 mg/d。尽管溴隐亭治疗效果较为满意，但也存在很多不良反应，包括胃肠道症状（恶心、呕吐、便秘、反流、消化不良），神经系统症状（头痛、头晕、运动障碍、思维混乱），心血管症状（姿势性低血压、晕厥）及其他不良反应（如肌肉抽搐、精神错乱、口干舌燥）。这些不良反应均十分常见，且药物剂量增加或药物依从性降低时不良反应更明显。溴隐亭可以降低很多催乳素瘤患者的 PRL 水平，但不可能降低所有催乳素瘤患者的 PRL 水平。药物治疗前最好能采用溴隐亭敏感试验来证实患者是否适合应用溴隐停口服治疗。具体方法如下：在系统应用溴隐亭之前，给予待测患者溴隐亭一次口服剂量（2.5 mg），检测用药后 2、4、6、8 小时的血 PRL 值，与未服药时该患者的 PRL 值比较。如服用溴隐亭后，各时段的 PRL 值均不下降，则该患者不适合溴隐亭口服治疗，可采用其他治疗方式；如果患者在服药后的各个时间点上的某一点 PRL 能降至空白对照的 50% 以下，则认为患者对药物是敏感的，适合应用溴隐停治疗。通过溴隐停敏感试验可筛选出适合口服药物治疗的泌乳素瘤患者，并可在后续的观察和治疗过程中根据 PRL 值的变化制定具体的治疗方案。

DA 受体激动剂停药应在持续用药 4 年以后开始考虑，且高 PRL 水平恢复正常，MRI 未见肿瘤或肿瘤至少缩小 50%，且 2 年或 2 年以上未见肿瘤侵犯周围重要结构。有研究表明，卡麦角林治疗且用药时间越长的患者将会得到更好的效果，但目前也有研究并不支持这一理论。DA 受体激动剂应逐渐减量，直到 PRL 水平恢复正常后停药。停药第 1 年应每隔 3 个月规律随访一次，以后 5 年内每年定期随访一次，且以后每年复查一次，因为大腺瘤患者复发风险更高。有研究表明，催乳素大腺瘤患者停药后复发率为 93%，微腺瘤患者停药后复发率为64%。停药6个月到1年期间，高催乳素血症复发率最高。

垂体催乳素腺瘤的外科治疗，不作为首选。有以下情况者可以选择：垂体微腺瘤经药物治疗3~6个月无效或效果欠佳者；药物治疗反应较大不能耐受者；巨大垂体腺瘤伴有明显视路压迫，药物治疗无法控制血PRL和缩小肿瘤体积者；或经药物治疗3~12个月后，血PRL水平降至正常，但肿瘤体积仍没有变化，需考虑垂体无功能腺瘤可能者；侵袭性垂体腺瘤伴有脑脊液鼻漏，或药物治疗后出现脑脊液鼻漏者。

病例点评

垂体催乳素腺瘤是最常见的功能性垂体腺瘤，女性患者多见，男性常表现不典型，容易漏诊。规范化的诊断和治疗对垂体催乳素腺瘤患者恢复和维持正常腺垂体功能、预防肿瘤复发等具有重要的意义。对于催乳素瘤的测定，注意静脉取血时间、方式，以及与饮食的关系。对于高泌乳素血症，应进行相应的鉴别诊断，如病理性高催乳素血症多见于下丘脑–垂体疾病，以垂体催乳素腺瘤最为多见。此外，其他下丘脑–垂体肿瘤、浸润性或炎症性疾病、结节病、肉芽肿，以及外伤、放射性损伤等均是由于下丘脑DA生成障碍或阻断垂体门脉血流致使DA等催乳素释放抑制因子（prolactin release – inhibiting factor，PIF）不能到达腺垂体所致。由于PRL释放因子（prolactin releasing factor，PRF）增多引起高催乳素血症的情况见于原发性甲状腺功能减退症、应激刺激。慢性肾功能不全、肝硬化也会导致血PRL升高。此外，还有生理性高催乳素血症，主要发生于妊娠、乳头刺激或应激的时候。还有一些药物如DA受体拮抗剂、含雌激素的口服避孕药、某些抗高血压药、阿片类制剂及H2受体阻滞剂也会导致血 PRL 升高，其中氯丙嗪和甲氧氯普胺（胃复安）的作用最强。

垂体催乳素腺瘤的药物治疗：通过溴隐亭敏感试验基本可以确定患者对溴隐亭是否敏感，从而根据敏感程度用药，根据随访血 PRL 水平调整剂量。对于男性患者，当血 PRL 水平降到正常后，男性下丘脑－垂体－性腺轴的功能异常一般可以恢复正常，勃起功能障碍和性欲低下可明显改善，生精能力也逐渐恢复。部分因垂体瘤压迫或手术损伤导致了促性腺激素细胞功能障碍，其睾酮水平在血清 PRL 水平下降后仍不能恢复正常者，应该同时进行雄激素补充治疗以恢复和保持男性第二性征或用促性腺激素治疗以恢复生育功能。

参考文献

[1] BUVAT J. Hyperprolactinemia and sexual function in men：A short review ［J］. Int J Impot Res, 2003, 15（5）：373 – 377.

[2] 于群, 徐硕. 垂体泌乳素瘤影像生长方式分类和临床关系的研究 ［J］. 临床神经外科杂志, 2017, 14（4）：271 – 274.

[3] 廖二元. 内分泌代谢疾病手册 ［M］. 北京：人民卫生出版社, 2006：358 – 361.

[4] NORONHA S, STOKES V, KARAVITAKI N, et al. Treating prolactinomas with dopamine agonists：Always worth the gamble? ［J］. Endocrine, 2016, 51（2）：205 – 210.

[5] MOLITCH M E. Management of medically refractory prolactinoma ［J］. J Neurooncol, 2014, 117（3）：421 – 428.

[6] MANCINI T, CASANUEVA F F, GIUSTINA A. Hyperprolactinemia and prolactinomas ［J］. Endocrinol Metab Clin North Am, 2008, 37（1）：67 – 99.

（任小燕　刘敏　张丽娟）

病例 8 垂体促甲状腺素瘤

病历摘要

【基本信息】

患者，女性，42 岁。

主诉： 头晕、心悸、胸憋 17 个月，视物模糊半年。

现病史： 患者 17 个月前无明显诱因出现头晕、心悸、胸憋，无多食及体重减轻，无情绪激动及便次增多，无怕热及多汗，就诊于当地医院，查甲状腺功能（FT$_3$ 8.65 pmol/L，FT$_4$ 26.72 pmol/L，TSH 7.59 mIU/mL），诊断为甲状腺功能亢进症（简称"甲亢"），予甲巯咪唑（5 mg，每日 3 次）口服，2 个月后复查甲状腺功能（FT$_3$、FT$_4$ 正常，TSH 高）且症状好转后停用药物。于 2015 年 2 月患者再次出现心悸、胸憋，查甲状腺功能（FT$_3$、FT$_4$、TSH 均高），继续服用甲巯咪唑（5 mg，每日 3 次），并根据甲状腺功能情况调整剂量，多次查 TSH 较高，近半年自觉视物模糊，就诊于当地医院行垂体 MRI 示垂体大腺瘤，为进一步诊治于 2016 年 1 月就诊于我院。患者发病以来，无头痛、恶心、呕吐，无纳差及视野缺损，无经量减少，无多饮、多尿，无尿中排石，无骨、关节疼痛，无体重减轻，精神及食欲尚可，二便正常。

既往史： 抑郁症 4 年，口服盐酸马普替林片、舒比利片、氯氮卓等（用量不详）。

家族史：否认家族遗传病史。

【体格检查】

血压 128/84 mmHg，双眼不突，眼征（−），皮肤无潮湿、多汗，颈软，甲状腺未触及，双肺呼吸音清，心率 96 次/分，律齐，未闻及杂音，腹软，肝、脾未触及，双手震颤(＋)。无胫前黏液性水肿。

【辅助检查】

（1）甲状腺功能检查

2014 年 8 月和 2015 年 2 月在当地医院行甲状腺功能检查，结果见表 8−1、表 8−2。

表 8−1　甲状腺功能（2014 年 8 月当地医院）

项目	结果	参考区间	单位
FT_3	8.65	2.8 ~ 7.1	pmol/L
FT_4	26.72	12 ~ 22	pmol/L
TSH	7.59	0.27 ~ 4.2	mIU/mL
TGAb	474.9	2.1 ~ 115	IU/mL
TPOAb	27.76	0 ~ 34	IU/mL

表 8−2　甲状腺功能（2015 年 2 月当地医院）

项目	结果	参考区间	单位
FT_3	8.29	2.8 ~ 7.1	pmol/L
FT_4	32.89	12 ~ 22	pmol/L
TSH	0.23	0.27 ~ 4.2	mIU/mL
TGAb	356.8	2.1 ~ 115	IU/mL
TPOAb	48.23	0 ~ 34	IU/mL

（2）常规检查（2016 年 1 月我院）

1）血常规、尿常规、便常规未见异常。

2）肝功能、肾功能未见异常。血钙 2. 24 mmol/L（2. 10 ~ 2. 65 mmol/L），血磷 0. 56 mmol/L（0. 8 ~ 1. 7 mmol/L），ALP 64 U/L（40 ~ 129 U/L）。

3）下丘脑 - 垂体 - 肾上腺轴：ACTH 11. 65 pg/mL（7. 2 ~ 63. 3 pg/mL）。CORT 205. 64 nmol/L（171 ~ 536 nmol/L）。

4）性激素六项结果见表 8 - 3。

表 8 - 3　性激素六项

项目	结果	参考区间	单位
LH	2.47	1 ~ 18	mIU/mL
FSH	5.45	4 ~ 13	mIU/mL
T	0.1	0.06 ~ 0.82	ng/mL
E_2	8.68	39 ~ 189	pg/mL
PRL	42.41	6.0 ~ 29.9	ng/mL
PRO	0.24	0.27 ~ 2.61	ng/mL

5）生长激素轴：GH 0. 08 ng/mL（0. 01 ~ 3. 607 ng/mL），IGF - 1 148 ng/mL。

6）我院甲状腺功能检查结果见表 8 - 4。

表 8 - 4　甲状腺功能（我院）

项目	结果	参考区间	单位
FT_3	5.8	2.0 ~ 4.4	pg/mL
FT_4	2.54	0.93 ~ 1.7	pmol/L
T_3	1.87	0.8 ~ 2.0	ng/mL
T_4	15.34	5.1 ~ 14.1	μg/dL
TSH	6.28	0.27 ~ 4.2	mIU/mL
TRAb	0.39	0.3 ~ 1.75	IU/L

注：TRAb：thyrotropin receptor antibodies，促甲状腺激素受体抗体。

7）奥曲肽抑制试验结果见表 8 - 5。

表 8 - 5　奥曲肽抑制试验结果

项目	0 h	2 h	4 h	6 h	8 h	24 h	72 h
FT$_3$（pg/mL）	4.86	4.20	5.81	4.90	4.78	4.41	3.32
FT$_4$（ng/dL）	1.80	1.61	2.23	1.90	1.96	1.97	1.4
TSH（μIU/mL）	7.97	7.27	8.06	5.87	5.95	5.52	3.81

8）甲状腺超声示：甲状腺结节；胸部 CT 示：未见异常；垂体 MRI 示：垂体瘤（图 8 - 1）。

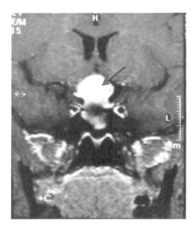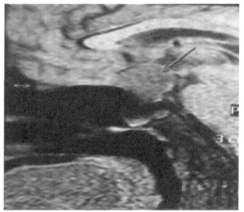

图 8 - 1　我院影像学检查结果

9）病理回报：垂体腺瘤，光镜形态及免疫组化均支持垂体腺瘤（TSH 型）。TSH（部分，+），P53（少数，+）、Ki - 67（2%~ 3%，+），FSH（-），PRL（-），Ⅳ型胶原部分（-），ACTH（-），LH（-），GH（-）。

【诊断】

TSH 依赖性甲状腺功能亢进症，垂体 TSH 瘤，抑郁症。

【治疗】

①予奥曲肽控制甲状腺功能；②经鼻蝶窦行垂体瘤切除术。

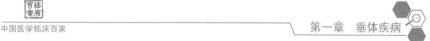

【随访】

术后 1 个月甲状腺功能正常。

病例分析

促甲状腺素瘤是垂体瘤中较罕见的一种，Hamilton 在 1970 年首次报道了该疾病，发病率在人群为 1/100 万，占垂体瘤的 1% ~ 2.8%，TSH 瘤平均发病年龄在 30 ~ 50 岁，无显著性别差异，垂体 TSH 瘤最常见的临床表现为甲状腺肿和甲状腺激素水平过高导致的高代谢症状，如心悸、多食、怕热、消瘦等，常缺乏 Graves 病的特征，如胫前黏液性水肿、眼病、杵状指。文献报道约 30% 为混合型垂体腺瘤，常同时分泌 GH、PRL、促性腺激素，可同时有 GH、PRL 及促性腺激素增高引起的症状。TSH 瘤临床表现隐匿，进展缓慢，首发症状和体征常与 Graves 病所致的甲状腺功能亢进症相似，易误诊为原发性甲状腺功能亢进症。TSH 瘤的特征，可有头痛、视功能障碍和鞍区占位的局灶状症状，查甲状腺功能示 T_3、T_4 升高，TSH 正常或增高，TSH 不被高循环水平的甲状腺素抑制，MRI 检查发现鞍区占位病变，使用生长抑素类似物治疗有效，抗甲状腺药物治疗多无效。TSH 与 FSH、LH 具有共同的 α 亚单位，由垂体共分泌，检查 α 亚单位对诊断垂体 TSH 瘤非常有用，高水平的 α 亚单位或 α 亚单位/TSH 比值 >1 见于 90% 的 TSH 瘤患者。绝大多数 TSH 瘤对促甲状腺激素释放激素（thyrotropin – releasing hormone, TRH）无反应。该患者中年起病，有甲状腺毒症表现，TSH 未被抑制，但 TSH 可被生长抑素类似物抑制，且垂体 MRI 存在占位，病理回报 TSH 瘤，支持垂体 TSH 瘤的诊断。

垂体 TSH 瘤诊断标准：①外周循环血中甲状腺激素水平升高，

笔记

促甲状腺激素水平增高或在正常参考范围内。②鞍区影像学证实鞍区占位。③伴有甲状腺功能亢进症状。④使用生长抑素类似物后，促甲状腺素的高分泌状态受到抑制，表现为外周循环中甲状腺激素及促甲状腺激素同步降低，或短效生长抑素类似物治疗试验阳性。⑤针对甲状腺治疗（抗甲状腺药物、放射性碘131治疗或甲状腺手术治疗）后，TSH进行性增高，外周循环中甲状腺激素水平仍高于正常。⑥伴有混合性垂体腺瘤者，表现为除促甲状腺素以外的其他垂体激素自主性高功能分泌。⑦肿瘤病理学免疫染色证实TSH激素阳性。①～③为必要条件，另需④～⑦中的一条或一条以上。

垂体TSH瘤应与原发性甲状腺功能亢进症、甲状腺功能减退症合并垂体增生、选择性垂体甲状腺激素抵抗综合征、颅咽管瘤鉴别。①原发性甲状腺功能亢进症的患者常有甲状腺肿和甲状腺水平过高导致的高代谢症状、突眼、胫前黏液性水肿等临床表现，血浆甲状腺激素水平增高，TSH水平明显降低，TGAb、TPOAb和TRAb常阳性。②甲状腺功能减退症合并垂体增生，T_3、T_4水平低，TSH增高，伴鞍区占位。③选择性垂体甲状腺激素抵抗综合征系常染色体显性遗传病，以家族性发病多见，病因包括甲状腺激素受体 β 亚单位基因突变、甲状腺素和受体结合障碍或甲状腺素与受体结合后作用异常等，临床表现存在高度异质性，可表现为甲状腺功能亢进症、甲状腺功能减退症或甲状腺功能正常。查甲状腺功能为血浆甲状腺素水平增高，血浆TSH水平可增高或在正常范围。大剂量地塞米松抑制试验可明显抑制TSH分泌，垂体MRI无鞍区占位。

垂体TSH腺瘤诊断时90%为大腺瘤或巨大腺瘤，常常向鞍上扩展或有蝶窦内侵犯。既往认为垂体TSH腺瘤多见大腺瘤，这是对本病的认识不足，常因其难以早期诊断而使之由微腺瘤发展为大腺

笔记

瘤。随着影像学检查手段的发展，人们对垂体 TSH 腺瘤的认识水平逐渐提高，微腺瘤发现比例也有所增加。吕朝晖等报道微腺瘤占比达 20%，对一些垂体 MRI 不能发现的病灶，可行奥曲肽显像进一步明确诊断。

垂体 TSH 腺瘤治疗的主要目的是去除垂体肿瘤，使甲状腺激素恢复正常。建议先使用生长抑素恢复甲状腺功能至正常水平，再行手术治疗，除纠正甲亢外，生长抑素可缩小肿瘤体积以便手术。手术的难点是肿瘤不易切除彻底，其原因主要有：①肿瘤高度表达纤维母细胞生长因子，使肿瘤纤维化，质地比较硬。②肿瘤多数浸润周围组织，包括海绵窦、视交叉，手术难度大，不易全切。肿瘤大小、病程和甲亢的严重程度为影响垂体 TSH 腺瘤患者预后的主要因素，手术为治疗本病的首选方法，疗效不佳可予放疗和奥曲肽治疗，术后应密切随访，早期诊断和治疗是改善 TSH 腺瘤患者预后的关键。

病例点评

垂体 TSH 腺瘤各年龄段均可发病，无明显性别差异，发病率低，临床表现隐匿、进展缓慢，首发症状和体征与 Graves 病所致甲状腺功能亢进症相似，易被误诊为原发性甲状腺功能亢进症，采用抗甲状腺药物短期内可减轻患者症状，但血清甲状腺激素水平可无明显变化，而血清 TSH 水平会明显增高，发展成大腺瘤及侵袭性垂体瘤的可能性增高。有些还可以分泌 PRL、GH 等激素引起相应的临床表现。甲状腺功能检查提示 FT_3、FT_4 水平增高，TSH 正常或者高于正常。垂体 MRI 可发现鞍区占位。手术为首选治疗方法，疗效不佳可予生长抑素类似物或 DA 受体激动剂治疗，术后需随访甲状腺功能及其他腺垂体功能。

参考文献

［1］ BECK‐PECCOZ P, PERSANI L, MANTOVANI S, et al. Thyropin‐secreting adenomas ［J］. Metabolism, 1996, 45 （1）: 75–79.

［2］ 卞毅, 张萍, 张木勋, 等. 中枢性甲状腺功能亢进症 2 例及文献复习 ［J］. 内科急危重症杂志, 2015, 21 （5）: 375–377.

［3］ 吕朝晖, 窦京涛, 巴建明, 等. 垂体促甲状腺激素分泌瘤 5 例报告并文献复习 ［J］. 解放军医学杂志, 2007, 32 （11）: 1174–1176.

（李爱珍　闫朝丽　云素芳）

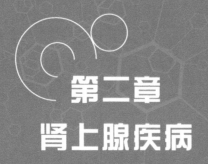

第二章
肾上腺疾病

病例 9　原发性醛固酮增多症

病历摘要

【基本信息】

患者，男性，49 岁。

主诉：血压升高 20 年余，控制不佳 4 天。

现病史：患者于 20 年前无意间发现血压升高，测血压 180/140 mmHg，最高达 220/180 mmHg，偶有头晕、耳鸣，无恶心、呕吐，就诊于内蒙古某医院，诊断为高血压，予口服苯磺酸左旋氨氯地平2.5 mg、2次/日行降压治疗，血压波动在130～140/90～100 mmHg。2011年10月因突发呼吸困难就诊于我院神经内科，化验血钾低（具体值不详），诊断为低钾性周期性麻痹，给予补钾等对症治疗（具体不详），请我科会诊，给予螺内酯口服后病情好转。患者平素不规律复查血钾，来诊前1个月就诊于内蒙古某医院，化验血钾为2.0 mmol/L，口服氯化钾注射液6 g、螺内酯片早20 mg、晚20 mg补钾治疗，复查血钾3.51 mmol/L，进一步查肾上腺CT示：左侧肾上腺腺瘤。患者4天前感血压波动较大，就诊于我院门诊，以"高血压原因待查"收住院。患者发病以来无明显头痛，偶有乏力，无咳嗽、咳痰，偶有心悸、气短，偶有心前区不适，无口干、多饮、多尿，无夜尿增多，无恶心、呕吐、腹痛、腹泻，偶有怕热多汗，无四肢麻木，无手足抽搐，无明显双下肢水肿，精神饮食可，睡眠佳，大便正常，体重未见明显变化。

既往史、个人史、婚育史：无特殊。

家族史：母亲患有高血压、糖尿病；父亲患有高血压，因"脑出血"去世；患者姐姐患有原发性醛固酮增多症、糖尿病；弟弟患有高血压；妹妹未发现高血压，肾上腺CT未见异常，立位血浆醛固酮/血浆肾素活性比（aldosterone - to - renin ratio，ARR）比值明显升高。

【体格检查】

身高170 cm，体重110 kg，BMI 39.06 kg/m^2，腰围109 cm，臀围114 cm，腰臀比0.96，余未见明显阳性体征。

【辅助检查】

1）血常规、便常规、尿常规、肝功能、血脂未见异常；

2）肾功能：CREA 128 μmol/L；

3）离子：钾 3.85 mmol/L（补钾治疗后）；

4）立位肾素 – 血管紧张素 – 醛固酮系统：患者血钾低，口服氯化钾及螺内酯情况下采血，结果见表 9 – 1。

表 9 – 1　立位肾素 – 血管紧张素 – 醛固酮系统检查结果

肾素（pg/mL）	血管紧张素Ⅱ（pg/mL）	醛固酮（pg/mL）
2.21	679.05	331.50

5）ACTH、CORT 节律检查结果见表 9 – 2。

表 9 – 2　ACTH、CORT 节律

时间	ACTH（pg/mL）	CORT（nmol/L）
8：00 am	34.60	186.58
0：00 am	13.88	74.78

6）小剂量地塞米松抑制试验结果见表 9 – 3。

表 9 – 3　小剂量地塞米松抑制试验

	ACTH（pg/mL）	CORT（nmol/L）
服药前	34.60	186.58
服药后	5.35	26.31

7）胸部 X 线：双肺、心膈未见明显活动性病变。

8）彩超：甲状腺彩超示甲状腺增大，多发结节，双侧颈部未见肿大淋巴结；腹部彩超示脂肪肝，慢性胆囊炎，双肾偏大、双肾肾盏回声增强——髓质海绵肾？双肾散在结晶物、双肾多囊肿，双肾上腺区结节——占位？

9）肾上腺 CT：左侧肾上腺腺瘤。

10）睡眠监测：阻塞性呼吸睡眠暂停（obstructive sleep apnea, OSA）。

11）基因检测：行原发性醛固酮增多症相关基因检测示

KCNJ5、*WNK4*、*WNK1*、*CYP11B1/CYP11B2* 融合基因、*CACNA1D*、*CACNA1H* 均未发现突变。

【诊断】

①原发性醛固酮增多症，左侧肾上腺腺瘤；②高血压 3 级（很高危）；③肾功能不全；④脂肪肝；⑤慢性胆囊炎；⑥甲状腺结节；⑦海绵肾；⑧阻塞性呼吸睡眠暂停。

【治疗】

①入院后给予降压、补钾等对症治疗；②转至泌尿外科行左侧肾上腺腺瘤切除术。

【随访】

2016 年 1 月患者行手术治疗，术后多次复查血钾、CREA 均增高。2017 年 10 月 15 日复查肾功能：UREA 15.0 mmol/L，CREA 233.0 μmol/L；离子：血钾 5.82 mmol/L，血压 143/106 mmHg，给予降钾、降压、护肾等治疗。

病例分析

原发性醛固酮增多症（primary aldosteronism，PA）简称原醛症，是指肾上腺皮质分泌过量醛固酮，导致体内潴钠、排钾、血容量增多，而肾素 - 血管紧张素系统活性受抑的一种疾病。1954 年由 Conn 首次报道，故又称 Conn 综合征。美国内分泌学会原发性醛固酮增多症指南（简称美国指南）明确指出，与年龄、性别、病程、血压相匹配的原发性高血压患者相比，PA 患者心脑血管、肾脏并发症发生风险及死亡风险更高。这与 PA 患者血液中升高的血浆醛固酮有独立于血压以外的损害作用相关。

PA 主要分为 6 型，即醛固酮瘤、特发性醛固酮增多症（特醛症）、原发性肾上腺皮质增生、家族性醛固酮增多症、分泌醛固酮的肾上腺皮质癌、异位醛固酮分泌瘤或癌。

　　PA 临床表现主要有以下几种。①高血压综合征：为最早且最常见的综合征，可早于低血钾综合征 3～4 年出现，几乎见于每一病例的不同阶段，多为进展缓慢的良性高血压。②肌无力及周期性瘫痪：肌无力及周期性瘫痪甚为常见。一般来说，血钾越低，肌肉受累越重，常见诱因为劳累或服用氢氯噻嗪、呋塞米等促进排钾的利尿药，麻痹多累及下肢，严重时可累及四肢，也可发生呼吸困难、吞咽困难，麻痹时间短者数小时，长者数日或更长。③肢端麻木与手足抽搐：临床常可见原醛症患者发生肢端麻木、手足抽搐及肌痉挛，这是由于低钾引起代谢性碱中毒，碱血症使血游离钙降低，加之醛固酮会促进镁排泄，造成游离钙降低及低镁血症。严重低血钾即可引起搐搦发作。④多尿：因大量失钾，肾小管上皮细胞呈空泡样改变，浓缩功能减退，伴多尿，尤其夜尿多，继发口渴、多饮，常易并发尿路感染。⑤心脏表现：心电图呈低血钾图形，较常见者为期前收缩或阵发性室性心动过速，严重者可发生心室颤动。⑥其他：儿童患者有生长发育障碍，与长期缺钾等代谢紊乱有关，缺钾时胰岛素的释放减少，作用弱，可出现糖耐量减低。

　　PA 的诊断流程包括筛查、确诊和分型三部分。《原发性醛固酮增多症诊断治疗的专家共识》推荐筛查人群包括：持续性血压 > 160/100 mmHg 或药物难治性高血压，高血压合并低钾血症，高血压合并肾上腺意外瘤，早发性高血压家族史或早发脑血管意外家族史，原醛症中存在高血压一级亲属，以及高血压合并 OSA。该患者存在持续高血压、低血钾、肾上腺意外瘤、早发高血压家族史及 OSA，符合上述筛查人群。

目前美国指南和中国共识均推荐立位（非卧位）2 小时后用 ARR 来筛查 PA。迄今为止，至少 20 项前瞻性研究肯定了 ARR 作为筛查指标的临床意义。ARR 较正常值升高时，可采用确诊试验进行继续诊断。经筛查试验疑诊的 PA 患者，需再进一步采用确诊试验、肾上腺静脉取血或手术等证实，可明显提高 PA 诊断率。美国指南推荐 4 种确诊试验：生理盐水试验（saline infusion test，SIT）、卡托普利试验（captopril challenge test，CCT）、氟氢可的松抑制试验（fludrocortisone suppression test，FST）和生理盐水负荷试验（saline loading test，SLT）。FST 最可靠、稳定，但操作烦琐、耗时长、费用贵，在部分国家（包括中国），因氟氢可的松药物匮乏无法在临床中开展。由李启富牵头完成的一项名为"原发性醛固酮增多症确诊试验诊断价值的比较"的前瞻性研究，结果显示，CCT 后2 小时醛固酮的诊断最佳切点为 11 ng/dL，灵敏度和特异度均为90%，综合 CCT 具有安全性高、成本低、门诊容易开展等优势，故他推荐将 CCT 作为临床首选，且推荐采用 CCT 后 2 小时的血浆醛固酮浓度绝对值，而非指南推荐的抑制率或 ARR。

PA 的鉴别诊断则主要包括分泌肾素的肿瘤、原发性低肾素性高血压、继发性肾素增高致继发性醛固酮增多症、先天性激素合成酶缺陷导致肾上腺皮质增生、Liddle 综合征、Cushing 综合征等。

PA 的治疗包括手术治疗和药物治疗。指南推荐确诊醛固酮瘤或单侧肾上腺增生患者行腹腔镜下单侧肾上腺切除术，如果患者存在手术禁忌或不愿手术，推荐使用醛固酮受体拮抗剂治疗。Vaidya 等发表于内分泌领域的综述杂志 *Endocrine Reviews* 上的一项关于原发性醛固酮增多症的综述激起了内分泌科专家的热议，他推荐单侧肾上腺病变的原醛症患者都应进行手术治疗，再做术后评估；对于双侧病变的患者，无论有无盐皮质激素的双侧不对称分泌都可以进

笔记

行盐皮质激素拮抗剂药物治疗，对于存在严重不对称分泌的患者，若药物治疗效果不佳、年轻、有心血管并发症或有慢性肾病的才考虑肾上腺部分切除术。药物治疗则包括螺内酯、依普利酮、GC 以及其他降压药物，如阿米洛利、氨苯蝶啶等对原醛症都有一定治疗效果。

该患者起病较早，有高血压、PA 家族史，伴有 OSA，症状典型：高血压伴有低血钾，且螺内酯为醛固酮的拮抗剂，该患者服用螺内酯的情况下醛固酮、ARR 仍明显升高，结合患者服用螺内酯后血压较前下降，血钾升高，故考虑该患者为 PA。患者 ACTH、CORT 节律正常，且小剂量地塞米松抑制试验被抑制，故可以排除库欣综合征。由于该患者起病较早，且家族史阳性，故怀疑患者为家族性醛固酮增多症，行相关基因检测未发现阳性结果，患者肾上腺 CT 提示左侧肾上腺腺瘤，故考虑患者为 PA 肾上腺腺瘤。患者术后血压仍高，血 CREA 升高，血钾高，考虑与患者常年高血压、高醛固酮对肾脏造成的损害相关，也可能与相对的醛固酮减少有关。

病例点评

目前对于 PA 的诊断没有绝对的实验室金标准，每一种确诊试验均有假阳性和假阴性的可能，因此 PA 的确诊仍需依靠临床、生化、影像、术后病理及长期随访等进行综合判断。尽管 PA 的临床诊断方法已得到了优化，但未来能否被更简单、经济的方法替代，目前还在进一步研究中。另外，随着对 PA 发病机制和遗传背景的认识，家族性 PA（FH）患者可进行基因检测以确定诊断（如 FH - I 型的 *CYP11B1/CYP11B2* 嵌合基因），术后也可对组织标本进行体细胞突变基因检测来确定病因（如 *KCNJ5* 突变）。此外，探寻诊断敏感性及特异性更高的分子标志物和诊断技术也是未来的重要方向。

综上所述，目前 PA 仍是一种容易被忽略的常见的内分泌性高血压，临床医生需要提高对 PA 高患病率和心、脑、肾血管高风险的认识，重视筛查，在有条件的地方开展规范的 ARR 测定和 CCT 试验，积极推进检测方法的标准化，在不断积累和探索中，提高诊治水平。

参考文献

[1] FUNDER J W, CAREY R M, MANTERO F, et al. The management of primary aldosteronism：Case detection, diagnosis, and treatment：An endocrine society clinical practice guideline ［J］. J Clin Endocrinol Metab, 2016, 101（5）：1889 - 1916.

[2] 中华医学会内分泌学分会肾上腺学组. 原发性醛固酮增多症诊断治疗的专家共识［J］. 中华内分泌代谢杂志, 2016, 32（3）：188 - 195.

[3] 李启富, 曾正陪. 对原发性醛固酮增多症筛查和确诊试验的再认识［J］. 中华内分泌代谢杂志, 2018, 34（6）：447 - 450.

[4] VAIDYA A, MULATERO P, BAUDRAND R, et al. The expanding spectrum of primary aldosteronism：implications for diagnosis, pathogenesis, and treatment ［J］. Endocr Rev, 2018, 39（6）：1057 - 1088.

[5] KORAH H E, SCHOLL U I. An update on familial hyperaldosteronism ［J］. Horm Metab Res, 2015, 47（13）：941 - 946.

（云素芳　闫朝丽　李晶晶）

病例 10 原发性醛固酮增多症术后高钾血症伴原发性甲状旁腺功能亢进症

病历摘要

【基本信息】

患者，女性，51 岁。

主诉：发现血压升高 28 年，肢体无力 14 年，加重一周伴乏力于 2017 年 2 月入院。

现病史：患者 28 年前孕期发现血压升高，自诉收缩压未测出，舒张压 180 mmHg，血压升高时伴明显头痛，口服多种降压药物（具体不详），治疗效果差。2000 年并发脑出血，脑出血后遗留面瘫，左侧肢体活动障碍，肢体无力明显，住院治疗期间监测血钾持续偏低，最低时可达 2.07 mmol/L。间断补钾治疗，血钾仍未能控制在正常范围；2014 年 8 月到我院经系统检查，肾上腺 CT 示左侧肾上腺腺瘤，大小 1.7 cm×5.1 cm，诊断为：①继发性高血压，原发性醛固酮增多症，左侧肾上腺腺瘤；②原发性甲状旁腺功能亢进症（位置未确定）；③垂体微腺瘤；④脑出血后遗症。给予患者螺内酯 60～100 mg 治疗，同时给予鲑鱼降钙素 2 次。于 2014 年 12 月在我院泌尿外科行左侧肾上腺腺瘤切除术，术后病理结果显示：（左肾上腺）皮质腺瘤，生长活跃。免疫组化：（左肾上腺）根据

HE 及免疫组化结果，支持肾上腺皮质腺瘤诊断，生长活跃。Ki－67（3%~5% ＋）、CYP11B2(＋)、P53（个别弱＋)、Vimentin（较少数细胞＋)、CK 高(－)、CK 低(－)。术后患者血钾控制在正常范围，PTH 448.9 pg/mL，CREA 76 μmol/L。出院后患者在当地医院复查血钾正常。2015 年 5 月，患者因"左侧肾上腺腺瘤术后 5 个月，头晕、肌肉酸痛 1 个月"再次入院。门诊查血钾 6.15 mmol/L，由于患者体质差不能站起，卧位醛固酮 26.98 ng/dL，肾素 6.78 pg/mL，ARR 3.97，腹部超声示左肾多发结石。血钙 2.98 mmol/L，PTH 367.8 pg/mL，CREA 116 μmol/L，给予患者伊班膦酸钠、鲑鱼降钙素降低血钙、呋塞米片控制血钾治疗，血钾控制在正常范围后患者出院。2016 年 7 月电话随访患者，其因急性胰腺炎在当地医院住院治疗，K^+ 4.48 mmol/L（服用呋塞米），Ca^{2+} 2.91 mmol/L，PTH 未做，CREA 230.1 μmol/L。一周前乏力明显，患者为查明高钙血症原因再次入我院。病程中偶有心前区不适，感口干、多饮、多尿，感头痛，偶有腰痛，偶有胃胀、反酸，无恶心、呕吐，无腹泻，精神差，饮食睡眠一般，夜尿 0~1 次，大便正常。

既往史：体健。

月经史：49 岁绝经。

家族史：祖父患有高血压。

【体格检查】

脉搏 53 次/分，血压 160/110 mmHg，BMI 20.8 kg/m²。无满月脸、水牛背，锁骨上无脂肪垫，无紫纹，口角向左侧偏斜，左眼上睑下垂，右眼不能闭合，伸舌居中，心、肺、腹查体(－)，下肢静脉曲张、杵状指（趾），双下肢无水肿。四肢肌力 4 级，双侧肱二头、肱三头肌腱反射减退，双侧膝、跟腱反射减退，双侧 Babinski 征(＋)。

【辅助检查】

（1）2014 年 8 月常规检查

1）血尿便常规：未见异常。

2）肝功能、肾功能、血脂、蛋白、血糖、心肌酶：未见异常。

3）多肿瘤标志物：未见异常。

4）肾上腺方面：血钾 2.13 mmol/L，24 小时尿钾 79.1 mmol/d；CORT 节律：0：00 CORT 205.95 nmol/L，8：00 am CORT 254.66 mmol/L，ACTH 23.41 pg/mL，小剂量过夜地塞米松抑制试验后 CORT 45.52 nmol/L。立位 2 小时肾素－血管紧张素－醛固酮系统（表10－1），卡托普利试验（表 10－2），未被抑制。性激素检查未见异常（表 10－3）。

表 10－1　立位 2 小时肾素－血管紧张素－醛固酮系统

	醛固酮 （ng/dL）	肾素 （pg/mL）	血管紧张素 II （pg/mL）	醛固酮/ 肾素
立位 2 h	18.51（4～31）	1.55（4～38）	339.55（49～252）	11.9

表 10－2　卡托普利试验（卡托普利 25 mg）

	醛固酮 （ng/dL）	肾素 （pg/mL）	血管紧张素 （pg/mL）	醛固酮/ 肾素
8：00（服药前）	15.79（1～16）	1.61（4～24）	255.14（25～129）	9.8
10：00（服药后）	30.37（1～16）	4.87（4～24）	45.20（25～129）	6.24

表 10－3　性激素六项检查结果

项目	结果	单位	参考范围
T	<0.03	ng/mL	0.29～0.43
PRO	0.60	ng/mL	10.06～20.12
E_2	62.09	pg/mL	40～190
PRL	10.25	ng/mL	7.08～38.21
FSH	36.00	mIU/mL	3～10
LH	30.73	mIU/mL	3～10

5）垂体方面检查结果：甲状腺功能（表 10 - 4）、IGF - 1 为 139 ng/mL（参考范围 94～252 ng/mL），结果均未见异常。血清 GH 测定：1.36 ng/mL。

表 10 - 4　甲状腺功能检查结果

项目	结果	单位	参考范围
FT_3	3.46	pg/mL	2.3～4.2
FT_4	1.56	pg/mL	0.89～1.76
TSH	2.23	pg/mL	0.55～4.78
TPOAb	15.02	IU/mL	
TGAb	25.90	IU/mL	

（2）甲状旁腺方面检查

1）甲状旁腺功能检查结果见表 10 - 5。

表 10 - 5　甲状旁腺功能检验结果

检查项目（单位）	检验结果（2014 年 8 月）	检验结果（2017 年 2 月）
Ca（mmol/L）	2.99	2.85
P（mmol/L）	0.9	0.68
24 小时尿 Ca（mmol/24 h）	10.2	0.8
24 小时尿 P（mmol/24 h）	10.0	14.3
VD_3（ng/mL）	3	4
ALP（U/L）	65	75
PTH（pg/mL）	289	610.1

2）甲状旁腺彩超：提示右叶下极后方大小 8.4 mm × 7.7 mm 的实性包块。^{99m}Tc - 替曲磷显像：未见甲状旁腺功能亢进。甲状腺超声（2017 年 2 月）：右叶近下极后方见 11.6 mm × 10.0 mm × 12.8 mm 混

合性肿物，界清。提示甲状腺右叶后方混合性肿物——甲状旁腺腺瘤？

3）甲状旁腺 SPECT/CT：甲状腺右叶下极异常显像剂浓聚影（$^{99m}Tc-MIBI$），结合 CT 断层扫描，考虑甲状腺右叶下级后方为亢进之甲状旁腺组织或腺瘤。胸腺 CT 未见异常。

4）骨密度回报：骨量减少。

（3）其他相关检查

1）心电图：窦性心律，广泛导联 ST-T 改变。

2）超声检查：心脏彩超示左房饱满，左室壁增厚，左室舒张功能减低。腹部超声示肝损害性改变，双肾损害性改变，双肾囊肿，胆、胰、脾未见异常。

3）头颅 MRI：右侧顶叶急性脑梗死灶脑内散在缺血性脱髓鞘、软化灶，脑桥出血后软化。双侧上颌窦炎，脑 MRA 未见异常。

4）肾动脉彩超：未见异常。

5）MEN-1 相关基因检测（上海某医院 2017 年 3 月）：*A541T*基因多态性改变。

【诊断】

继发性高血压，原发性醛固酮增多症，左侧肾上腺腺瘤，原发性甲状旁腺功能亢进症，垂体微腺瘤，急性脑梗死，脑出血后遗症。

【诊治经过】

患者在我院外科行甲状旁腺肿物切除术，术后病理提示甲状旁腺腺瘤。患者术后 3 天复查：血钙 2.5 mmol/L，PTH 14.87 pg/mL，出院后给予患者钙尔奇 D 600 mg/d，骨化三醇 0.5 μg/d，术后 3 个月患者血钙 2.6 mmol/L，PTH 17 pg/mL。

病例分析

  PA 是由于醛固酮分泌增多而使肾素 – 血管紧张素系统受抑制所引起的以高血压、正常血钾或低血钾为特征的继发性高血压。醛固酮分泌瘤（aldosterone producing adenoma，APA）是 PA 最常见的亚型。手术切除肾上腺分泌醛固酮的腺瘤后，低钾血症很快得到纠正，大多数患者术后病情可完全缓解。而病程长且有较严重的并发症者，手术后高血压及其他症状也可达到部分缓解，血钾可恢复正常。该患者醛固酮瘤切除术后 5 个月出现了高钾血症，而且其血 CREA 水平在术后 5 个月也出现了升高，肾小球滤过率（glomerular filtration rate，GFR）下降。原醛症患者术后出现高钾血症不是个例报道，国外文献也有相关报道，其中 1 例醛固酮瘤患者术后出现高钾血症时，其血浆肾素活性是低的，而醛固酮浓度是在正常范围，术后高钾血症可能与相对的醛固酮减少有关。还有研究报道，醛固酮可独立于高血压对肾脏产生直接的损害，且 PA 患者肾损害的患病率高于原发性高血压患者。大量的醛固酮分泌能够增加肾小球压力，从而产生肾脏损害。有实验证实，醛固酮可能产生直接快速的肾动脉血管收缩，或者通过氧化应激调节血管重建。Fischer 等对 2004—2012 年间柏林和慕尼黑的 110 例肾上腺醛固酮腺瘤术后的患者进行分析，其中 16%（$n = 18$）术后出现高钾血症，其中 5% 有长期的高钾血症，11%（$n = 12$）的患者只有一次高钾血症的记录，术后高钾血症的患者中有 14 人检测不到血浆醛固酮，4 例患者醛固酮水平较低；这些术后出现高钾血症的患者中有 90% 以上在术前有严重的低钾血症，这反映了这些患者术前醛固酮瘤较严重，对双侧肾上腺球状带的抑制较病情轻的患者更强；研究中还提到术前 eGFR

的下降及术前、术后血 CREA 的升高及微量白蛋白尿的出现，这些都是术后高钾血症重要的预测因子。

原发性甲状旁腺功能亢进症（primary hyperparathyroidism, PHPT）是由于甲状旁腺分泌、合成 PTH 过多引起的骨吸收增加及肾小管对钙重吸收增强而产生的疾病。过多的 PTH 可与肾脏细胞表面受体结合，使肾小管重吸收钙的能力增强，当血钙升高超过正常水平时，从肾小球滤过的钙增多，致使尿钙排量增多，导致磷酸钙和草酸钙盐沉积而形成肾结石、肾钙化、肾功能损害，GFR 降低。此例患者 2014 年 12 月术前 eGFR 为 73.7 ~ 99.4 mL/min，血 CREA 在 71 ~ 92 μmol/L，均处于临界状态，可能与长期的高醛固酮对肾脏的损害及过多 PTH 对肾脏的损害有关。术后发生了血 CREA 的升高和 eGFR 的下降。患者术后 5 个月出现了高钾血症，且术后肾素及醛固酮均在正常范围，患者术后高钾血症可能源于肾功能的损害，也可能与相对的醛固酮减少有关。

该患者既存在原发性醛固酮增多症，又有原发性甲状旁腺功能亢进症，会不会是 MEN 呢？该患者 MEN－1 相关的基因测定结果为 A541T 基因多态性改变，这个基因并非 MEN－1 的致病性基因，该结果在确诊 MEN 上的证据不足。如果不能诊断 MEN－1，原发性甲状旁腺功能亢进症与原发性醛固酮增多症之间是否有一定关系？有研究发现 1 型甲状旁腺受体在醛固酮产生增多的肾上腺皮质瘤中表达，盐皮质激素受体在甲状旁腺细胞核中表达。还有细胞学的研究显示，PTH 和甲状旁腺激素相关蛋白（parathyroid hormone - related protein，PTH - rP）对人类肾上腺皮质有强大的促分泌作用，可能通过 PTH/PTH - rP 受体与腺苷酸环化酶和蛋白激酶 C 结合。另一项研究指出随着 PTH 水平增加，尿液及粪便排泄物中的钙含量也增加，这一作用能够被盐皮质激素受体拮抗剂减弱或消除。也有研究显示 PA 导致的甲状旁腺功能亢进症可能随着原发性醛固酮的治疗得到改善。在此例患者中,该患者最初发现甲状旁腺腺瘤和醛固酮瘤时所测得的 PTH 值是 289 pg/mL,在手术前 PTH 升高到 448.9 pg/mL,而术后 5 个月再次住院时 PTH 为 367.8 pg/mL,故我们认为术后患者甲状旁腺激素水平的减低可能是由于醛固酮瘤的切除所致。

该病例可使我们了解到醛固酮及 PTH 对肾脏的损害,故 PA 及 PHPT 患者一旦发现应尽早治疗,以免肾脏损害逐渐加重,影响术后效果。也使我们了解 PA 与 PHPT 之间存在相互影响,这为今后的治疗提供了新的思路。

病例点评

PA 是肾上腺皮质分泌过多醛固酮,导致肾素 - 血管紧张素系统的活性受抑制,临床表现为高血压、低血钾或正常血钾的综合征。APA 是 PA 最常见的亚型。手术切除有分泌醛固酮功能的腺瘤是 APA 首选的治疗方法。患者术后低钾血症会很快得到纠正,病情缓解,但对于病情较重的患者仅能达到部分缓解。本例患者不仅发现了 APA 而且同时合并有 PHPT,PA 合并 PHPT 的报道并不少见。如前文所述,醛固酮和甲状旁腺激素都会对肾脏造成损害,本例患者醛固酮瘤术后出现了高钾血症及血 CREA 升高,这与患者发病时间较长、醛固酮及 PTH 对肾脏的损害有关,所以 PA 合并 PHPT 的患者,更易出现肾脏损害,更应及早治疗,关于 PA 与 PHPT 之间的相互关系仍需进行更加深入的研究。

参考文献

[1] KIM DO H, KWON H J, JI S A, et al. Risk factors for renal impairment revealed

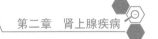
after unilateral adrenalectomy in patients with primary aldosteronism [J]. Medicine (Baltimore), 2016, 95 (27): e3930.

[2] HIBI Y, HAYAKAWA N, HASEGAWA M, et al. Unmasked renal impairment and prolonged hyperkalemia after unilateral adrenalectomy for primary aldosteronism coexisting with primary hyperparathyroidism: report of a case [J]. Surg Today, 2015, 45 (2): 241-246.

[3] ROSSI G P, BERNINI G, DESIDERI G, et al. Renal damage in primary aldosteronism results of the PAPY study [J]. Hypertension, 2006, 48 (2): 232-238.

[4] FISCHER E, HANSLIK G, PALLAUF A, et al. Prolonged zona glomerulosa insufficiency causing hyperkalemia in primary aldosteronism after adrenalectomy [J]. J Clin Endocrinol Metab, 2012, 97 (11): 3965-3973.

[5] KRISTOFFERSSON A, BACKMAN C, GRANQVIST K, et al. Pre-and postoperative evaluation of renal function with five different tests in patients with primary hyperparathyroidism [J]. J Intern Med, 1990, 227 (5): 317-324.

[6] MANIERO C, FASSINA A, GUZZARDO V, et al. Primary hyperparathyroidism with concurrent primary aldosteronism [J]. Hypertension, 2011, 58 (3): 341-346.

[7] MAZZOCCHI G, ARAGONA F, MALENDOWICZ L K, et al. PTH and PTH-related peptide enhance steroid secretion from human adrenocortical cells [J]. Am J Physiol Endocrinol Metab, 2001, 280 (2): E209-E213.

[8] VIDAL A, SUN Y, BHATTACHARYA S K, et al. Calcium paradox of aldosteronism and the role of the parathyroid glands [J]. Am J Physiol Heart Circ Physiol, 2006, 290 (1): H286-H294.

(周丹丹　闫朝丽　刘敏)

笔记

病例 11　典型非 ACTH 依赖性库欣综合征

📋 病历摘要

【基本信息】

患者，女性，25 岁。

主诉：脸变圆红伴向心性肥胖 2 年，血压升高 1 周入院。

现病史：患者于 2 年前无明显诱因出现脸变圆红，皮肤菲薄，呈多血质面容，皮肤逐渐变白，渐出现锁骨上、颈后脂肪垫，体重逐渐增加，腹部、躯干增重明显，呈向心性肥胖，同时出现月经量少且周期不规律，多次于私人诊所口服中药（具体药量不详），未见明显好转。1 年前面颊部反复出现痤疮，腋下、腹部、大腿内侧出现紫纹，以下腹部为著。自觉双下肢无力。5 个月前于原地摔倒后出现左侧第六肋骨骨折，未予特殊治疗。2 个月前双上肢皮肤多次于轻微碰触后出现淤斑。1 周前患者因头晕就诊内蒙古某医院，测血压 200/130 mmHg，予对症降压治疗，1 天前为系统诊治入我院，门诊以"高血压、库欣综合征?"收入院。病程中患者无明显头痛、心悸、肢凉、大汗伴发作性血压升高，无发作性松弛性瘫痪，逐渐不愿与人交流，饮食可，睡眠差，夜尿 4 次/晚，大便正常，近 2 年体重增加 10 kg。

个人史：无特殊。

婚育史：未婚、未育。

月经史：近 2 年月经不规律，周期 30 ~ 60 天，量少。

家族史：否认高血压及类似疾病家族史。

【体格检查】

体温 36.8 ℃，脉搏 80 次/分，呼吸 18 次/分，血压 180/120 mmHg。营养中等，向心性肥胖，满月脸、多血质面容（图 11 - 1），毳毛增多，锁骨上、颈后脂肪垫，皮肤菲薄，四肢散在淤斑，以上肢为著，腋下、下腹部及大腿内侧皮肤有宽大紫纹（图 11 - 2），心、肺查体未及异常，腹型肥胖，四肢纤细，双下肢轻度水肿。

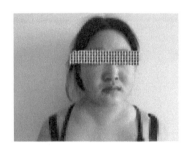
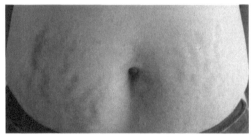

图 11 - 1 患者面部特征   图 11 - 2 患者腹部宽大紫纹

【辅助检查】

1）血常规：白细胞 11.35×10^9/L，中性粒细胞比例 75.6%，中性粒细胞计数 8.58×10^9/L，血红蛋白 158 g/L。

2）尿常规、便常规、肝功能、肾功能、离子、血脂、凝血四项均未及异常。

3）维生素 D_3 8.13 ng/mL，PTH 65.09 pg/mL，24 小时尿钙 1.2 mmol/24 h。

4）口服葡萄糖耐量试验：82.5 g 葡萄糖粉口服，具体结果见表 11 - 1。

表 11 -1　口服葡萄糖耐量试验

时间（min）	血糖（mmol/L）
0	4.9
30	9.2
60	11.1
120	7.8
180	5.6

5）HbA1c：5.3%。

6）甲状腺功能：正常；性激素六项：正常；肾素 - 血管紧张素 - 醛固酮系统测定未及异常。

7）CORT 节律及小剂量、大剂量地塞米松过夜抑制试验结果见表 11 -2。

表 11 -2　CORT 节律及小剂量、大剂量地塞米松过夜抑制试验

时间	CORT（nmol/L）	ACTH（pg/mL）
8：00 am	585.6	1.14
0：00 am	559.5	
小剂量地塞米松服药后	609.0	
大剂量地塞米松服药后	570.4	

8）心电图：大致正常。

9）腹部 + 泌尿系统彩超：未及异常。

10）肾上腺 CT：左肾上腺可见一椭圆形肿块影，边缘清楚，大小约 2.5 cm × 2.4 cm，与周围分界清楚，密度均匀，CT 值为 7 HU；增强扫描：皮质期 CT 值约 58 HU，髓质期 CT 值约 93 HU，排泄期 CT 值约 53 HU。右肾上腺大小、形态正常，实质密度均匀。结论：左肾上腺腺瘤。（图 11 -3）

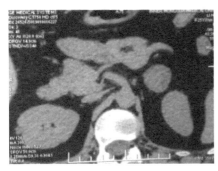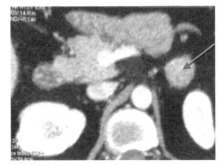

图 11 – 3　肾上腺 CT 平扫及增强

11）骨密度 Z 值评分：$L_1 \sim L_4$ 评分为 – 4.1。

【诊断】

库欣综合征，左肾上腺腺瘤，继发性高血压，重度骨质疏松症。

【诊疗经过】

予硝苯地平缓释片 60 mg/d，厄贝沙坦 0.15 g/d，美托洛尔 12.5 mg，2 次/日降压治疗，血压稳定后于泌尿外科行腹腔镜手术切除左侧肾上腺腺瘤。术后病理与术前诊断一致。

病例分析

库欣综合征又称皮质醇增多症，是由于多种病因引起肾上腺皮质长期分泌过量 CORT 所产生的一组综合征，也称为内源性库欣综合征；而长期应用外源性肾上腺皮质激素或饮用大量酒精饮料引起的类似库欣综合征的临床表现，称为外源性、药源性或类库欣综合征。库欣综合征的死亡率较正常人群高 4 倍，其最重要和最常见的并发症为高血压、糖尿病、骨质疏松症及代谢综合征，导致大多数库欣综合征患者死亡的主要原因为心、脑血管事件或严重感染。库欣综合征的主要临床表现见表 11 – 3。

笔记

表 11 - 3　库欣综合征的主要临床表现

症状或体征	频率（%）	症状或体征	频率（%）
向心性肥胖	79 ~ 97	紫纹	51 ~ 71
多血质	50 ~ 94	水肿	28 ~ 60
糖耐量减低	39 ~ 90	背痛、病理性骨折	40 ~ 50
乏力及近端肌病	29 ~ 90	多饮、多尿	25 ~ 44
高血压	74 ~ 87	肾结石	15 ~ 19
心理异常	31 ~ 86	色素沉着	4 ~ 16
皮肤淤斑	23 ~ 84	头痛	0 ~ 47
女子多毛	64 ~ 81	突眼	0 ~ 33
月经稀少或闭经	55 ~ 80	皮肤真菌感染	0 ~ 30
阳痿	55 ~ 80	腹痛	0 ~ 21
痤疮、皮肤油腻	26 ~ 80		

在上述 21 种库欣综合征的临床表现中，本例患者几乎囊括了除腹痛、肾结石、突眼、皮肤真菌感染等外的所有常见的临床表现。该患者是一例非常典型的库欣综合征病例，但因为该病仍属于内分泌专业的少见病，除专科医生外没有被广泛认识，因此患者之前多次因腹围增大、腹部紫纹就诊于外院并没有被识别和确诊，且患者在入院前 5 个月曾发生脆性骨折依然被骨科医生忽略，没有及时完善检查，明确诊断，致病情逐渐加重，入院时血压高至 180/130 mmHg，骨密度腰椎 Z 值评分低至 -4.1，严重影响患者的预后。因此建议在临床工作中如遇到以下情况的患者要注意筛查：①年轻患者出现骨质疏松症、高血压等与年龄不相称的临床表现；②具有库欣综合征的临床表现，且进行性加重，特别是有典型症状如肌病、多血质、紫纹、淤斑和皮肤变薄的患者；③体重增加而身高百分位下降、生长停滞的肥胖儿童；④肾上腺意外瘤患者。

对于库欣综合征的诊断主要分为以下三部分。

1）定性诊断：可测定 24 小时尿游离 CORT、唾液 CORT 水平；

因我院不能完善该检查，故对该患者行 CORT 节律和小剂量地塞米松过夜抑制试验。过夜抑制试验是一项简单的检查，可以在门诊进行，只需保证患者按时服药。目前在不同研究中心采用不同剂量地塞米松进行，但服用更高剂量的地塞米松（1.5 mg 或 2 mg）并未显著增加诊断的准确性，故目前最常用 1 mg 地塞米松进行试验。

　　2）定位诊断：大剂量地塞米松过夜抑制试验及根据实验室检查完善肾上腺 CT 或垂体 MRI。

　　3）相关并发症的检查：如泌尿系统超声、血管超声、骨密度等。

　　关于库欣综合征的治疗：对于肾上腺肿瘤所致库欣综合征，建议首选手术切除病变，如手术彻底切除肿瘤，因垂体 ACTH 分泌长期受抑制，术后患者血 CORT 会低于正常，患者会出现厌食、恶心、体重减轻、倦怠、乏力、肌肉或关节疼痛、皮肤脱屑、精神异常等肾上腺皮质功能减退症状。因此术后应给予 GC 替代治疗 6 ~ 12 个月。推荐替代药物为氢化可的松，剂量为 10 ~ 12 mg/m²，分 2 次/日或 3 次/日给药。目前停药方式存在争议，有中心提出：如下丘脑 – 垂体 – 肾上腺轴恢复正常即可停药，也有中心提出应逐渐停药。库欣综合征经手术治疗后可以明显改善其临床症状，但很难完全治愈，应终身随访并治疗相关的并发症。如不能耐受手术的可以采用放射治疗或药物治疗（如米非司酮）。本例患者因合并有严重骨质疏松症，建议术后进行规范的抗骨质疏松症治疗，以改善患者生存质量。

🏥 病例点评

　　库欣综合征分为外源性库欣综合征和内源性库欣综合征。内源性库欣综合征又分为 ACTH 依赖性和非依赖性，并各自又分为不同类型。在诊断库欣综合征时应先排除医源性因素后进一步检查明确诊断。ACTH 依赖性库欣综合征是指由于过量分泌的 ACTH 刺激双侧肾上腺增生，致 CORT 分泌增多而产生相应的临床症状，过量分泌的 ACTH 可以来源于垂体如垂体肿瘤或增生的垂体细胞，称为库欣病，也可以来自垂体以外的组织，如小细胞肺癌、胸腺类癌、胰岛肿瘤等，称为异位 ACTH 综合征（ectoptic ACTH syndrome，EAS）。ACTH 非依赖性库欣综合征是由于肾上腺皮质腺瘤或腺癌自主分泌过量 CORT 引起的，而非 ACTH 调节所致。其他少见的引起库欣综合征的原因有肾上腺皮质大结节样增生以及原发性色素沉着性大结节性肾上腺增生。

　　库欣综合征病因众多，诊断流程复杂，包括定性诊断和病因诊断。如患者临床表现为向心性肥胖、皮肤紫纹、糖尿病、高血压等，应首先建立库欣综合征的初步诊断，继而行功能试验：①24 小时尿游离 CORT 测定；②唾液 CORT 测定；③CORT 节律；④小剂量地塞米松抑制试验。病因诊断方法包括生化检测和影像学检查，生化检测比影像学检查更重要，原因在于：①40% 的库欣综合征患者在头颅 MRI 检查中无法发现有明确病灶，如临床表现及生化检查符合，可进一步行岩下窦取血测定 ACTH 水平；②部分 EAS 的患者可在影像学检查中发现垂体的瘤样病变。

参考文献

[1] 周薇薇，王卫庆. 库欣综合征诊断试验的准确性：综述和 META 分析 [J]. 中华内分泌代谢杂志，2008，24（5）：555 – 556.

[2] 李乐乐，赵玲，窦京涛，等. 促肾上腺皮质激素 – CORT 节律对肾上腺意外瘤亚临床库欣综合征的诊断价值 [J]. 解放军医学杂志，2018，43（7）：574 – 578.

[3] 张楠, 李士其. 库欣综合征的诊断研究进展 [J]. 中国临床神经科学, 2012, 20 (1): 99 - 103.

[4] 冯铭, 卢琳, 陆召麟, 等. 美国库欣综合征治疗指南 (2015 版) 解读 [J]. 中华医学杂志, 2016, 96 (31): 2452 - 2453.

（王娟）

病例 12 库欣综合征

病历摘要

【基本信息】

患者, 女性, 37 岁。

主诉: "体重增加伴面容改变 2 年余" 入院。

现病史: 患者 2 年前无明显诱因出现体重增加 (1 年内体重增加约 10 kg), 同时伴面容改变, 脸变圆, 双颊发红, 背部痤疮明显, 毛发增多, 腹部脂肪增加, 并伴有下腹部及大腿内侧皮肤紫纹, 全身憋胀感, 轻微磕碰即可见淤青, 但患者未予重视, 2 个月前腰痛就诊于某医院, 查腰部 CT 示: 考虑腰椎骨质增生, 腰 4/5 椎间盘膨出, 口服 "蒙药"(具体药名及成分不详), 未见好转并进一步加重, 遂就诊于我院门诊, 门诊行血常规、生化、离子检查示: 白细胞 14.25×10^9/L, 中性粒细胞 11.3×10^9/L, 余未见异常, 测血压 156/102 mmHg, 为求进一步诊治, 门诊以 "肥胖待查, 库欣综合征?" 收入院。入院以来, 患者腰部疼痛明显, 无发作性头痛、心悸、出汗，无面色苍白，无发作性松弛性瘫痪，无胸闷、心慌、气短，无发热、咳嗽、咳痰，无腹痛、腹泻，饮食睡眠可，小便减少，大便正常。

既往史：否认其他疾病。

月经史：月经期（14 岁，5 天/28 天，末次月经：2016 年 10 月 26 日，月经周期正常，月经量较前减少）。

【体格检查】

血压 140/98 mmHg，体温 36 ℃，脉搏 80 次/分，呼吸 20 次/分。满月脸，水牛背，向心性肥胖，皮肤菲薄（图 12-1），全身皮肤无明显色素沉着，发际低，面部及背部多发痤疮，心律齐，心率 80 次/分，双肺呼吸音清，无干、湿性啰音。腹软，无压痛见反跳痛，肝、脾未触及，下腹及股内侧可见皮肤宽大紫纹，左下肢行走不利，双下肢病理征(-)。

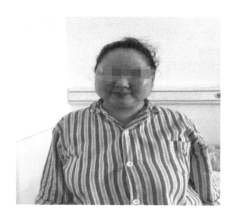

图 12-1　患者照片

【辅助检查】

1）血常规：白细胞 14.25×10^9/L，中性粒细胞 11.3×10^9/L，单核细胞 0.84×10^9/L。

2）尿常规：尿潜血（+++）（月经期）。

3）肝功能、肾功能、离子未见异常；甲状腺功能：未见异常；尿微量白蛋白 + 尿肌酐：未见异常；感染四项：未见异常；24 小时尿蛋白定量：未见异常。

4）FBG：4.2 mmol/L；血钾：4.32 mmol/L。

5）性激素六项及雄激素三项检查结果见表 12 – 1。

表 12 – 1   性激素六项及雄激素三项检查结果

项目	结果	参考范围
PRO	0.2 ng/mL	卵泡期：0.27 ~ 2.61 ng/mL，排卵期：5.52 ~ 38.63 ng/mL，黄体期：3.28 ~ 38.63 ng/mL，绝经期：0.2 ~ 0.82 ng/mL
T	0.07 ng/mL	0.06 ~ 0.82 ng/mL
E_2	47.47 pg/mL	卵泡期：12.4 ~ 233 pg/mL，排卵期：41 ~ 398 pg/mL，黄体期：22.3 ~ 341 pg/mL，绝经期 0 ~ 138 pg/mL
PRL	18.54 ng/mL	6.0 ~ 29.9 ng/mL
FSH	3.79 mIU/mL	卵泡期：4 ~ 13 mIU/mL，排卵期：5 ~ 21.5 mIU/mL，黄体期：2 ~ 13，mIU/mL 绝经期：20 ~ 138 mIU/mL
LH	2.03 mIU/mL	卵泡期：1 ~ 18 mIU/mL，排卵期：14 ~ 95.6 mIU/mL，黄体期：0.4 ~ 20 mIU/mL，绝经期：15 ~ 62 mIU/mL
AND	1.1 ng/mL	0.3 ~ 3.3 ng/mL
SHBG	8.1 nmol/L	18 ~ 144 nmol/L
DHEA – S	55.8 μg/dL	80 ~ 560 μg/dL

注：AND：androstenedione，雄烯二酮；SHBG：sex hormone binding globulin，性激素结合蛋白；DHEA – S：dehydroepiandrosterone – sulfate，硫酸脱氢表雄酮。

6）皮质醇节律检查结果见表 12 – 2。

表 12 – 2   皮质醇节律检查结果

	CORT（nmol/L）	ACTH（pg/mL）
8：00 am	482.04	1.86
0：00 am	484.05	1.76

7）小剂量、大剂量地塞米松抑制试验结果见表 12 – 3、表 12 – 4。

表 12 – 3　过夜小剂量地塞米松抑制试验（1 mg 地塞米松片口服）

项目	对照	小剂量后
CORT（nmol/L）	484.5	518.07
ACTH（pg/mL）	1.76	1.35

表 12 – 4　过夜大剂量地塞米松抑制试验（8 mg 地塞米松片口服）

项目	对照	大剂量后
CORT（nmol/L）	484.5	480.77
ACTH（pg/mL）	1.76	<1

8）葡萄糖耐量试验检查结果见表 12 – 5。

表 12 – 5　葡萄糖耐量试验结果

项目	结果
FBG	2.7 mmol/L
餐后 0.5 小时血糖	8.4 mmol/L
餐后 1 小时血糖	7.5 mmol/L
餐后 2 小时血糖	7.6 mmol/L
餐后 3 小时血糖	3.8 mmol/L

9）立位肾素 – 血管紧张素 – 醛固酮系统检测结果见表 12 – 6。

表 12 – 6　立位肾素 – 血管紧张素 – 醛固酮系统检测结果

项目	结果	参考范围
醛固酮	147.66 pg/mL	卧位：10 ~ 160 pg/mL 站位：40 ~ 310 pg/mL
肾素	38.87 pg/mL	卧位：4 ~ 24 pg/mL 站位：4 ~ 38 pg/mL
血管紧张素 II	157.27 pg/mL	卧位：25 ~ 129 pg/mL 站位：49 ~ 252 pg/mL

笔记

10）骨密度检查结果见表12－7，骨密度在同龄人范围内。

表12－7 骨密度结果

区域 $L_2 \sim L_4$	骨密度 BMD 值 （g/cm²）	与年轻人峰值比较 T 值评分	与同龄正常人比较 Z 值评分
双侧髋关节	1.043	－1.4	－1.8
左侧股骨颈	0.996	0.1	－0.1
右侧股骨颈	0.997	0.1	－0.1
左侧髋关节全部	1.030	0.0	0.0
右侧髋关节全部	1.029	0.0	0.0

11）腹部超声：脂肪肝、胆囊息肉，肝、胰、脾未见异常。

12）腰椎 CT 平扫（外院）：腰椎骨质增生，腰 4/5 椎间盘膨出；肾上腺 CT 示：右侧肾上腺可见 2.51 cm×2.57 cm 类圆形低密度影，增强扫描渐进性强化，左肾上腺大小、形态及位置未见异常，实质密度均匀，双侧肾上腺周围脂肪间隙清晰，如图 12－2。

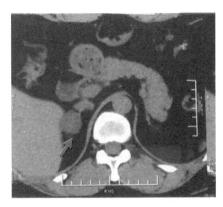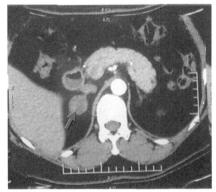

图 12－2 肾上腺 CT

13）心电图：正常心电图。

【诊断】

高血压 2 级，库欣综合征，右肾上腺腺瘤。

【诊疗经过】

①转泌尿外科行右侧肾上腺腺瘤切除术；②术后内分泌科随访调整用药。

请泌尿外科会诊建议：外科手术治疗。后患者就诊于我院泌尿外科，完善相关检查后会诊认为现具备手术指征，无手术禁忌，行腹腔镜下右肾上腺腺瘤切除术，在肾上腺上方寻及肾上腺腺瘤，仔细分离肿瘤，可见肿瘤大小约 3.0 cm×2.5 cm，黄色，与周围组织粘连。仔细游离肾上腺腺瘤，并以 hem-o-lock 和超声刀切断周围血管，切除肾上腺腺瘤，将标本取出体外进行病理切片检查，术后病理诊断为：皮质腺瘤（右肾上腺），肿物直径约 2.8 cm。

【随访】

术后门诊随访，予泼尼松 10 mg、tid 口服替代治疗。3 个月后减量为泼尼松 12.5 mg、qd 口服替代治疗，血压、血糖水平正常，体重较前减轻。

病例分析

库欣综合征又称为皮质醇增多症，病因多为分泌 ACTH 的垂体肿瘤（库欣病）、异位分泌 ACTH 的肿瘤、肾上腺腺瘤、肾上腺皮质癌。罕见的为异位分泌促肾上腺皮质激素释放激素（corticotropin releasing hormone，CRH）的肿瘤。此外，还有 ACTH 非依赖性肾上腺皮质大结节样或小结节样增生。欧洲数据显示库欣综合征的年发病率为 2/100 万人～3/100 万人，男女比例约为 1∶3，国内尚缺乏大规模流行病学数据。库欣综合征患者的死亡率较正常人群高 4 倍，主要因为其诱发并发症（如高血压、糖尿病、骨质疏松症及代谢综合征）。

1. 库欣综合征的病因分类

内源性库欣综合征分为 ACTH 依赖性和 ACTH 非依赖性两大类。ACTH 依赖性是指垂体或垂体以外的某些肿瘤组织分泌过量 ACTH，使双侧肾上腺皮质增生并分泌过量 CORT，CORT 分泌过多是继发的，包括垂体性，即库欣病（60%~70%）、异位 ACTH 综合征（10%~20%）、异位 CRH 综合征（罕见）；ACTH 非依赖性是指肾上腺皮质的肿瘤性生长（腺瘤或腺癌）而自主分泌过量 CORT，包括肾上腺皮质腺瘤（10%~20%）、肾上腺皮质腺癌（2%~3%）、ACTH 非依赖性大结节样增生（2%~3%）、原发性色素结节性肾上腺病（罕见）。

外源性库欣综合征分为假库欣综合征和药源性综合征。

2. 库欣综合征的临床表现

库欣综合征临床表现谱很广，常见的典型临床表现有向心性肥胖、糖尿病和糖耐量减低、高血压和低血钾、生长发育障碍、性功能紊乱、精神症状、感染、高尿钙、肾结石及眼部表现。当临床表现典型时，库欣综合征易被诊断，但轻症患者的诊断则有一定难度。少数症状和体征具有鉴别诊断意义，如新发皮肤紫纹、多血质、近端肌无力、非创伤性皮肤淤斑及与年龄不相称的骨质疏松症等；而库欣综合征儿童常伴有生长发育停滞；其他由 CORT 增多所致的肥胖、抑郁、糖尿病、高血压或月经不规律等也常见于普通人群中。因此，库欣综合征与非库欣综合征患者的临床表现有部分重叠。

3. 筛查及诊断试验

推荐对以下人群进行库欣综合征的筛查：

1）年轻患者出现骨质疏松症、高血压等与年龄不相称的临床表现时。

2）具有库欣综合征的临床表现，且进行性加重，特别是有典型症状（如肌病、多血质、紫纹、淤斑和皮肤变薄）的患者。

3）体重增加而身高百分位下降、生长停滞的肥胖儿童。

4）肾上腺意外瘤患者。

对高度怀疑库欣综合征的患者，应同时进行下述至少两项试验，包括：①测定 24 小时尿游离 CORT：推荐使用各实验室的正常上限作为阳性标准。②午夜唾液 CORT 测定：唾液 CORT 水平的昼夜节律改变和午夜 CORT 低谷消失是库欣综合征患者较稳定的生化改变，但各实验室应建立自己的正常值范围。③血清 CORT 昼夜节律检测：睡眠状态下 0:00 am 血清 CORT > 1.8 μg/dL（50 nmol/L；敏感性 100%，特异性 20%）或清醒状态下血清 CORT > 7.5 μg/dL（207 nmol/L；敏感性 > 96%，特异性 87%）则提示库欣综合征的可能性较大。

当初步检查结果异常时，则应进行过夜或经典小剂量地塞米松抑制试验来进行库欣综合征确诊，服药后血清 CORT（8:00 am）水平正常切点值定为 1.8 μg/dL（50 nmol/L）。

库欣综合征的定性检查：ACTH 测定可用于库欣综合征患者的病因诊断，即鉴别 ACTH 依赖性和 ACTH 非依赖性库欣综合征。如 ACTH > 20 pg/mL（4 pmoL/L）则提示为 ACTH 依赖性库欣综合征。

大剂量地塞米松抑制试验诊断库欣病的敏感性为 60% ~ 80%，特异性较高；如将切点定为抑制率超过 80%，则特异性 < 100%。

肾上腺 CT 薄层扫描或 MRI 可发现绝大部分肾上腺肿瘤；单侧肾上腺腺瘤或腺癌因自主分泌大量 CORT，反馈抑制垂体分泌 ACTH，故 CT 或 MRI 显示肿瘤同侧和对侧肾上腺细小，甚至萎缩；

ACTH 依赖性库欣综合征的双侧肾上腺呈现不同程度地弥漫性或结节性增粗、增大。

4. 分析本例患者

该患者系中年女性，临床表现典型，满月脸，水牛背，向心性肥胖，皮肤菲薄，发际低，面部及背部多发痤疮，下腹及股内侧皮肤紫纹，考虑"库欣综合征可能性大"，故入院后行 CORT 节律检查，结果 CORT 节律消失，过夜小剂量地塞米松抑制试验不被抑制，过夜大剂量地塞米松抑制试验：ACTH < 1 pg/mL。CORT 未被抑制至对照组 50% 以下。进一步查肾上腺 CT 示右侧肾上腺腺瘤，根据上述结果可确诊"库欣综合征"，病因考虑为右侧肾上腺腺瘤分泌过多 CORT。

肾上腺皮质腺瘤一般较小，直径 2 ~ 4 cm，呈圆形或椭圆形，有完整包膜，多为单侧，皮质腺瘤细胞种类单一，主要分泌 CORT；而腺癌组织除分泌 CORT 外，还分泌肾上腺弱雄激素，如脱氢表雄酮等。该患者为右侧肾上腺腺瘤，CORT 分泌是自主性的，因而垂体 ACTH 处于抑制状态。该患者于泌尿外科行手术治疗，术后病理支持皮质腺腺瘤。

治疗目标：患者症状和体征改善、激素水平及生化指标恢复正常或接近正常、下丘脑 - 垂体 - 肾上腺轴恢复正常、长期控制防止复发。

中华医学会内分泌学分会 2011 年《库欣综合征专家共识》指出，肾上腺性库欣综合征患者应在术中和术后 5 ~ 7 日静脉滴注氢化可的松 100 ~ 200 mg/d，后过渡至口服氢化可的松或泼尼松。然而，尽管予患者一定剂量的激素替代治疗，仍会有一部分患者出现类似肾上腺皮质功能不全的症状，称为激素撤药综合征（steroid withdrawal syndrome，SWS）。这种情况常易与真正的肾上腺皮质功

笔记

能不全相混淆，故临床上应注意与真正的肾上腺皮质功能不全相鉴别，以免不必要的过高剂量的激素替代。有肾上腺功能减退表现时，可予氢化可的松 100 ~ 200 mg/d 静脉滴注。

术后血 CORT、24 小时尿游离 CORT 控制水平：血清 CORT（8:00 am）＜ 2 μg/dL（50 nmol/L），24 小时尿游离 CORT ＜ 20 μg，则治愈。血清 CORT（8:00 am）2 ~ 5 μg/dL（50 ~ 140 nmol/L）；24 小时尿游离 CORT 20 ~ 100 μg/dL，则认定缓解，继续观察，不需要加用肾上腺皮质激素治疗。血清 CORT（8:00 am）＞ 5 μg/dL（140 nmol/L），则需要进一步评价是否缓解，复发率也会增高。

远期随访期：库欣综合征患者术后 HPA 轴逐渐恢复，停用激素替代治疗后仍需要定期随访。虽然肾上腺皮质腺瘤复发率较低，但也建议长期随访，定期复查血 CORT 及 ACTH 水平。

病例点评

库欣综合征发病率每百万人 2 ~ 3 例，但不是一种罕见疾病，血糖控制不佳、难治性高血压、骨质疏松症等特殊人群中其发病率最高达 1.08%。库欣综合征往往合并多种并发症（如糖脂代谢异常、高血压、心脏病和感染），病死和致残率很高。库欣综合征是一种复杂疑难的内分泌疾病，对于内分泌科临床医生而言，如何准确诊断和治疗并有效控制疾病活动状态面临着诸多挑战。

常见的库欣综合征典型临床表现为向心性肥胖、糖尿病和糖耐量减低、高血压和低血钾等。当临床表现典型时，库欣综合征易被诊断；当临床表现不典型时，需根据临床症状及体征进行分析。库欣综合征与非库欣综合征患者的临床表现有部分重叠。

此外，下丘脑 – 垂体 – 肾上腺轴的过度反应也会出现类库欣综合征的表现，因此生理性和病理性的高皮质醇血症之间也存在重叠。心理性疾病如抑郁症、焦虑症和强迫症，控制不佳的糖尿病，酗酒等可产生疑似库欣综合征的检查结果。

对疑诊库欣综合征的患者，应仔细询问近期内有无使用肾上腺皮质激素病史，包括口服、直肠用、吸入、外用或注射剂，尤其是含有皮质激素的外用软膏、中药甘草和关节腔内或神经髓鞘内注射剂等，以除外医源性（药源性）库欣综合征的可能。

对于肾上腺性库欣综合征，首选手术切除肿瘤，术后因下丘脑－垂体－肾上腺轴的长期抑制，会出现明显的肾上腺皮质功能减退症状，因此术后需用肾上腺皮质激素短期替代补充治疗，但激素应逐渐减量，最多服药半年，以利于下丘脑－垂体－肾上腺轴的功能恢复。

参考文献

［1］中华医学会内分泌学分会. 库欣综合征专家共识（2011 年）［J］. 中华内分泌代谢杂志, 2012, 28（2）：96 – 102.

［2］中国垂体腺瘤协作组. 中国库欣病诊治专家共识（2015）［J］. 中华医学杂志, 2016, 96（11）：835 – 840.

［3］DALLAPIAZZA R F, OLDFIELD E H, JANE J A JR. Surgical management of Cushing's disease［J］. Pituitary, 2015, 18（2）：211 – 216.

（任小燕　　侯俊秀　　张丽娟）

95

病例 13　ACTH 非依赖性皮质醇增多症

病历摘要

【基本信息】

患者，男性，60 岁。

主诉："血糖增高 10 年，血糖控制不佳 5 天"入院。

现病史：患者 10 年前体检发现血糖升高，FBG 13 mmol/L，餐后血糖未测，自行应用诺和龙 1 mg/次，早餐前口服，血糖下降（具体不详），出现心悸、大汗等低血糖症状（未测血糖），后自行停用诺和龙，应用二甲双胍（0.5 g/次，2 次/日，中午、晚上口服）、格列本脲（早 3 片、晚 3 片）口服治疗，血糖控制一般，FBG 7 ~ 12 mmol/L，餐后血糖未测。5 年前诊断为"2 型糖尿病"，查尿蛋白（+++），加用甘舒霖 30/70（早 14 U、晚 14 U）餐前 30 分钟皮下注射治疗，血糖控制不详，无低血糖症状。入院前 5 天血糖控制不佳，FBG 16 mmol/L，门诊以"2 型糖尿病、肾病"收入院。病程中有双眼视物模糊，无飞蚊症，偶有双手麻木，无发凉、疼痛，偶有双下肢无力，偶有胸闷、气短，偶有腹泻，无头晕、头痛，无腹痛、腹胀，睡眠、饮食尚可，便秘，小便量多，偶有泡沫尿，6 年体重减轻 25 kg。

既往史：高血压病史 10 年，血压最高达 170/90 mmHg，现服用吲达帕胺 2.5 mg/d，血压控制欠佳。无传染病史、手术外伤史、输血史及药物过敏史。

个人史：吸烟 40 支/日×40 年，不饮酒，无有害物质接触史和特殊理化毒物接触史，无吸毒史。

婚育史：已婚，结婚年龄 26 岁，配偶健康，育有 1 子，体健。

家族史：母亲患有高血压，无糖尿病家族史。

【体格检查】

血压 150/100 mmHg，脉搏 84 次/分，身高 1.65 m，体重 70 kg，BMI 25.71 kg/m²。

发育正常，营养中等，向心性肥胖，满月脸，多血质外貌，皮肤菲薄，自动体位，神清语利，皮肤、黏膜下可见淤斑，浅表淋巴结无肿大，甲状腺无肿大，心、肺、腹查体未见异常。腰围 120 cm，臀围 100 cm，腰臀比值为 1.2，10 g 尼龙丝左 0/5 缺失，右 0/5 缺失，振动觉正常。

【辅助检查】

（1）常规检查化验

血常规、便常规、尿液分析、肝功能、肾功能、感染四项、凝血四项未见明显异常。

（2）相关检查

1）离子、血气、pH 值未见明显异常；钾 3.8（3.5~5.3）mmol/L。

2）立位肾素 - 血管紧张素 - 醛固酮系统检查结果见表 13 - 1。

表 13 - 1　立位肾素 - 血管紧张素 - 醛固酮系统检查结果

项目	结果	单位	参考区间
血管紧张素Ⅱ	166.08	pg/mL	49~252
醛固酮	121.25	pg/mL	40~310
肾素	54.88	pg/mL	4~38

笔记

3）CORT 节律及小剂量、大剂量地塞米松过夜抑制试验结果见表 13-2。

表 13-2　CORT 节律及小剂量、大剂量地塞米松过夜抑制试验结果

项目	0:00	8:00	小剂量过夜	大剂量过夜	单位
CORT	366.40	371.20	376.60	379.30	nmol/L
ACTH	1.17	1.27	<1.00	<1.00	pg/mL

4）双肾上腺增强 CT（图 13-1）：右侧肾上腺占位，考虑肾上腺腺瘤，右侧肾上腺可见团块状软组织密度影，大小为 27 mm × 30 mm，边界清晰，增强扫描呈均匀显著持续强化。

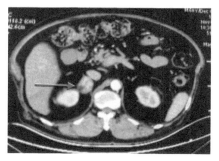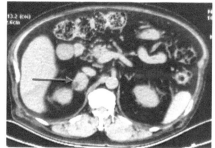

图 13-1　双肾上腺增强 CT

（3）可能并发症相关指标

1）糖尿病方面：FBG 13.2 mmol/L；HbA1c 9.6%（4.8% ~ 5.9%）；胰岛功能：馒头餐，结果见表 13-3。

表 13-3　胰岛功能检查结果

项目	空腹	餐后 0.5 h	餐后 1 h	餐后 2 h	餐后 3 h	单位
血糖	12.8	15.0	18.5	22.5	22.6	mmol/L
胰岛素	4.8	6.5	11.3	14.0	11.57	μU/mL
C 肽	2.54	2.55	3.00	3.82	4.20	ng/mL

2）脂代谢方面：TC 3.1 mmol/L，TG 0.87 mmol/L。

3）尿蛋白方面：检查结果见表 13-4。

表 13 - 4　尿蛋白检查结果

项目	结果	参考区间	单位
24 小时尿蛋白定量	1.46	0 ~ 0.15	g/24 h
尿微量白蛋白	498.1	0 ~ 23	mg/L
尿微量白蛋白/尿肌酐	761.4	< 22	mg/g

4）眼底照相：左眼未发现糖尿病视网膜病变，右眼可见 2 ~ 3 个微血管瘤。

5）四肢肌电图：上下肢周围神经病变；感觉振动阈值检查示：左足第一足趾感觉振动阈值异常。

（4）其他检查

1）甲状腺功能检查结果见表 13 - 5。

表 13 - 5　甲状腺功能检查结果

项目	结果	参考区间	单位
TGAb	99.88	0 ~ 115	IU/mL
TPOAb	63.49	0 ~ 34	IU/mL
FT_3	3.08	2.0 ~ 4.4	pg/mL
FT_4	1.70	0.93 ~ 1.7	ng/dL
TSH	1.22	0.27 ~ 4.2	μIU/mL

2）胸部正位 + 左、右侧位片：双肺未见明显活动性病变。

3）彩超方面：脑动脉彩超未见异常。颈动脉彩超示双侧颈动脉内 - 中膜增厚伴斑块（多发），右锁骨下动脉斑块。四肢血管彩超见双下肢动脉内 - 中膜增厚伴多发小斑块，双下肢深静脉未见异常。

【诊断】

库欣综合征，ACTH 非依赖性皮质醇增多症，肾上腺皮质腺瘤，高血压，糖尿病，肾病，合并周围血管病变，合并周围神经病

笔记

变，合并视网膜病变。

【诊疗经过】

1）降糖：予门冬胰岛素 6 U，早、午、晚餐前皮下注射；甘精胰岛素 22 U，10:00 pm 皮下注射；二甲双胍，1 g/次，2 次/日，午、晚餐前口服；阿卡波糖片 50 mg，3 次/日，餐时嚼服。

2）降压：硝苯地平缓释片 20 mg，2 次/日，早、晚口服；厄贝沙坦氢氯噻嗪片 1 片，1 次/日，晨起口服；酒石酸美托洛尔缓释片 12.5 mg，2 次/日，早、晚口服。

3）对症：金水宝胶囊 0.99 g，3 次/日，口服。

4）择期泌尿外科行手术治疗，术后我科随诊。

【随访】

患者出院后入泌尿外科行肾上腺肿物切除术，病理回报：右肾上腺肿物 1 个，大小 35 mm × 30 mm，表面光滑，有完整包膜，切面灰黄。病理诊断：右肾上腺皮质腺瘤，术后肾上腺 CT 如图 13 - 2 所示。

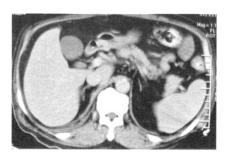

图 13 - 2　患者术后肾上腺 CT

患者术后以醋酸泼尼松片 30 mg/d、8:00 am 口服开始，逐渐减量至 2.5 mg/d。复查：ACTH 35.93 pg/mL，CORT 27.1 nmol/L，血钾 3.59 mmol/L，钠离子 139.7 mmol/L。患者目前精神、食欲、睡眠尚可，体重近 3 个月从 55 kg 增至 60 kg，后继续随访患者。

笔记

血压方面：琥珀酸美托洛尔缓释片47.5 mg联合苯磺酸氨氯地平片5 mg每日晨起口服，血压控制较前稳定，波动于140/80 mmHg左右。

血糖方面：患者目前未服用降糖药物，FBG控制在4.2~5.5 mmol/L左右，餐后2小时血糖控制在10 mmol/L左右，HbA1c 5.8%。

病例分析

患者患糖尿病、高血压多年，血糖及血压控制不佳，入院查体发现患者有多血质外貌，皮肤菲薄，皮下淤斑，腹型肥胖，遂考虑患者高血压及糖尿病是否为继发性，查CORT、ACTH，结果提示CORT节律消失，行小剂量地塞米松过夜抑制试验不被抑制，诊断为库欣综合征。进一步明确病变部位（定位）行大剂量地塞米松过夜抑制试验仍不被抑制，且ACTH水平低，肾上腺增强CT结果回报考虑肾上腺腺瘤，考虑ACTH非依赖性皮质醇增多症，下一步需择期手术治疗。

库欣综合征为各种病因造成肾上腺分泌过多GC（主要是CORT）所致病症的总称。病因分类有：依赖ACTH的库欣综合征（库欣病、异位ACTH综合征）和不依赖ACTH的综合征（肾上腺皮质腺瘤、肾上腺皮质癌、不依赖ACTH的双侧肾上腺小结节性增生、不依赖ACTH的双侧肾上腺大结节性增生）。GC是机体内极为重要的一类调节分子，它对机体的生长、发育、代谢及免疫功能等起着重要的调节作用，是机体应激反应最重要的调节激素。但分泌过多可带来诸多不利影响，例如①代谢方面：可升高血糖、促进蛋白质分解并抑制其合成，促进脂肪分解、血脂升高，使体脂重新分

笔记

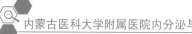

配，导致向心性肥胖和满月脸；②GC 刺激骨髓红细胞增生，使红细胞数、血红蛋白增多，出现多血质、皮肤菲薄和微血管易透见，加之蛋白分解亢进、皮肤弹性纤维断裂可致下腹、股外侧等出现皮肤紫纹；③GC 增多使肾素 - 血管紧张素系统激活，对血管活性物质加压反应增强，血管舒张系统受抑制及 GC 可作用于盐皮质醇激素受体等因素而造成高血压；④长期 GC 增多可使机体免疫功能减弱，抗感染能力下降；⑤GC 还可以引起痤疮，使女性出现月经减少、不规则或停经，使男性性欲减退等。

库欣综合征治疗方面：对于肾上腺肿瘤患者，建议首选手术切除病变作为一线治疗，除非有手术禁忌证或手术不能降低的高皮质醇血症；对于术后内分泌未缓解或无法实施手术者可考虑二线治疗，包括放射治疗、药物治疗等，尽管放射治疗可作为无法手术者的首选治疗，但一般还是作为二线辅助治疗，用于手术失败或术后复发者，因为放射治疗起效时间较长，所以建议放疗后可以配合使用药物治疗直到放射治疗起效。

病例点评

正常成人血浆 CORT 昼夜节律为：8:00 am 最高（范围为 275 ~ 550 nmol/L），4:00 pm 低于 8:00 am（范围为 85 ~ 275 nmol/L），0:00 am 最低（<140 nmol/L）。该患者血 CORT 浓度午夜明显高于正常范围，表示正常的昼夜节律消失。对 CORT 不正常或节律消失者，需进一步行小剂量地塞米松抑制试验定性诊断。正常人或单纯性肥胖患者，给予小剂量地塞米松后，下丘脑 - 垂体 - 肾上腺轴受抑制，血 CORT 浓度小于 50 nmol/L，而该患者血 CORT 浓度明显高于 50 nmol/L，考虑是由于长期高 CORT 水平抑制下丘脑 - 垂体功能

导致的反馈性抑制减弱导致的，可诊断为库欣综合征；之后所行大剂量地塞米松抑制试验为定位诊断，诊断标准为：用药后CORT下降到基础值50%以下（被抑制），为病变在垂体或异位ACTH综合征；如果用药后CORT不能下降到基础值50%以下（不被抑制），考虑病变在肾上腺，该患者过夜大剂量地塞米松抑制试验不被抑制，且ACTH<1，可进一步诊断为ACTH非依赖性皮质醇增多症，故应行肾上腺增强CT明确找到肾上腺占位。目前尚缺乏骨代谢相关指标评估，应择期外科行手术治疗。

库欣综合征病因诊断甚为重要，不同病因患者治疗不同，需熟练掌握其临床特点，再配合影像学检查，血、尿CORT增高程度，血ACTH水平及地塞米松抑制试验结果，往往可做出正确的病因诊断及处理。

随着微创观念的深入普及和手术技术的进步，保留肾上腺组织的后腹腔镜肾上腺部分切除术（retroperitoneal laparoscopic partial adrenalectomy，RLPA）日益受到临床的重视，研究显示RLPA治疗库欣综合征肾上腺皮质腺瘤安全有效，肿瘤直径≤3 cm者更倾向于选择RLPA治疗。

参考文献

[1] 冯铭，卢琳，陆召麟，等. 美国库欣综合征治疗指南（2015版）解读［J］. 中华医学杂志，2016，96（31）：2452-2453.

[2] 陈家伦. 临床内分泌学［M］. 上海：上海科学技术出版社，2011：508-516.

[3] 韩俞爽. 后腹腔镜肾上腺部分切除术治疗库欣综合征肾上腺皮质腺瘤的疗效分析［D］. 北京：中国医科大学，2017.

（朱智峰　赵国玉　侯俊秀）

病例 14 亚临床 ACTH 非依赖性双侧肾上腺大结节样增生

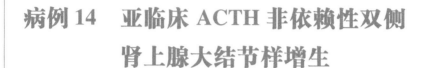 病历摘要

【基本信息】

患者，男性，75 岁。

主诉："血压高 12 年，乏力伴头晕、头痛 3 年，加重 1 年"入院。

现病史：患者 12 年前无诱因发现血压升高，最高达 180/90 mmHg，口服吲达帕胺 2.5 mg、qd，坎地沙坦 4 mg、qd，平素血压控制尚可。3 年前患者无明显诱因感间断性四肢无力伴头晕、头痛，无明显心悸、大汗，未予重视。1 年前患者上述症状加重，头晕、头痛以午后为著，同时感浑身不适，甚至有不想活下去的感觉，精神、睡眠差，间断口服氯硝西泮，就诊于当地医院行肾上腺 CT 示：双侧肾上腺增生。后就诊于宁夏某医院建议手术治疗，患者未重视，为求系统诊治门诊以"双侧肾上腺增生"入院。病程中患者偶有胸闷，不伴胸痛，不伴有恶心、呕吐，无腹痛、腹泻，无夜尿增多，大便干燥，食欲差，近一年体重下降 4 kg。

既往史：无其他疾病史，无传染病接触史，无手术外伤史，无药物过敏史。

【体格检查】

体温 36.2 ℃，脉搏 59 次/分，呼吸 18 次/分，血压 128/78 mmHg。

营养良，精神尚可，神清语利，查体合作。皮肤无菲薄，无满月脸、水牛背，巩膜无黄染，伸舌居中，咽无充血。颈软，气管位置居中，颈静脉无怒张，甲状腺无肿大。胸廓对称，胸壁无静脉曲张，双肺呼吸音清晰，未闻及干、湿性啰音及胸膜摩擦音。心前区无异常隆起，心律齐，未触及震颤及心包摩擦感，未闻及附加音及病理性杂音。腹部平坦，未见胃肠型及蠕动波，无压痛及反跳痛，肝、脾未触及，胆囊未触及，肠鸣音 3 次/分，脊柱呈正常生理弯曲，四肢运动自如，双下肢无水肿，腹部未及紫纹，生理反射存在，病理反射未引出。

【辅助检查】

（1）实验室检查

1）FT_3、FT_4、TSH、TGAb、TPOAb 均未见异常。

2）离子全项均在正常范围内：血钾 3.84 mmol/L，血钠 142.2 mmol/L。

3）血常规、CRP、感染四项、ESR、便常规、血黏度均（－）；尿常规示尿蛋白（±），余未见异常。

4）肝功能、血脂、血清 ALB 均在正常范围内；血同型半胱氨酸测定为 22.43 μmol/L。

（2）影像学检查

1）心脏彩超示左室舒张功能减低；腹部超声示肝大、脂肪肝、肝囊肿，慢性胆囊炎，前列腺肥大；胰、脾、双肾、输尿管、膀胱未见异常。

2）心电图示窦性心律。

3）肺 CT：左下肺见较淡斑片影，边缘模糊，印诊左肺炎症；双肾上腺增强 CT（图 14－1）：双侧肾上腺体积增大，可见多发囊

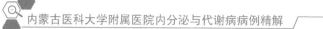
性密度灶，增强扫描见囊性病灶边缘呈明显强化，实性部分明显强化，印象诊断：双侧肾上腺增生肥大。

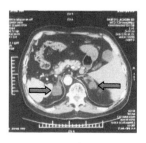
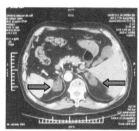
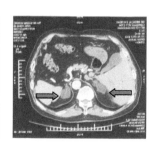
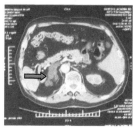
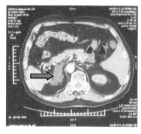
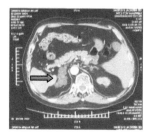

双侧肾上腺失去正常形态，由多个大小不等的低密度结节组成。

图 14 - 1　患者肾上腺 CT 表现

4）进一步完善垂体核磁：垂体高度约 0.6 cm，其内信号均匀，垂体柄无偏移、增粗征象，视交叉形态自然，增强未见异常强化。

5）骨密度检测：T 值 - 2.8，符合骨质疏松症。

（3）其他检查

1）立位醛固酮 - 肾素 - 血管紧张素系统检查结果及卡托普利试验结果见表 14 - 1、表 14 - 2。

表 14 - 1　立位醛固酮 - 肾素 - 血管紧张素系统检查结果

项目	单位	结果（坐位 0.5 h）	参考值
醛固酮	pg/mL	497.85	立位：40 ~ 310
肾素	pg/mL	11.98	立位：4 ~ 38
血管紧张素Ⅱ	pg/mL	107.26	立位：49 ~ 252

笔记

表 14 - 2　卡托普利试验结果

项目	单位	服药前	服药后	参考值
醛固酮	pg/mL	456.18	451.29	立位：40～310
肾素	pg/mL	11.16	9.69	立位：4～38
血管紧张素Ⅱ	pg/mL	130.76	125.33	立位：49～252

2）CORT 节律及小剂量地塞米松抑制试验见表 14 - 3，大剂量地塞米松抑制试验结果见表 14 - 4。

表 14 - 3　CORT 节律及小剂量地塞米松抑制试验

项目	8:00 am（对照）	0:00 am（节律）	服药后	参考值
CORT（nmol/L）	403.90	232.60	250.8	172～429
ACTH（pg/mL）	4.71	3.05	2.98	7.2～63.3

表 14 - 4　大剂量地塞米松抑制试验

项目	对照	服药后	参考值
CORT（nmol/L）	403.9	207.4	172～429
ACTH（pg/mL）	4.71	1.86	7.2～63.3

【诊断】

①亚临床库欣综合征，双侧肾上腺大节结样增生，骨质疏松症；②高血压 3 级（很高危）。

【诊疗经过】

于我院泌尿外科行左侧肾上腺切除术，术后病理示肾上腺皮质腺瘤（肿瘤大小 10 cm×6 cm×4 cm，部分区域呈结节状生长），术后头痛症状明显减轻，睡眠明显改善，感乏力复查血钠在正常低限（135 mmol/L），予泼尼松 1/4 片口服至今，待复诊。

病例分析

ACTH 非依赖性肾上腺皮质大结节样增生，即原发性双侧大结节性肾上腺增生（primary bilateral macronodular adrenal hyperplasia，PBMAH）是一种罕见的肾上腺皮质增生性疾病，在库欣综合征形成病因中所占比例 < 1%。近年来随着影像诊断技术的进步，PBMAH 的检出率不断提高。随着 CORT 分泌水平的变化，PBMAH 可出现不同的临床症状，表现为亚临床 PBMAH 和临床 PBMAH，两者的治疗方法各不相同。

1. 发病机制

PBMAH 最早由 Kirschner 等于 1964 年报道，当时认为血 CORT 是依赖 ACTH 刺激分泌增加而使双侧肾上腺呈结节样增生，最后逐渐发展为自主分泌过度，而抑制垂体 ACTH 分泌。但目前多数学者认为其发生机制，不是由 ACTH 依赖性到 ACTH 非依赖性，且目前已证实 PBMAH 可由非 ACTH 引起，多数学者反对从 ACTH 依赖性到非依赖性过渡的发病机理。已证实部分 PBMAH 可由 ACTH 以外的因素引起，目前已发现抑胃肽、精氨酸加压素、肾上腺素能受体在肾上腺的异常表达也可引起 PBMAH。由于肾上腺组织异位表达抑胃肽受体，进食后肠道产生的抑胃肽刺激肾上腺引起进食后 CORT 分泌增加，逐渐导致 PBMAH，此类疾病又称食物依赖性库欣综合征。曾有报道 5 例 PBMAH 患者由于肾上腺异位表达肾上腺素能受体，内源性儿茶酚胺通过这些受体刺激肾上腺，导致 CORT 分泌增加，应用肾上腺素能受体阻滞剂后高皮质醇血症可被部分抑制。因此 PBMAH 可能是由多种异位表达的受体介导的，可能因为

 笔记

大多数病例没有进行类似的深入研究，或者 PBMAH 还存在其他病因，故目前仅少数病例找到了明确病因。

2. 临床表现

PBMAH 是库欣综合征的一种单独的临床亚型，比较少见。大多数的 PBMAH 有较典型的皮质醇增多症表现，如满月脸、水牛背、向心性肥胖，且血浆 CORT 和 24 小时尿 CORT 均明显升高，大、小剂量地塞米松抑制试验均不被抑制，术后病理证实为 PBMAH。但有些仅以高血压、糖尿病为主要症状，后经影像学检查发现双侧肾上腺结节样增生，进而经生化及病理学检查被证实为 PBMAH。如该病例以高血压、头痛等临床表现为主，临床有库欣综合征的不典型临床表现，此例诊断为亚临床 PBMAH。综合文献报道，PBMAH 特点可归结如下：①大多数有库欣综合征表现，也有部分仅有高血压、糖尿病等非特异性表现。②血 CORT 升高，ACTH 水平低下或正常，小剂量地塞米松抑制试验和（或）午夜 1 mg 地塞米松抑制试验显示不被抑制，CORT 增多不依赖 ACTH 调节。③没有原发性色素沉着结节性肾上腺皮质病（primary pigmented nodular adrenocortical disease，PPNAD）的临床病理学特点。④影像学检查发现双侧肾上腺结节，可为 1 个或多个，直径大于 0.4 cm。⑤病理特点为肾上腺存在单个或多个结节，光镜下增生的结节由大透明细胞和小致密细胞组成，胞核呈圆形或卵圆形，胞核可见分叶，轮廓不清，无有丝分裂。结节间皮质萎缩。绝大多数细胞酶活性下降。与库欣综合征其他病因所致肾上腺皮质损伤截然不同。由于类固醇激素合成酶功能下降，推测类固醇合成能力下降，可解释 PBMAH 结节巨大、肾上腺重量显著增加，也可解释 PBMAH 诊断年龄偏大、病程较长。肾上腺结节细胞存在不同程度的增生。结节间肾上腺可增生，也可萎缩，核异型少见，核分裂象极罕见。⑥双侧肾上腺切除后无 Nelson 综合征发生。

3. 鉴别诊断

1）库欣病、异位 ACTH 综合征、先天性肾上腺皮质增生症（congenital adrenal hyperplasia，CAH）：CAH 自幼发病，通过 CORT 治疗可使增生的肾上腺消退。库欣病和异位 ACTH 综合征是由于长期 ACTH 过量分泌导致双侧肾上腺弥漫性增生，少数患者甚至出现 1 个或几个大结节，但血浆 ACTH 水平常升高，手术纠正 ACTH 的异常分泌后肾上腺形态随之恢复正常，表明该病肾上腺增生是依赖 ACTH 的，与 PBMAH 截然不同。ACTH 依赖性大结节样肾上腺增生患者肾上腺重量整体而言低于 PBMAH。约 80% 的库欣病患者大剂量地塞米松抑制试验被抑制，约 50% 患者经头颅核磁发现垂体瘤。垂体瘤切除后病情缓解。

2）PPNAD：是一种罕见的不依赖 ACTH 的双侧肾上腺增生病变，发病年龄早，症状轻，常有 Carney 综合征表现。但 PPNAD 者肾上腺体积小，其肾上腺多发结节一般直径 <6 mm，胞浆有脂褐色沉着，因此易与 PBMAH 区别。

3）分泌 CORT 的肾上腺皮质腺瘤，二者同属 ACTH 非依赖性库欣综合征，但肾上腺皮质腺瘤多为单侧病变，极少为双侧病变，腺瘤常有明确的包膜及肿瘤的病理特点，结合病理，易于鉴别。

4. 治疗

既往认为对 PBMAH 最有效的治疗为双侧肾上腺切除术，但术后需应用 GC 终身替代治疗，因此研究 PBMAH 治疗的新方法变得十分重要。张波等认为，单侧肾上腺切除可改善大多数患者的库欣综合征表现，避免皮质功能低下。

🏥 病例点评

本例患者为 75 岁男性，主因血压高 12 年，乏力伴头晕、头痛 3 年，加重 1 年入我科，患者无典型满月脸、水牛背、向心性肥胖，有血压升高，甚至有不想活下去的感觉，伴睡眠差、口服氯硝西泮效果差等不典型症状。CORT 水平升高，ACTH 水平低下，大、小剂量地塞米松抑制试验均未被抑制，双肾上腺增强 CT 示双侧肾上腺体积增大，成结节样增生，骨密度符合骨质疏松症。根据患者无典型库欣综合征表现，诊断为亚临床库欣综合征。回顾性分析北京协和医院 2001—2011 年收治的 30 例 PBMAH，占同期北京协和医院收治的库欣综合征患者的 2.21%，影像学表现为双侧肾上腺大结节样增生，入选患者中 4/30（13.3%）有亚临床库欣综合征表现，因此需要依据患者临床症状和 CORT 水平采取不同治疗方式，以缓解临床症状，改善预后。近年关于临床表现及 CORT 异常不明显的亚临床 PBMAH 的报道逐渐增多，有报道 1 例亚临床 PBMAH 患者呈肾上腺大结节样病变时无库欣综合征临床表现，血浆 CORT 也正常，但 ACTH 明显降低，随访 7 年后才出现库欣综合征表现，说明有的 PBMAH 进展缓慢。有研究表明 PBMAH 会导致 CORT 合成增加是由于肾上腺细胞数量增多导致的，而非每个细胞合成能力增加所致，肾上腺细胞内类固醇合成酶表达减少和前体物质水平增加也说明肾上腺细胞合成激素能力不足，因此部分患者仅表现为亚临床库欣综合征。垂体瘤病程长、肾上腺增生呈一定程度自主性者，与 PBMAH 鉴别比较困难，必要时需行岩下窦静脉取血鉴别（库欣病垂体 ACTH/外周血 ACTH 比值高于 2），所幸的是，需要岩下窦静脉取血诊断 PBMAH 的情况较少，Swain 等报道仅 11.1%。本例患者行左侧肾上腺切除术，术后病理示肾上腺皮质腺瘤（肿瘤大小 10 cm×6 cm×4 cm，部分区域呈结节状生长），术后患者头痛症状明显减轻，睡眠明显改善，不典型症状也有所改善，但仍有乏力、血钠偏低，予泼尼松 1/4 片口服。有报道单侧肾上腺切除也可使库欣综合征缓解，可能因为剩下的肾上腺虽有一定的自主性但增生细胞可能丧失了部分功能，使其分泌 CORT 的功能正常或低下。也可能因为 PBMAH 肾上腺结节细胞来源不同，有的仅分泌 CORT 的前体物质。因此，单侧手术可避免长期服用 GC 药物，避免双侧肾上腺切除的其他可能后果。更为合理的治疗方案可能是先手术切除病变显著的一侧肾上腺，明确病理诊断并观察适当时间，再决定是否切除另一侧肾上腺。但要警惕单侧肾上腺切除后，即使不存在临床表现明显的库欣综合征，在 PBMAH 患者 CORT 分泌还未完全正常时，患者有发生其他并发症的可能。临床研究显示，采用单侧肾上腺全切＋对侧次全切可有效缓解症状，且术后长期应用 GC 替代治疗的概率小。本例患者目前诊断明确为 PBMAH，需进一步随访，指导下一步治疗方案。

参考文献

[1] LEE S, HWANG R, LEE J, et al. Ectopic expression of vasopressin V1b and V2 receptors in the adrenal glands of familial ACTH – independent macronodular adrenal hyperplasia [J]. Clin Endocrinol, 2005, 63 (6): 625 – 630.

[2] LACROIXA, NDIAYE N, TREMBLAY J, et al. Ectopic and abnormal hormone receptors in adrenal Cushing's syndrome [J]. Endocrine Rev, 2001, 22 (1): 75 – 110.

[3] CROUGHS R J, ZELISSEN P M, VAN VROONHOVENT T J, et al. GIP – dependent adrenal Cushing's syndrome with incomplete suppression of ACTH [J].

笔记

Clin Endocrinol（Oxf），2000，52（2）：235-240.

［4］LACROIX A，TREMBLAY J，ROUSSEAU G，et al. Propranolol therapy for ectopic B - adrenergic receptors in adrenal Cushing's syndrome ［J］. N Engl J Med，1997，337（20）：1429-1434.

［5］张倩，窦京涛，谷伟军，等. 非 ACTH 依赖性双侧肾上腺大结节样增生患者的临床特点分析 ［J］. 中华内分泌代谢杂志，2011，27（11）：892-896.

［6］宿恒川，周文龙，黄欣，等. 促肾上腺皮质激素非依赖性肾上腺皮质大结节样增生的治疗 ［J］. 中华泌尿外科杂志，2012，33（8）：587-592.

［7］张波，陆召麟，李汉忠，等. ACTH 非依赖性大结节样肾上腺增生 ［J］. 中华泌尿外科杂志，2000，21（10）：584-586.

［8］段炼，卢琳，陆召麟，等. 30 例 ACTH 非依赖性双侧肾上腺大结节样增生的临床特点 ［C］. 中华医学会第二次全国内分泌学学术会议论文汇编，2013.

［9］OHASHI A，YAMADA Y，SAKAGUCHI K，et al. A natural history of adrenocorticotropin - independent bilateral adrenal macronodular hyperplasia（AIMAH）from preclinical to clinically overt Cushing's syndrome ［J］. Endocr J，2001，48（6）：677-683.

［10］SASANO H，SUZUKI T，NAGURA H. ACTH - independent macronod - ularadrenocortical hyperplasia：Immunohistochemical and in situ hybridization studies of steroidogenic enzymes ［J］. Mod Pathol，1994，7（2）：215-219.

［11］SWAIN J M，GRANT C S，SCHLINKERT R T，et al. Corticotropin - independent macronodular adrenal hyperplasia：A clinicopathologic correlation. ［J］. Arch Surg，1998，133（5）：541-546.

［12］段炼，卢琳，陆召麟，等. 促肾上腺皮质激素非依赖性双侧肾上腺大结节样增生的临床特点分析 ［J］. 中华医学杂志，2014，94（12）：924-927.

（乌仁斯琴　皇甫建）

病例 15　结核导致原发性肾上腺皮质功能减退症

病历摘要

【基本信息】

患者，男性，42 岁。

主诉：皮肤变黑 1 年，双下肢无力 1 个月。

现病史：2012 年 5 月患者无明显诱因出现全身皮肤变黑，亦可见于口唇、舌、牙龈、颊黏膜等处，腰部皮肤、舌部尤为明显，就诊于当地医院，未予诊治，患者也未特殊重视。2013 年 4 月患者无明显诱因出现双下肢无力，伴有嗜睡，自觉食欲减退明显，为诊治收入院。病程中，盗汗，无低热，诉头晕，突然站立时感黑蒙，无晕厥，诉家中自测血压无明显减低；伴腹泻，多成形，偶有稀水样便，否认恶心、呕吐；偶有心慌、出汗、手抖等低血糖症状，周身乏力，无明显毛发脱落，无性功能减退，睡眠尚可，精神饮食一般，小便正常，体重未见明显变化。

既往史：20 年前于当地医院诊断为结核性腹膜炎，予药物治疗（具体不详），患者自行停药，后未再行治疗，否认其余特殊病史。

家族史：家族中无类似疾病者，无结核病史者。

【体格检查】

体温 37.0 ℃，脉搏 74 次/分，呼吸 18 次/分，血压 90/60 mmHg，

全身皮肤及口唇、舌、牙龈、颊黏膜等处发黑，舌及腰部皮肤色素沉着较重。心、肺、腹查体未见异常。

【辅助检查】

1）血常规：血红蛋白 110 g/L，白细胞 3.78×10^9/L（↓），中性粒细胞 1.57×10^9/L（↓），中性粒细胞百分比 41.5%（↓），淋巴细胞 1.53×10^9/L，淋巴细胞百分比 40.5%（↑），嗜酸性粒细胞 0.33×10^9/L，嗜酸性粒细胞百分比 8.71%（↑），血小板 239×10^9/L。

2）肝功能 + 离子：ALT 57.5 U/L（↑），AST 56.0 U/L（↑），K^+ 3.74 mmol/L，Na^+ 136.6 mmol/L。

3）血浆基础 ACTH 561 pg/mL（↑）（7.2 ~ 63.3 pg/mL），血浆基础 CORT 66 nmol/L（↓）（7：00 ~ 10：00 am，171 ~ 536 nmol/L；4：00 ~ 8：00 pm，64 ~ 327 nmol/L）。

4）醛固酮 0.12 ng/mL（0.065 ~ 0.296 ng/mL），肾素活性 23.45 ng/(mL·h)（↑）[0.93 ~ 6.56 ng/(mL·h)]，血管紧张素 Ⅱ 538.0 pg/mL（↑）（55 ~ 115 pg/mL）。

5）结核相关检验：TB – SPOT(＋)，ESR 13 mm/h；

6）甲状腺功能：FT_3 4.4 pg/mL，FT_4 ng/dL，TSH 5.24 μIU/mL（↑）。

7）影像学检查：2013 年 5 月 30 日肾上腺 CT 平扫结果显示双侧肾上腺肿块样增大，形态不规则，密度不均，左侧肾上腺内见低密度及钙化（图 15 – 1）。

【诊断】

原发性肾上腺皮质功能减退症，肾上腺结核。

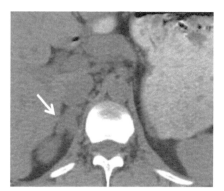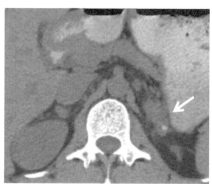

图 15 - 1　肾上腺 CT 平扫

【诊疗经过】

①四联抗结核药物（异烟肼 0.3 g、利福平 0.45 g、吡嗪酰胺 0.75 g、乙胺丁醇 0.75 g），晨起一次顿服；②激素替代治疗：醋酸泼尼松片（患者购买氢化可的松较困难），7：00 am 5 mg 口服，4：00 pm 5 mg 口服；③配合补盐治疗。

【随访】

2016 年 11 月患者复诊临床症状明显好转，无明显消瘦，无低热、盗汗，ESR 未增快，肾上腺 CT 提示双侧缩小，见少量钙化（图 15 -2），考虑联合治疗有效。

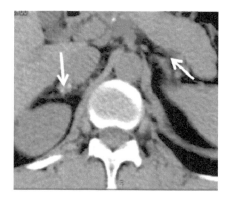

图 15 -2　复查肾上腺 CT

病例分析

原发性肾上腺皮质功能减退症（primary adrenal insufficiency,
PAI）又称 Addison 病，在我国肾上腺结核为其最主要的病因。由
于起病隐匿，当双侧腺体受累超过 90% 时，才会出现一系列
Addison 病症状，主要为 GC 和（或）盐皮质激素缺乏所致，前者
受影响的程度更为严重，如出现乏力、食欲差、消瘦、恶心、呕
吐、腹泻、低血压、低血糖、阴毛腋毛脱落、性功能障碍、月经失
调等，也可出现低热、盗汗等结核表现。CORT 缺乏使下丘脑 - 垂
体轴负反馈减少，血浆 ACTH 增多，对黑皮质素 - 1 受体的刺激增
加，黑皮质素增多，表现为全身皮肤色素加深，是出现最早且最具
特征性的表现，也是患者就诊时最常见的主诉，暴露于阳光、皮肤
摩擦、乳晕等处最明显，黏膜色素沉着多见于牙龈、舌部、颊黏膜
处。该例患者有明显的食欲减退，这是因为 CORT 分泌不足导致胃
蛋白酶及胃酸分泌减少，进而导致消化吸收障碍。

实验室检查是确诊 PAI 的主要手段，常见的异常有血浆 CORT
下降、血浆 ACTH 明显升高、尿游离 CORT 下降、ACTH 刺激试验
阳性及因醛固酮缺乏导致保钠排钾功能减低引起的低血钠、高血
钾。该患者血 CORT < 82.5 nmol/L（3 μg/dL），本病的诊断基本成
立。而 ACTH 刺激试验已经经过了较好的研究，并通过胰岛素耐受
试验确定了其诊断的准确性，是目前被认为诊断 PAI 的"金标准"。
其试验方法为：8:00 am 测定血 CORT 基础值，快速静脉推注 ACTH
250 μg，30 分钟或 60 分钟采血检测 CORT，若其峰值 < 500 nmol/L
（18 μg/dL），表明肾上腺皮质功能不全。2016 年版美国内分泌学会
PAI 临床实践指南推荐，若无法行该试验，也可使用清晨血 CORT

<140 nmol/L（5 μg/dL）联合 ACTH 升高作为诊断肾上腺皮质功能不全的初步试验，且血浆 ACTH 常大于参考值上限的 2 倍。该患者亦存在盐皮质激素不足，测定血浆肾素和醛固酮是确定其是否为 PAI 的方法。因为 PAI 患者球状带亦受累，会表现为醛固酮降低或正常低值，负反馈引起血浆肾素活性、血管紧张素Ⅱ升高。该患者血常规异常，是由于 CORT 缺乏而导致骨髓造血功能障碍引起的，表现为贫血，以及中性粒细胞、血小板相对减少，而淋巴细胞、嗜酸性粒细胞相对增多。该患者 FT_3、FT_4 正常，TSH 升高，长期缺乏 CORT 会使甲状腺对 TSH 的反应减弱或直接刺激 TSH 分泌，这是 GC 缺乏的直接效应，替代治疗后即可逆转。

肾上腺结核病灶的 CT 表现与其病程分期密切相关，随着病程的延长，病灶强化逐渐减弱或消失，钙化逐渐出现或增多，体积逐渐变小，边缘逐渐清晰。即肾上腺增大提示处于病程早期，缩小或全部萎缩、钙化则提示病程已较长。早期未经治疗的病例典型表现为双侧肾上腺增大，肿块或不规则状中央坏死、边缘增强。病灶中央为干酪样坏死物质，周围包绕炎性肉芽肿组织，在平扫 CT 上表现为中央密度较低，周边密度较高，增强 CT 上表现为周边环形强化。病程后期，干酪样坏死、肉芽肿逐渐减少，取而代之的为纤维组织、钙化灶，增大的肾上腺会逐渐缩小。钙化灶是其特征性征象，50%～59% 的病例会在 CT 上有钙化表现。由于 CT 可清楚地显示肾上腺结构，并且 CT 在发现钙化灶方面有着相当高的敏感性，所以 CT 在肾上腺结核的诊断中有着其他手段无法替代的地位。

若肾上腺结核处于活动期，则早期系统的抗结核治疗是有效的，随着治疗的开展，增大的肾上腺会逐渐缩小，可出现钙盐沉积，光滑的边缘将呈现不规则化。此外，激素替代治疗也必不可少，不同个体剂量可适当调整。激素首选氢化可的松，因其最符合人体生理，氢化可的松的常规生理替代量为每天早上 20 mg、下午 10 mg 口服（或泼尼松 5 ~ 7.5 mg）。PAI 多为 GC、盐皮质激素均缺乏，氢化可的松作为首选替代激素，其有一定的潴钠作用，所以对低血钠者仅辅以一定量的 0.9% NaCl 溶液即可。早期予以抗结核治疗可得到较好预后，而病程大于 4 年者一般仅予激素替代治疗。Shrestha 等研究发现，病程超过 1 年者，即便抗结核和激素治疗后影像学有好转，肾上腺皮质功能也无法恢复，需终身激素替代治疗，不可随意停用，以防复发。

🏥 病例点评

在内蒙古地区，结核仍为多发疾病，所以因肾上腺结核导致的 PAI 也较为常见。当肾上腺双侧腺体受累超过 90% 时，患者会出现乏力、消瘦、低血压等 CORT 激素缺乏的表现，全身皮肤色素加深是出现最早且最具特征性的表现。血浆 CORT 降低、ACTH 升高为 PAI 主要的化验异常。肾上腺结核有典型的 CT 表现，且影像学特征与病程密切相关，早期主要表现为肾上腺增大、中央坏死、增强扫描可见病灶边缘呈环形强化，晚期则表现为肾上腺逐渐缩小，可出现特征性的钙化灶，所以 CT 扫描对肾上腺结核的诊断至关重要，并且可根据 CT 表现的动态变化判断病程，评价疗效及预后。病程早期应积极抗结核治疗，PAI 首选氢化可的松治疗。

PAI 易被误诊、漏诊，对于出现乏力、疲劳、食欲减退、消瘦等症状的患者应考虑到该病的可能，详细追问病史，行相关化验，查肾上腺 CT，尽早诊断，尽早治疗，以防肾上腺皮质功能无法恢复，甚至发生危及生命的肾上腺危象。

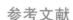

参考文献

[1] 龙泉，张承洁，裴彬，等. 肾上腺结核引起原发性肾上腺皮质功能减退症病一例 [J]. 中华传染病杂志，2015，33（5）：319 - 320.

[2] 周祥福. 肾上腺结核合并 Addison's 病诊断与治疗的现状 [J/CD]. 中华腔镜泌尿外科杂志（电子版），2012，6（3）：164 - 167.

[3] BORNSTEIN S R, ALLOLIO B, ARLT W, et al. Diagnosis and treatment of primary adrenal insufficiency：An endocrine society clinical practice guideline [J]. J Clin Endocrinol Metab, 2016, 101（2）：364 - 389.

[4] CHO H Y, KIM J H, KIM S W, et al. Different cut - off values of the insulin tolerance test, the high - dose short synacthen test（250 μg）and the low - dose short synacthen test（1 μg）in assessing central adrenal insufficiency [J]. Clinical Endocrinology, 2014, 81（1）：77 - 84.

[5] 克荣勃. 威廉姆斯内分泌学 [M]. 向红丁，译. 11 版. 北京：人民军医出版社，2008：453 - 516.

[6] 全昌斌，袁小东，时文伟，等. 多层螺旋 CT 对肾上腺结核的诊断价值 [J]. 临床放射学杂志，2015，34（8）：1242 - 1246.

[7] 张道新，王文营，张路加，等. 肾上腺结核的诊断和治疗 [J]. 国际外科学杂志，2016，43（6）：405 - 407.

[8] HUANG Y C, TANG Y L, ZHANG X M, et al. Evaluation of primary adrenal insufficiency secondary to tuberculous adrenalitis with computed tomography and magnetic resonance imaging：Current status [J]. World J Radiol, 2015, 7（10）：336 - 342.

[9] SHRESTHA B, OMRAN A, RONG P, et al. Successfully treated unusual case of primary adrenal and spinal tuberculosis with three years follow up [J]. Pan Afr Med J, 2014, 17：108 - 108.

（刘苗　闫朝丽）

病例 16 肾上腺结核所致肾上腺皮质功能减退症

病历摘要

【基本信息】

患者，女性，47 岁。

主诉："皮肤色素沉着 1 年，伴纳差、乏力 6 个月"于 2018 年 4 月 19 日入院。

现病史：患者 1 年前无明显诱因出现颜面部、双手皮肤色素沉着，未予重视。6 个月前无明显诱因出现食欲减退，伴乏力、嗜睡，偶有低热、盗汗，无咳嗽、咳痰，无腰痛、血尿及泡沫尿，偶有恶心、呕吐、腹胀、腹泻、直立性低血压，无毛发脱落，无心悸，曾就诊于包头市某中医诊所，给予口服中药治疗（具体用药不详），症状未改善，乏力较前加重，3 天前无明显诱因于进餐后出现腹泻，为黄色稀水样便，共排便 5 次，量较大（具体不详），伴腹痛、腹胀，无脓血便及里急后重感，就诊于包头市某医院，行上腹部 CT 示：左肾上腺区占位，考虑腺瘤可能，建议行 MRI 检查进一步明确诊断。后为进一步诊治于 2018 年 4 月 16 日就诊于我院门诊，化验示：血钠 132.5 mmol/L，ESR 75 mm/h，CORT（8:00 am）74.4 nmol/L，ACTH 1259 pg/mL，于 2018 年 4 月 19 日以"肾上腺皮质功能减退症"收入我科，病程中患者精神欠佳，食欲差，睡眠尚可，小便正常，近期体重减轻约 3 kg。

既往史：否认肝炎、结核病史，无手术及外伤史，无食物、药物中毒及过敏史。

【体格检查】

体温 36.4 ℃，脉搏 80 次/分，呼吸 18 次/分，血压 99/76 mmHg。发育正常，营养中等，精神一般，神志清楚，表情安静。颜面部、舌及口腔黏膜、双手、双乳头、腰部皮肤色素沉着。胸廓对称，呼吸运动平稳，18 次/分，律齐，触觉语颤无增强及减弱，未触及胸膜摩擦感，叩诊呈清音，双肺呼吸音清晰，未闻及干、湿性啰音及胸膜摩擦音。心率 80 次/分，节律规整，心音有力，未闻及附加音及病理性杂音。腹部外形平坦，触诊软，无压痛及反跳痛，肝、脾未触及，胆囊未触及，Murphy 征（ - ），叩诊呈鼓音，移动性浊音（ - ），肾区无叩击痛，肠鸣音 5 次/分。脊柱呈正常生理弯曲，四肢运动自如，关节无畸形，双下肢无水肿，生理反射存在，病理反射未引出。

【辅助检查】

（1）常规指标

1）血常规（2018 年 4 月 20 日）：血红蛋白 120 g/L（115 ~ 150 g/L），血小板计数 470 × 10^9/L［（100 ~ 300）× 10^9/L］。

2）尿液分析（2018 年 4 月 22 日）：pH 5.5（4.5 ~ 8.0），比重 1.024（1.003 ~ 1.030），白细胞（ ++ ）；白细胞计数 191.80/μL（0 ~ 25/μL），尿蛋白（ - ），管型 2.09/μL（0 ~ 1.3/μL）。

3）便常规 + 潜血：未见异常。

（2）生化指标

1）肾功能（2018 年 4 月 20 日）：二氧化碳结合力 19.2 mmol/L（23 ~ 30 mmol/L）；UREA（酶法）3.5 mmol/L（2.2 ~ 7.2 mmol/L）；UA（酶比色法）369 μmol/L（150 ~ 350 μmol/L）；CREA（酶法）49 μmol/L（44 ~ 97 μmol/L）；

2）肝功能、离子、血糖检测结果见表 16 - 1。随访结果见后。

表 16 - 1 肝功能、离子、血糖检测结果

	4 月 17 日	4 月 20 日	4 月 23 日	参考值
K^+（mmol/L）	4.81	4.42	4.66	3.5 ~ 5.5
Na^+（mmol/L）	132.5	130.5	136	135 ~ 145
sGLU（mmol/L）	4.9	4.4	5.0	3.9 ~ 6.1
ALT（U/L）	67.3	65.4	50	7 ~ 40
AST（U/L）	50	40	36	13 ~ 35
GGT（U/L）	99.6	93.6	93	7 ~ 45

（3）感染指标

1）TB - SPOT（2018 年 4 月 24 日）：淋巴细胞培养 + 干扰素（A）1020（<24）SFC/10^6 PBMC；淋巴细胞培养 + 干扰素（B）480（<24）SFC/10^6 PBMC；感染四项(-)。

2）4 月 20 日查 CRP 为 8.75 mg/L（0 ~ 5 mg/L），4 月 17 日 ESR 为 75 mm/h（0 ~ 20 mm/h）。

（4）肿瘤指标

多肿瘤标志物（C12 女）：CEA 1.14 ng/mL（0.5 ~ 5 ng/mL），甲胎蛋白 4.26 ng/mL（0.4 ~ 10.9 ng/mL），糖类抗原 CA - 125 24.20 U/mL（1.0 ~ 35 U/mL），CA - 153 19.10 U/mL（0.5 ~ 28 U/mL），CA - 199 11.23 U/mL（2.0 ~ 37 U/mL），铁蛋白 397.30 ng/mL（11 ~ 306.8 ng/mL）。

（5）免疫指标

1）IgA 420.5 mg/dL（70~400 mg/dL），IgE 47 U/mL（0~360 U/mL），IgG 1518 mg/dL（680~1600 mg/dL），IgM 134.9 mg/dL（23~259 mg/dL）；补体 C1q 278.89 mg/L（159~233 mg/L）。

2）狼疮全项（2018 年 4 月 23 日）：抗 Sm 抗体（印迹法）弱阳性；抗 nRNP 抗体（印迹法）弱阳性，余未见异常。

（6）激素指标

1）肾上腺轴（2018 年 4 月 17 日，8:00 am）：CORT 74.4 nmol/L，ACTH 1259 pg/mL（7.2~63.3 pg/mL）。

2）甲状腺及甲状旁腺轴：PTH 19.48 pg/mL（15~65 pg/mL）；TSH 1.35 mIU/mL，FT_3 4.26 pg/mL，FT_4 1.46 ng/dL，TPOAb 20.03 IU/mL，TGAb 10.35 IU/mL。

3）性激素：FSH 14.43 mIU/mL，LH 9.72 mIU/mL，E_2 28.4 pg/mL，T<0.03 ng/mL（0.084~0.481 ng/mL），PRL 31.87 ng/mL，PRO 0.97 ng/mL，DHEA−S<15.0 μg/dL（80~560 μg/dL）。

4）肾素−血管紧张素−醛固酮系统（立位 2 h，2018 年 4 月 20 日）：血管紧张素Ⅱ 96.41 pg/mL（卧位：25~129 pg/mL，立位：49~252 pg/mL）；醛固酮 139.11 pg/mL（卧位：10~160 pg/mL，立位：40~310 pg/mL）；肾素 95.92 pg/mL（卧位：4~24 pg/mL，立位：4~38 pg/mL）。

（7）影像学检查

胸部+全腹部 CT（2018 年 4 月 10 日）：右肺局限性纤维化及硬结灶；右侧胸膜局限性肥厚。双肾上腺病变，考虑结核（图 16-1，图 16-2）；肝、胆、胰、脾、双肾及盆腔 CT 未见异常。

影像科会诊：双侧肾上腺腹膜后淋巴结、右侧髂外血管旁淋巴结、右侧骶髂关节多发结核，局部脓肿形成（包括左侧肾上腺、右侧骶髂关节），双肺内纤维硬化灶。

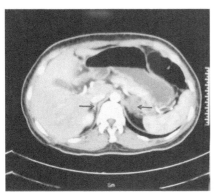
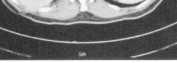

图 16 - 1 肾上腺 CT 增强

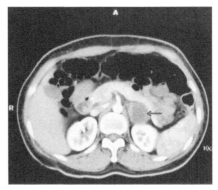

图 16 - 2 肾上腺 CT 增强

【诊断】

原发性肾上腺皮质功能减退症，肾上腺结核。

【诊疗经过】

①三联抗结核药物（异烟肼 0.3 g、利福平 0.45 g、吡嗪酰胺 0.75 g），晨起一次顿服；②激素替代治疗：氢化可的松 7:00 am 20 mg 口服，4:00 pm 10 mg 口服；③左氧氟沙星 0.4 g，每日 1 次静脉滴注抗感染治疗；④予多烯磷脂酰胆碱胶囊口服保肝治疗。

【随访】

肾上腺 MRI（2018 年 8 月 14 日）：双侧肾上腺结核，建议短期复查除外转移；腹膜后肿大淋巴结。随访肝功能、离子、血糖检测结果见表 16 - 2，ESR 结果见表 16 - 3，4 个月后复查肾上腺 MRI 见图 16 - 3。

表 16 - 2 随访肝功能、离子、血糖检测结果

项目	6 月 6 日	8 月 13 日	9 月 26 日	参考值
K^+（mmol/L）	4.56	4.32	4.27	3.5 ~ 5.5
Na^+（mmol/L）	137.4	139	142	135 ~ 145
GLU（mmol/L）	5.2	5.1	5.2	3.9 ~ 6.1

笔记

（续）

项目	6月6日	8月13日	9月26日	参考值
ALT（U/L）	37.5	49.3	33.8	7~40
AST（U/L）	27.7	46	24.8	13~35
GGT（U/L）	51.8	48.5	59.6	7~45

表 16 –3　随访 ESR 结果

项目	6月6日	8月13日	9月26日	参考值
ESR（mm/h）	17	19	17	0~20

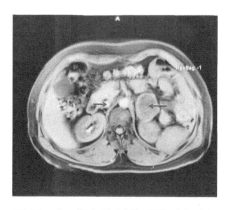

图 16 –3　肾上腺 MRI 增强（复查）

病例分析

1. 肾上腺皮质功能减退症概述

肾上腺皮质功能减退症在临床上分为急性和慢性两类：急性肾上腺皮质功能减退症多表现为循环衰竭、高热、胃肠功能紊乱、神志淡漠、萎靡或躁动不安、惊厥，甚至昏迷等症状，病情凶险，需及时抢救；慢性肾上腺皮质功能减退症临床表现为 CORT 缺乏和醛固酮缺乏所致的两大类症状，慢性肾上腺皮质功能减退症可发生于各个年龄段，且致病原因多样，故临床发病率并不低，其又可进一步分为原发性和继发性两类。所谓原发性慢性肾上腺皮质功能减退症主要是指由于肾上腺皮质本身病变所致的慢性肾上腺皮质功能减退症，又称为 Addison 病，是由于自身免疫、结核等原因破坏了90% 以上的肾上腺所致。故肾上腺结核是其最常见原因，其次还有自身免疫性肾上腺炎（萎缩）、肾上腺的原发性及继发性肿瘤等；本病为少见病，会影响患者正常生活，严重者可危及生命。在发达国家，自身免疫性肾上腺炎为其主要病因，在发展中国家，肾上腺结核等肾上腺感染为 Addison 病最常见的原因，容易被临床医生忽视，但如被及时诊断并给予适当的治疗，患者的生活质量将获大大改善。而继发性慢性肾上腺皮质功能减退症则是指由于下丘脑分泌的 CRH 及垂体分泌的 ACTH 不足引发的各种疾病所导致的肾上腺功能障碍而引起的肾上腺皮质功能减退。

2. **肾上腺皮质功能减退症临床表现**

多数患者反复以消化系统疾病就诊，部分患者以精神疾病治疗，这就造成了长期漏诊、误诊。误诊原因在于临床思维常局限于某些临床症状上，而忽视了有意义的体征。皮肤黏膜色素沉着为该病的特征性改变，暴露、摩擦、乳晕、瘢痕等处尤为明显，若黏膜色素沉着见于齿龈、舌、颊黏膜处，应引起足够重视。但也有不少临床医生当患者出现皮肤色素加深时才会考虑肾上腺皮质功能减退症，这就需要临床医生尽快完善肾上腺相关检查以明确诊断并及早给予相应治疗。皮肤黏膜色素沉着的原因是肾上腺 GC 缺乏，负反馈抑制减弱，引起垂体 ACTH、黑素细胞刺激素分泌增多（二者有共同的前体）。其他症状包括：原发性疾病的表现如结核中毒症状，及对感染、外伤等应激情况的抵抗力减低，甚至发生肾上腺危象。其在各系统的表现如下：神经、精神系统表现，如乏力、淡漠、易疲劳，重者嗜睡、意识模糊，可出现精神症状。胃肠道表现，如食

笔记

欲减退、嗜咸食、胃酸过少、消化不良等，恶心、呕吐、腹泻等则提示病情加重。心血管系统表现，如血压降低、心脏缩小、心音低钝，还可有头晕、眼花、直立性晕厥等。代谢障碍表现，如糖异生作用减弱、肝糖原耗损，出现低血糖症状。泌尿系统症状表现为排泄水负荷的能力减弱，大量饮水后出现稀释性低钠血症，同时，GC 缺乏或血容量不足时，抗利尿激素释放过多，也会导致低钠血症。生殖系统症状，女性表现为阴毛、腋毛减少或脱落，月经失调或闭经；男性表现为性腺功能减低。

3. **肾上腺皮质功能减退症的诊断**

实验室检查是确诊肾上腺皮质功能减低的主要手段，常见的异常有：因醛固酮缺乏导致机体保钠排钾功能减低而引起的低血钠、高血钾。因糖皮质激素具有肾、肠排钙作用，故少数患者可有轻中度高血钙。如有低血钙、高血磷提示合并甲状旁腺功能减低。血常规常有正细胞正色素性贫血，少数患者合并恶性贫血。激素测定常见血浆 CORT 下降、血浆 ACTH 明显升高、尿游离 CORT 下降、ACTH 刺激试验阳性，以及若血 CORT < 82.5 nmol/L（3 μg/dL）则本病的诊断基本成立。更确切的是，清晨血 CORT < 140 nmol/L（5 μg/dL）联合 ACTH 升高可作为诊断肾上腺皮质功能不全的初步试验，且血浆 ACTH 常大于参考值上限的 2 倍。

肾上腺结核致 Addison 病的 CT 表现与其临床病程有一定的关系，病程短的患者表现为肾上腺增大、钙化率低，病程长的患者失去肾上腺原有形态，钙化呈致密斑块状。故肾上腺结核的患者，不同的影像学表现可能提示不同的病程，病程短的患者易与其他肾上腺疾病混淆。所以其诊断还依赖于特异性的影像学特征，包括位置、轮廓和钙化，可结合临床症状和体征来帮助区分结核和肾上腺的其他疾病。文献报道，双侧肾上腺结核占肾上腺结核病例的 80% ~

笔记

91%。结核对肾上腺的破坏逐渐改变了腺体的轮廓。在疾病过程的早期，当干酪样坏死和肉芽肿形成时，肾上腺开始出现类似肿块样的增大（59%的病例）或弥漫性肿大（41%）。肾上腺CT检查中，在结核患者中可见肾上腺增大及钙化影，其他如感染、出血、转移性疾病在CT扫描时也会显示肾上腺增大，而自身免疫病所致者则不增大。

4. 肾上腺皮质功能减退症的治疗

GC是本病的治疗基础，但治疗需要个体化，一般予以生理替代量并模拟CORT的昼夜分泌规律，给予清晨醒后服全日量的2/3，4:00 pm服全日量的1/3。也有学者主张每日3次给药可以更好地改善患者生活质量。应激状态时酌情增至3~5倍乃至10倍进行应激替代，围手术期必要时可给予静脉输注琥珀酸氢化可的松。GC的药物选择以氢化可的松最为合理，泼尼松也有效果，但其潴钠作用较氢化可的松弱。地塞米松和倍他米松的盐皮质激素作用微弱，不宜作为肾上腺皮质功能不全的替代疗法，而且易出现库欣综合征。治疗监测的指标为血压、体重、离子、乏力、食欲和色素沉着等情况。部分患者尚需加用盐皮质激素。女性出现性欲低下、情绪低落和（或）体能低下时，可试验性给予脱氢表雄酮替代治疗。反复增加的剂量，反映了部分医务人员对GC替代剂量的又一误区，临床医生在判断GC替代剂量是否合适时，不是以ACTH和CORT恢复正常为标准，而相当程度上应根据患者的症状和体征做出评价。过量患者通常表现为肥胖、糖耐量低减和骨质疏松症，而剂量不足则表现为乏力、皮肤色素沉着等，以使ACTH维持正常为目标的治疗可能会导致替代过度。同时，肾上腺结核引起的Addison病应进行抗结核治疗，补充替代剂量的肾上腺皮质激素并不影响结核病的控制。

🏥 病例点评

患者无发热、关节疼痛及皮疹，免疫指标未见异常，不支持自身免疫疾病。肾上腺皮质功能减退，血钙及 PTH 未见异常，血糖、甲状腺功能未见异常，不支持自身免疫综合征的诊断。患者偶有盗汗，ESR 快，TB – SPOT 高，胸部 CT 示右肺局限性纤维化、硬结灶和右侧胸膜局限性肥厚。肾上腺 CT 可见钙化，支持肾上腺结核的诊断。8:00 am 血 CORT 低于 82.5 nmol/L，ACTH 超过 2 倍正常参考值，支持原发性肾上腺皮质功能减退症诊断。

肾上腺病灶的 CT 表现与病程分期密切相关，随着病程的延长，病灶强化逐渐减弱或消失，钙化逐渐出现或增多，体积逐渐变小，边缘逐渐清晰。肾上腺增大提示处于病程早期，缩小或全部萎缩、钙化则提示病程较长。钙化灶是肾上腺结核 CT 的特征性征象，二分之一以上病例会在 CT 上有钙化表现。由于 CT 可清楚地显示肾上腺结构，并且 CT 在发现钙化灶方面有着相当高的敏感性，所以 CT 在肾上腺结核的诊断中有着其他手段无法替代的地位。故详细的病史询问、实验室相关检查及肾上腺 CT 检查，可明确诊断，给予治疗后，需动态随访症状、实验室检查及肾上腺 CT 的变化，随时调整用药。

参考文献

[1] 周祥福. 肾上腺结核合并 Addison's 病诊断与治疗的现状 [J]. 中华腔镜泌尿外科杂志（电子版），2012，6（3）：164 – 167.

[2] ZHANG X C, YANG Z G, LI Y, et al. Addison's disease due to adrenal tuberculosis: MRI features [J]. Abdom Imaging, 2008, 33 (6): 689 – 694.

[3] AFROZ S, BAIN S. Addison's Disease: A Diagnostic Dilemma [J]. Mymensingh

笔记

Medical Journal，2017，26（3）：671－675.

［4］范良敏，袁媛，韦卫琴. Addison 病引起肾上腺危象 4 例临床分析［J］. 贵州医学院学报，2014，39（1）：139－140.

［5］全昌斌，袁小东，时文伟，等. 多层螺旋 CT 对肾上腺结核的诊断价值［J］. 临床放射学杂志，2015，34（8）：1242－1246.

［6］陈甜甜，汤葳，时国朝. 16 例肾上腺结核的临床分析［J］. 内科理论与实践，2015，10（5）：377－380.

［7］YANG Z G，GUO Y K，LI Y，et al. Diferentiation between tuberculosis and primary tumors in the adrenal gland：Evaluation with contrast－enhanced CT［J］. Eur Radiol，2006，16（9）：2031－2036.

［8］武义，郑华英，梁树生. 肾上腺结核致 Addison 病的 MDCT 特征性表现［J］. 河南医学研究，2015，24（12）：33－34.

［9］王涤非. 原发性慢性肾上腺皮质功能减退症［J］. 中国实用乡村医生杂志，2015，22（13）：26－26.

［10］中华医学会麻醉学分会专家组. 肾上腺糖皮质激素在围术期应用的专家共识［J］. 临床麻醉学杂志，2013，29（2）：200－204.

［11］陈语，陈慎仁. 防止肾上腺危象，及早诊治 PAI 有规范——《2016 TES 临床实践指南：PAI 的诊断与治疗》解读［J］. 医师在线，2016，6（10）：22－23.

［12］BORNSTEIN S R，ALLOLIO B，ARLT W，et al. Diagnosis and treatment of primary adrenal insufficiency：An endocrine society clinical practice guideline［J］. J Clin Endocrinol Metab，2016，101（2）：364－389.

（张丽娟　李爱珍　王铭婕　朱智峰）

病例 17　嗜铬细胞瘤

病历摘要

【基本信息】

患者，女性，32 岁。

主诉："发作性头痛、心悸、呕吐伴血压升高半个月"于 2008 年 8 月 1 日入院。

现病史：患者半个月前于田间劳作时突发头痛、头晕、心悸，同时感恶心、呕吐，伴多汗、四肢冰凉，呕吐为喷射性，呕吐物为胃内容物，不伴有腹痛、腹泻，就诊于当地卫生所，测血压 200/120 mmHg，未测血糖，考虑中暑，予相应治疗后症状无缓解，约 24 小时后症状自行好转。之后症状反复发生，有时于排尿时发生，有时无诱因即发作，每次头痛、心悸、恶心、血压增高均突然发作，血压下降后症状即缓解。遂就诊于我院。病程中患者无脸变圆红及向心性肥胖，无乏力及发作性松弛性瘫痪。

既往史：否认高血压、冠心病史，无视网膜及脑血管母细胞瘤病史。

家族史：无高血压、冠心病家族史，家族中无类似疾病史。

【体格检查】

体温 37.3 ℃，脉搏 88 次/分，呼吸 20 次/分，血压 180/105 mmHg。发育正常，营养中等，精神差，全身皮肤、黏膜无黄染及出血点，

笔记

无皮肤紫纹，浅表淋巴结无肿大，无满月脸、锁骨上脂肪垫，甲状腺无肿大，双肺呼吸音清，心界不大，心率 88 次/分，律齐，未及杂音，腹平软，腹部未触及包块，肝、脾未及，未闻及血管杂音。双下肢无水肿，生理反射存在，病理反射未引出。

【辅助检查】

1）血常规、尿常规、便常规未及异常；血生化未及异常；血尿儿茶酚胺测定因本院未开展未能完善。

2）肾上腺 CT：左侧肾上腺腺瘤（图 17-1）。

3）^{131}I-MIBG 显像：左肾上腺区团块异常放射性凝聚，考虑为亲 MIBG 肿瘤（嗜铬细胞瘤可能)(图 17-2)。

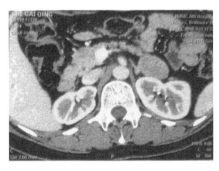
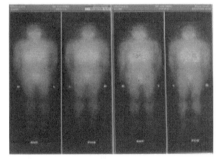

图 17-1　肾上腺 CT　　　　图 17-2　肾上腺^{131}I-MIBG 显像

4）关于 MEN-2：PTH、血钙、磷、降钙素、CEA 测定均在正常范围；甲状腺彩超未及明显异常。

【诊断】

嗜铬细胞瘤（左肾上腺）。

【诊疗经过】

予哌唑嗪后血压控制稳定，后转入北京某医院泌尿外科于腹腔镜下行左肾上腺嗜铬细胞瘤切除术（术后病理证实为嗜铬细胞瘤），术后血压降至正常。

病例分析

　　嗜铬细胞瘤起源于肾上腺髓质、交感神经节或其他部位的嗜铬组织，肿瘤持续或间断地释放大量儿茶酚胺，引起持续性或间断性高血压和多个器官功能及代谢紊乱，其主要症状有：剧烈头痛、大汗、心悸等，体征主要有阵发性或持续性高血压、心动过速、直立性低血压、面色苍白、高代谢表现、高血糖等。嗜铬细胞瘤可发生于任何年龄，以 20～50 岁最为多见，男性较女性略多，其临床表现取决于儿茶酚胺释放到血循环中的浓度。本例患者为中年女性，发作性血压升高半个月，有发作性头痛、心悸、多汗、四肢冰凉伴血压升高等典型的嗜铬细胞瘤的临床表现，结合辅助检查初步诊断为嗜铬细胞瘤，治疗过程中常规降压药效果不好，服用哌唑嗪后血压控制良好，更支持嗜铬细胞瘤的诊断。

　　嗜铬细胞瘤也称为 10% 肿瘤，即肿瘤中 10% 为多发性、10% 为异位、10% 为恶性，多发性嗜铬细胞瘤可为双侧性或一侧肾上腺瘤与另一侧肾上腺外瘤并存，较多见于儿童和家族性患者。嗜铬细胞瘤是一种可治愈的高血压病，切除肿瘤后大部分患者血压可恢复或接近正常，而未被诊断的嗜铬细胞瘤为一巨大的潜在危险，可能在麻醉、手术、妊娠及某些药物等原因的诱发下，发生高血压危象或休克，因此早期诊断非常重要。

　　嗜铬细胞瘤可根据其临床表现和定性、定位检查做出诊断，但其临床表现多变，一般有典型高血压发作史者易联想到本病，而对持续性高血压或平时无高血压的"静止期"嗜铬细胞瘤则难以鉴别

笔记

和发现。因此，应把非典型表现者列为可疑嗜铬细胞瘤病例：①凡交替性发作有头痛、出汗、胸腹痛、神经质等可疑征象者；②消瘦患者、患波动性高血压者、病程短暂的恶性高血压并发糖尿病者或基础代谢率高而非甲状腺功能亢进者；③对神经节阻滞剂有良好反应者；④手术、麻醉、创伤、分娩时症状发作者；⑤因体检或其他疾病做影像学检查时发现肾上腺区或肾门、腹主动脉旁有不明肿瘤者；⑥青年高血压或有嗜铬细胞瘤家族史者。凡遇到上述可疑嗜铬细胞瘤病例，应对其进行详细检查。

血、尿甲氧基肾上腺素和甲氧基去甲肾上腺素浓度的测定是目前嗜铬细胞瘤最敏感和特异性最高的检测方法，美国 Mayo 临床中心推荐将尿甲氧基肾上腺素和甲氧基去甲肾上腺素浓度的测定作为一线筛查；血甲氧基肾上腺素和甲氧基去甲肾上腺素浓度的测定用于高度怀疑嗜铬细胞瘤者或影像学高度可疑，而 24 小时尿标本检测未见异常者。测定 24 小时尿 3 - 甲氧基 - 4 - 羟基苦杏仁酸（vanillylmandelicacid，VMA）是国内开展最多的项目，特异性尚好，敏感性不足。定位检查首选 B 超，如有阳性或可疑发现，再做 CT 或 MRI 检查加以确诊。如果怀疑有肾上腺外其他部位或微小的嗜铬细胞瘤应采用[131]I - MIBG 做全身扫描，既可定位，又能定性，并且对静止性或多发性嗜铬细胞瘤诊断具有决定意义。

手术切除是嗜铬细胞瘤的主要治疗手段，术后血压可降至正常，本例患者术后血压持续在正常范围，前述临床表现均消失。嗜铬细胞瘤患者预后主要取决于肿瘤属良性还是恶性，然而病理上常难以区分，主要依据是否存在非嗜铬组织的转移灶，从而判断其良性或恶性。

病例点评

嗜铬细胞瘤与副神经节瘤（phaeochromocytomas and paragangliomas, PPGLs）是遗传倾向明显的肿瘤之一，虽大多数原发于肾上腺，但 15%~20% 肿瘤来源于肾上腺外。近年来，随着临床遗传学等基础学科研究的进展，对 PPGLs 基因组学的研究进入了一个崭新阶段。目前已确认有 19 种易感基因可通过胚系或体细胞变异导致 PPGLs 发生。遗传性 PPGLs 主要与希佩尔 – 林道病（von Hippel – Lindau, VHL）基因、RET 基因、1 型神经纤维瘤病（neurofibromatosis type 1，NF1）基因、琥珀酸脱氢酶（succinic dehydrogenase，SDH）B 和 D（B/D）基因突变相关。该患者因当时医疗条件有限，未能完善上述基因检测，但目前基因检测已广泛开展。随着生化和基因检测更为准确，PPGLs 已成为较易检测的具遗传倾向的肿瘤之一。通过对 PPGLs 基因组学 – 代谢组学 – 遗传学关系的研究，可以更好地理解其发病机制、实验室诊断、随访监测和治疗干预，也可为其他类似疾病的诊断与治疗提供借鉴。由于 PPGLs 是罕见的肿瘤，只有通过多学科密切合作，才能实现对患者的最佳管理。作为多学科联系的枢纽，与临床遗传学结合的检验医学可能是将来此类疾病诊断与预后研究的主要突破点。

MIBG 仍是经典的 PPGLs 核素显像方法。Timmers 等报道了良性 PPGLs 患者的 ^{18}F – FDG 诊断敏感性为 77%、特异性为 90%；与 ^{131}I – MIBG 的敏感性（75%）和特异性（92%）相近。但在恶性 PPGLs 患者中，^{18}F – FDG 的敏感性为 83%，而 ^{131}I – MIBG 的敏感性仅 50%。^{131}I – MIBG 目前已经广泛用于恶性 PPGLs 的治疗。

虽然散发性 PPGLs 复发转移风险较低，且暂未发现患者家族成员有发生肿瘤的风险，但仍建议对患者进行至少10年的随访监测。

高血压患者如果经过正规治疗效果不佳者应做进一步检查，尤其对年轻患者、病史短、进展快、经规范降压治疗效果不佳及无高血压家族史者，应考虑到内分泌疾病所致继发性高血压的可能。

参考文献

[1] 于新路, 王禾, 张波. 肾上腺嗜铬细胞瘤的诊断与手术治疗 [J]. 临床泌尿外科杂志, 2003, 18 (2): 83 – 85.

[2] MENARA M, OUDIJK L, BADOUAL C, et al. SDHD immunohistochemistry: A new tool to validate SDHx mutations in pheochromocytoma/paraganglioma [J]. J Clin Endocrinol Metab, 2015, 100 (2): E287 – E291.

[3] FISHBEIN L, KHARE S, WUBBENHORST B, et al. Whole – exome sequencing identifies somatic ATRX mutations in pheochromocytomas and para – gangliomas [J]. Nat Commun, 2015, 6: 6140.

[4] 闫朝丽, 曾正陪, 童安莉, 等. 嗜铬细胞瘤良恶性鉴别的临床分析 [J]. 中华医学杂志, 2005, 85 (43): 3086 – 3089.

[5] 姜蕾, 王卫庆, 张军妮, 等, 高效液相色谱电化学法测定血间甲肾上腺素类物质方法的建立及临床应用 [J]. 中华内分泌代谢杂志, 2004, 20 (6): 561 – 563.

[6] 张心如, 徐佑璋, 司捷, 等. ^{131}I – MIBG 肾上腺髓质扫描在嗜铬细胞瘤的诊断价值 [J]. 临床泌尿外科杂志, 2003, 18 (8): 454 – 455.

[7] EISENHOFER G, BOMSTEIN S R, BROUWERS F M, et al. Malignant pheochromocytoma current status and initiatives for future progress [J]. Endocrine Related Cancer, 2004, 11 (3): 423 – 436.

（王娟）

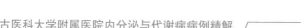

病例18　心悸、多汗2年的嗜铬细胞瘤

病历摘要

【基本信息】

患者，男性，54岁。

主诉：间断阵发性腹部不适2年。

现病史：患者2年前无明显诱因间断出现阵发性腹部不适，伴出汗、心悸、气短，每次持续5~6分钟，未测血压，无头痛，无面色潮红或苍白，症状可自行缓解，未予重视，于2017年5月17日患者自觉上述症状频繁出现，伴有头晕、便意，腹部不适缓解后出现口干、多尿，无多食，无明显消瘦，就诊于包头市某医院，门诊查立位RAAS：肾素65.66 pg/mL，血管紧张素Ⅱ 449.83 pg/mL，醛固酮75.4 pg/mL，腹部彩超示右侧肾上腺实质结节，肠镜示结肠多发息肉，腹部CT考虑右侧肾上腺腺瘤、左肾小囊肿。给予抗感染、保护胃黏膜治疗，未缓解，为进一步明确诊治入我院，病程中患者有头晕、视物模糊，无乏力，无恶心、呕吐，无发热、胸痛，无腹泻，无四肢麻木、发凉，精神饮食可，睡眠差，大小便正常。

住院期间患者无明显诱因再次发作，出现腹部不适、头痛、心悸、出汗、面色潮红，伴有便意，测血压192/108 mmHg，持续约5分钟，予以对症治疗后好转，同时采血、留尿行相关化验。

既往史：患者有2型糖尿病史10年，予以门冬胰岛素30注射

笔记

液早22 U、晚20 U，餐前皮下注射降糖，血糖控制差；否认冠心病、高血压等病史。

家族史：患者父母、兄弟姐妹、子女体健，否认相关疾病。

【体格检查】

血压120/90 mmHg，身高180 cm，体重81 kg，BMI 25 kg/m²，腰围94 cm，臀围100 cm，腰臀比值0.94，10 g尼龙丝试验右足2/5异常，左足1/5异常，音叉振动感觉正常。

【辅助检查】

1）发作时：血浆甲氧基肾上腺素3.05 nmol/L（≤0.50 nmol/L），血浆甲氧基去甲肾上腺素1.61 nmol/L（≤0.90 nmol/L），3－甲氧基酪胺（－）。24小时尿香草扁桃酸（－），24小时尿肾上腺素（－），24小时尿去甲肾上腺素（－），24小时尿多巴胺（－）。

2）血常规、肝功能、肾功能、离子、尿常规、便常规未见明显异常；24小时尿钙3.8 mmol/24 h（2.5 ~ 7.5 mmol/24 h），AND 1.7 ng/mL（0.3 ~ 10 ng/mL），硫酸去氢表雄酮90.6 μg/dL（35 ~ 430 μg/dL），降钙素10.06 pg/mL（0 ~ 9.52 pg/mL），小剂量地塞米松抑制试验被抑制。

3）肾上腺增强CT：右侧肾上腺腺瘤（图18 - 1）。^{99m}Tc－奥曲肽SPECT/CT显像：双侧肾上腺区域未见异常显像剂浓聚。

【诊断】

嗜铬细胞瘤，2型糖尿病，结肠多发息肉，左肾囊肿。

【诊疗经过】

①以酚苄明术前准备后行手术治疗；②甘精胰岛素＋门冬胰岛素注射液降糖治疗。

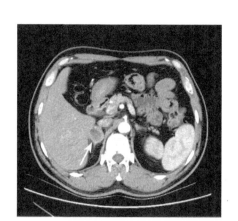

图 18 -1　肾上腺 CT 增强

【随访】

术后病理回报：（右肾上腺）嗜铬细胞瘤（组织多块，4 cm ×
4 cm×1.5 cm），无法准确评估瘤体积。镜下见瘤组织细胞呈弥漫
性生长，一处可见小灶梭形细胞区域，核分裂 1～2 个/30HPP，核
呈多形性，但未见坏死，该肿瘤生长略活跃。患者术后一年未再发
生腹部不适、出汗、心悸、气短等症状，血糖较术前好控制。

病例分析

嗜铬细胞瘤（pheochromocytoma，PHEO）是指来源于肾上腺髓
质嗜铬组织的肿瘤，能产生过量儿茶酚胺［肾上腺素、去甲肾上腺
素和（或）多巴胺］。副神经节瘤起源于分布于椎旁如胸部、腹部
和骨盆交感神经节的肾上腺外嗜铬细胞。副神经节瘤也可来源于沿
颈部和颅底分布的舌咽、迷走神经的副交感神经节；这些副神经节
瘤不产生儿茶酚胺。80%～85% 的嗜铬细胞来源肿瘤为嗜铬细胞瘤，
15%～20% 为副神经节瘤，这里统称为 PPGL。

PPGL 的患病率在普通高血压门诊为 0.2%～0.6%，男女发病率

笔记

无明显差别，多见于 40~50 岁，肿瘤多为单发，直径多在 2.5 cm 以上，15%~24% 可多发。临床表现为发作性或持续性高血压，也可为持续性高血压阵发性加重，或高血压与低血压（甚至休克）交替出现。典型的发作性高血压伴头痛、心悸、多汗，也可有面色苍白或潮红、焦虑等，重则发生脑出血、心肌梗死、休克，甚至猝死。发作持续几分钟至几小时，可每日发作数十次，或仅每年发作几次。特别是肾上腺激素分泌增多的患者，可出现基础代谢率升高的表现，如消瘦、乏力、多食、多尿、低热等。40% 的患者有血糖水平的升高，少数患者以糖尿病为主要表现。少数存在易于扪及的巨大腹部肿块，触摸肿瘤常可致高血压发作。

儿茶酚胺释放入血呈"间歇性"，血、尿儿茶酚胺于高血压发作时明显增高，可行发作时血、尿中相关激素水平的测定。VMA 为儿茶酚胺的代谢终产物，发作后 4 小时尿 VMA 定性及发作后 24 小时尿 VMA 定量测定有诊断价值。儿茶酚胺可在肿瘤细胞内代谢产生中间产物甲氧基肾上腺素类似物（metanephrines，MNs），可少量释放入血。血浆游离 MNs 和尿分馏的甲氧基肾上腺素测定在诊断儿茶酚胺增多症的敏感性方面优于传统儿茶酚胺的测定。Manu T 和 Runge 在 Meta 分析中首次提出测定尿甲氧基肾上腺素类物质以诊断 PPGL 的敏感性优于直接检测儿茶酚胺和 VMA。美国国立卫生研究院进行了筛查遗传性 PPGL 患者的研究，血浆测定游离甲氧基肾上腺素类物质诊断的敏感度高达 97%，超出了其他检测方法 47%~74%。血浆游离或尿液中分馏的甲氧基肾上腺素类物质诊断的敏感性很高，但假阳性率高达 19%~21%。儿茶酚胺及其代谢产物的检测结果受多种生理、病理因素及药物的影响，存在假阳性和假阴性，需多次检查，进行综合判断。除非有用"金标准"质谱分析法直接比较血浆和尿液 MNs 的数据，否则不能推荐哪种方法更优越。

当甲氧基肾上腺素类物质和甲氧基肾上腺素均升高或其中任一种单独升高 3 倍或远超过正常上限时，应通过影像学检查确定肿瘤位置。当检测结果处于临界阳性而肿瘤的可能性偏小时，需要随访动态观察。很少情况下，PPGL 在生化检测中是正常的。

CT、MRI 扫描腹部及盆腔，以检出肾上腺和（或）肾上腺外多发病变，必要时扫描胸部和头部。其中增强 CT 为优选检查，肿瘤密度不均和显著强化为其特点；MRI 对于评价血管有无侵犯及探测多发病灶、转移病灶及头颈部的副神经节瘤更有优势，可选择使用。间碘苄胍（metaiodobenzylguanidine，MIBG）为去甲肾上腺素类似物，能被嗜铬细胞摄取。放射性 MIBG 显像可同时进行解剖和功能的定位，有较高的特异性和敏感性。[131]I – MIBG 对嗜铬细胞瘤诊断的敏感度为 85% ~ 88%，对副神经节瘤的敏感度则为 56% ~ 75%，而其特异度分别为 70% ~ 100% 和 84% ~ 100%。嗜铬细胞瘤可表达生长抑素受体，奥曲肽为生长抑素类似物，与生长抑素受体有亲和性，因而可用于诊断该病，但奥曲肽显像敏感性不及 MIBG。

所有 PPGL 患者均应参与基因检测。每位患者均需考虑基因检测并不意味着所有患者均必须进行该检测。特别是从经济花费的角度考虑，基因检测对于单侧嗜铬细胞瘤、无综合征表现或恶性特征者、无阳性家族史患者而言，其价值有限。故其对于高危家族遗传病诊断的重要性必须与基因检测的任何负面因素和经济花费相权衡。

嗜铬细胞瘤的治疗需要多学科联合，内科进行药物准备后，外科行手术治疗。手术切除是嗜铬细胞瘤最有效的治疗方法。术前必须进行 10 ~ 14 天或更长时间的 α 受体阻滞剂的充分准备。还包括高钠饮食和液体摄入，以逆转儿茶酚胺引起的术前血容量下降，防止肿瘤切除后引起严重的低血压。术中备酚妥拉明或硝普钠以防血压骤升，出现低血压、周围循环不良等低血容量的表现时，立即扩容治疗，必要时使用去甲肾上腺素滴注。良性肿瘤可治愈。

该患者为中年男性，否认相关疾病的家族史，症状典型，有腹部不适、头痛、心悸、出汗、面色潮红，发作时呈阵发性高血压，发作时行相关检查化验提示血浆甲氧基肾上腺素、甲氧基去甲肾上腺素显著升高，肾上腺增强 CT 提示右侧肾上腺腺瘤，虽然 24 小时尿香草扁桃酸、24 小时尿肾上腺素、24 小时尿去甲肾上腺素、24 小时尿多巴胺均阴性，考虑出现假阴性，^{99m}Tc – 奥曲肽 SPECT/CT 显像：双侧肾上腺区域未见异常显像剂浓聚，考虑此例嗜铬细胞瘤不表达生长抑素受体 2 或 5，因此显像为阴性，故考虑患者为嗜铬细胞瘤，术前予以酚妥拉明准备后行手术治疗，病理回报嗜铬细胞瘤，术后 1 年随访患者未再出现上述症状，血糖较术前好转。

病例点评

嗜铬细胞瘤会引起患者血压升高等一系列临床综合征，并造成心、脑、肾等器官的严重并发症。临床中若患者出现阵发性、持续性高血压或在持续性高血压的基础上阵发性加重，应考虑嗜铬细胞瘤可能，如果同时有头痛、心悸、出汗典型三联征，应高度怀疑嗜铬细胞瘤，同时应行血浆甲氧基肾上腺素、甲氧基去甲肾上腺素检测，尿分馏甲氧基肾上腺素类物质检测，发作后 4 小时尿 VMA 定性及发作后 24 小时尿 VMA 定量测定等检查，如果出现阳性结果，需进一步行 CT、MRI、放射性 MIBG 显像等检查；如果出现阴性或临界阳性结果，需动态随访。一旦确诊，大多数予以 α 受体阻滞剂行术前准备后行手术治疗，术后定期随访，动态观察患者是否有肿瘤的复发、转移等。如为恶性肿瘤，且已发生转移，不能手术者可考虑行^{131}I – MIBG 治疗。

参考文献

[1] 施秉银，陈璐璐. 内分泌与代谢系统疾病 [M]. 北京：人民卫生出版社，2015.

[2] MANU P, RUNGE L A. Biochemical screening for pheochromocytoma. Superiority of urinary metanephrines measurements [J]. Am J Epidemiol, 1984, 120 (5)：788 – 790.

[3] MCGOVERN M M, ELLES R, RONCHI E, et al. Molecular genetic testing in the United States：comparison with international practice [J]. Genet Test, 2008, 12 (2)：187 – 193.

（云素芳　闫朝丽　王媛）

病例 19　先天性肾上腺皮质增生症伴胰岛素抵抗

病历摘要

【基本信息】

患者，女性，29 岁。

主诉："月经不规律伴多毛 11 年"入院。

现病史：患者头胎足月顺产，无窒息史，出生体重 3.35 kg，女性外阴，身长不详，出生后无喂养困难，坐、爬、出牙、说话、走路时间同同龄人，生长发育同同龄人，身高居同龄人中上等，不挑食，喜咸食，喜欢体育运动，学习成绩中等，15岁乳房发育，身高增长至163cm之后身高未增加。18岁初潮同时逐渐出现毛发增多，初潮后月经一直不规律，曾就诊于当地一家私立中医诊所，口服中药治疗，规律服药1年期间，月经周期正常，经量少，有痛经，停药后月经周期为2~3个月，量稀少。2015年12月29日就诊于我院门诊，化验：ACTH 131.70 pg/mL，GLU 5.5 mmol/L，T 1.67 ng/mL。妇科彩超回报：右侧卵巢多囊样改变，子宫、左附件区未见异常。肾上腺CT报告：右侧肾上腺腺瘤。病程中患者无头痛、恶心、呕吐，无乏力、发作性松弛性瘫痪，无体重明显变化，精神、饮食、睡眠可，大便如常。

既往史： 否认糖尿病、高血压病史，否认激素类药物服用史。

家族史： 家族中无类似疾病史，母亲18岁初潮，月经规律，无多毛。

【体格检查】

身高163cm，体重75kg，BMI 29.3 kg/m²，生命体征无异常。发育正常，营养好，无向心性肥胖，无皮肤紫纹，无皮肤菲薄，前胸散在痤疮，肌肉较发达，毛发浓密，胡须和鬓角毛发、腋毛浓重，双下肢密布黑色体毛，声音略粗，甲状腺无肿大，双侧乳房V期，乳晕外周分布黑色长毛，心、肺、腹查体未及异常，双下肢无水肿。阴毛V期，呈正三角形，延至脐下，女性外生殖器，阴蒂略大。

【辅助检查】

1）血常规、尿常规、便常规均正常。

2）肝功能、肾功能、离子、血脂均正常。

3）FSH、LH、人绒毛膜促性腺激素、DHEA-S、GH、IGF、甲状腺功能均在正常范围。

4）血浆17-羟孕酮检测因当时我院未开展，未能完善。

5）中剂量地塞米松抑制试验睾酮被抑制66%，PRO被抑制85%，具体结果见表19-1。

表19-1　中剂量地塞米松抑制试验

时间	T ng/mL	PRO ng/mL	ACTH pg/mL
服药前	1.78	4.57	105.3
服药后	0.61	0.67	2.11

6）糖耐量及胰岛素释放试验结果见表19-2。

表19-2　糖耐量及胰岛素释放试验

项目	0 min	30 min	60 min	120 min	180 min
血糖（mmol/L）	3.7	8.5	11.6	9.5	5.4
胰岛素（μU/mL）	33.4	152.0	114.3	349.3	137

7）外院肾上腺CT提示肾上腺腺瘤，我科阅院外肾上腺CT片考虑双侧肾上腺增生，未见明显腺瘤。

8）肾上腺增强CT：双侧肾上腺增生。

9）垂体MRI：微腺瘤。

10）胸片：未及异常。

11）腹部彩超：脂肪肝。

12）21-羟化酶缺乏症点突变基因分析结果具体见图19-1。

检测基因	CYP21A2(NM_000500)					
可疑变异	变异位置	核苷酸变化	氨基酸变化	RS-ID	Hom/Het*	参考文献
	E1/CDS1	c.C92T	p.Pro31Leu	CM920227	Het	[1]
	E4/CDS4	c.T518A	p.Ile173Asn	CM880020	Het	[2]

*Hom：纯合突变；Het：杂合突变

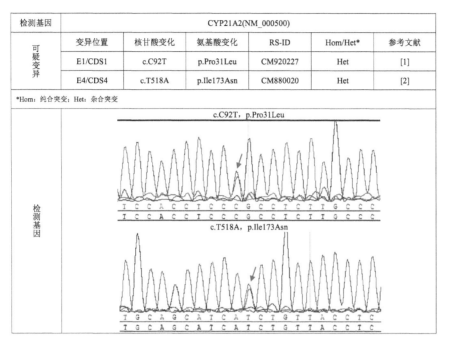

基因检测结果分析：检测到 3 个有临床意义的点突变。

图 19 - 1　21 - 羟化酶缺乏症点突变基因分析

【诊断】

先天性肾上腺皮质增生症，非经典型 21 - 羟化酶缺乏症，高胰岛素血症。

【诊疗经过】

患者服用格华止 0.5 g、3 次/日，每晚睡前服泼尼松 2.5 mg。

【随访】

1 个月后复查 8:00 am ACTH 及 PRO 降至正常水平，血浆胰岛素水平降至正常，2 个月后月经规律来潮。

病例分析

该患者为年轻女性，临床特点为月经稀发、多毛，查体仅表现为声音较粗，全身多毛、痤疮，余未及明显异常。辅助检查见 PRO 高，ACTH 高，CORT 正常，中剂量地塞米松抑制试验显示睾酮被抑制 66%。胰岛素测定提示高胰岛素血症，胰岛素抵抗稳态模式评估法（homeostasis model assessment，HOMA - IR）5.5，符合胰岛素抵抗。肾上腺 CT 示双侧肾上腺增生，垂体 MRI 提示垂体微腺瘤，妇科彩超提示右侧附件多囊。

CAH 是基因突变导致肾上腺皮质激素生物合成过程中必需酶缺陷进而使肾上腺皮质类固醇激素合成障碍引起的一组疾病。不同种族 CAH 发病率有很大差别，其中 21 - 羟化酶缺陷症（21 - hydroxylase deficiency，21 - OHD）是最常见的类型，占 90%~95%。21 - OHD 为常染色体隐性遗传病，是导致新生儿假两性畸形的常见病因，其发病率具有种族差异性。21 - 羟化酶缺乏使得泌乳素和血浆 17 - 羟孕酮不能羟化，导致盐皮质激素和 GC 合成受累，从而引起 ACTH 过度分泌，刺激肾上腺皮质增生及肾上腺源性雄激素合成和分泌增加。由于酶缺乏程度不同，21 - OHD 可导致的临床表现轻重也不同，按临床表现从重到轻依次可分为经典失盐型、单纯男性化型和非经典型，其中前两者又统称为经典型。

该患者临床表现符合先天性肾上腺皮质增生症、非经典型 21 - OHD，但中剂量地塞米松抑制试验未被完全抑制，分析原因可能为：患者存在高胰岛素血症，有胰岛素抵抗，高胰岛素血症刺激卵巢分泌较多的雄激素，因此患者体内的高雄激素并不完全来源于肾上腺，因此中剂量地塞米松抑制试验未被完全抑制。患者偏胖，性激素结合球蛋白降低，游离睾酮升高，也是患者高雄激素表现的其中一个原因。21 - OHD 及高胰岛素血症共同导致患者多毛及月经稀发。综上所述，该患者诊断为先天性肾上腺皮质增生症、非经典型 21 - OHD、高胰岛素血症、胰岛素抵抗、糖耐量减低。因此对该

笔记

患者治疗考虑予泼尼松和格华止联合口服，随访治疗效果较好，1个月后复查 ACTH、PRO、空腹血浆胰岛素均降至正常水平，2个月后患者恢复月经，后月经一直规律，远期生育希望较大。

病例点评

CAH 为肾上腺皮质类固醇激素合成障碍所引起的常染色体隐性遗传疾病，为编码皮质激素合成必需酶的基因突变所导致。人类有两个 CYP21 基因，即活性 CYP21B 基因和无活性 CYP21 假基因（CYP21A、CYP21P），CYP21A 假基因是由于人类进化过程中 CYP21A 基因启动子、外显子 III、外显子 V、外显子 VI 至 VIII 和内含子 II 突变所致。CYP21B 和 CYP21 基因之间有高度同源性，呈串联排列于 HLA III 型区域的 C4A/C4B、XA/XB、YA/YB 基因之间，定位于第 6 号染色体短臂。HLA - B、DR 和 CYP21 基因位点之间紧密连锁，因此可用 HLA 分型对 CYP21 缺陷症者进行基因分型，致病的 CYP21B 基因和无活性 CYP21 假基因均位于染色体6p21.3。基因的突变类型主要有纯合子突变和杂合子突变两种，研究显示，约75% 的患者为复合杂合突变（同时携带重型和轻型突变位点）。

基因突变所致酶缺陷会影响 CORT 合成过程，引起 CORT 合成不足，继发下丘脑 CRH 和垂体 ACTH 的分泌代偿性增加，从而导致肾上腺皮质增生。临床上，CAH 以 21 - 羟化酶（CYP21）缺陷症最常见，约占90% 以上，其又分为如下两种表型：经典型和非经典型，经典型又分为失盐型和单纯男性化型。经典失盐型，患者 CYP21 活性完全缺乏，以盐皮质激素缺乏、性发育障碍和雄激素增多为特征，胎儿期起病，出生后表现为 CORT 缺乏症群，女性新生儿出现生殖器男性化，并伴失盐症群（75%）；单纯男性化型，患

笔记

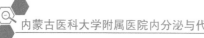

者 CYP21 有 1%~2% 生物活性，缺乏失盐和 CORT 不足的表现；非经典型，患者 CYP21 有 20%~50% 生物活性，发病时间较晚（多见于年长儿童或青春期），因肾上腺过度增生代偿致 CORT 不足，同时出现轻度的雄激素分泌过多。非经典型较经典型发病率高，非经典型发病率约为 1/500，经典型为 1/15 000~1/7000。

CAH 的治疗方案取决于患者的年龄、性别与病情，补充 GC 属于激素抑制性替代治疗，通过抑制 ACTH 分泌来纠正肾上腺源性雄激素合成增多。经典型和非经典型 CAH 均需补充 GC，而经典型 CAH 还需补充盐皮质激素。对于成年 CAH 患者，氢化可的松治疗效果欠佳时可考虑改为口服泼尼松或地塞米松治疗。

该患者易误诊原因分析：患者为育龄期女性，有月经稀发和高雄的临床表现，妇科彩超示多囊，性激素测定 FSH/LH 高，有高胰岛素血症及胰岛素抵抗，如未继续完善 ACTH、肾上腺 CT、中剂量地塞米松抑制试验及基因检测等，易被误诊为多囊卵巢综合征。

参考文献

[1] KOCHAR I P, JINDAL R. Diagnosis and management of congenitial adrenal hyperplasia in the child and adolescent [J]. Apollo Medicine, 2011, 8 (4): 261-265.

[2] 任小燕, 闫朝丽, 张少杰. 先天性肾上腺皮质增生症 1 例 [J]. 疑难病杂志, 2014, 13 (1): 92-93.

[3] 罗湘航, 袁凌青. 先天性肾上腺皮质增生症//廖二元. 内分泌学 [M]. 北京: 人民卫生出版社, 2007: 841.

[4] 罗飞宏. 先天性肾上腺皮质增生症诊断治疗进展 [J]. 中华实用儿科临床杂志, 2015, 30 (8): 565-569.

（王娟）

病例 20　先天性肾上腺皮质增生症：
　　　　21－羟化酶缺陷症

病历摘要

【基本信息】

患者 A，男性，9 岁。

主诉：生长增快及阴茎发育 1 年，初诊于本院内分泌科。

现病史：患儿足月顺产，第三胎第三产，出生体重 2.8 kg，身长不详，家属发现阴茎长（具体长度不详），出牙、站立、行走、说话与同龄儿童无差别，母乳喂养，近 1 年患者生长迅速，生长速度约 10 厘米/年，且唇上出现小胡须，阴茎发育，并出现阴毛。患儿发病以来，无头晕、头痛，无恶心、呕吐及视野缺损，无肢体活动障碍，无怕冷、腹胀、便秘，无纳差、恶心、呕吐，精神及食欲可，大便正常。

家族史：父母非近亲结婚，母亲孕期无避孕药及雄激素服用史，母亲孕期无长胡须，无痤疮，父母、亲属无其他不孕不育、小儿早夭史。

专科查体：血压 130/80 mmHg，身高 113 cm，上部量 56 cm，下部量 57 cm，体重 25 kg，发育正常，营养中等，面部多油，可见数个粉刺，唇上可见小胡须，脊柱呈正常生理弯曲，四肢运动自如，阴毛 P2 期，阴茎长 9 cm，周径 8.5 cm，左侧睾丸约 1 mL，右侧睾丸约 1.5 mL。

患者 B，女性，3 岁。

主诉：发现阴蒂肥大 1 年，就诊于本院内分泌科。

现病史：患儿足月顺产，第一胎第一产，出生体重 3.45 kg，身长不详，家属发现阴蒂肥大，未予重视，后逐渐发现患儿脾气较暴躁，但无易激惹，无身高及体重突增，但体重及身高均略高于同龄儿童，出牙、站立、行走、说话与同龄儿童无差别，母乳喂养至患儿 2 岁，无头晕、头痛，无恶心、呕吐及视野缺损，无肢体活动障碍，无怕冷、腹胀、便秘，食欲良好，精神可，大便正常。

家族史：父母非近亲结婚，母亲孕期无避孕药及雄激素服用史，母亲孕期无长胡须，无痤疮，父母、亲属无其他不孕不育、小儿早夭史。

专科查体：血压 90/60 mmHg，身高 98.5 cm，上部量 49 cm，下部量 49.5 cm，体重 19 kg。发育正常，营养中等。双乳 I 期，阴蒂长约 1.5 cm，阴毛 P1 期。

患者 C，女性，19 岁。

主诉：原发性闭经，就诊于本院内分泌科。

现病史：患者为第二胎第一产，早产儿（早产 1 个月），出生体重 3.0 kg，身长不详，出生时即见阴蒂肥大，未予重视，母乳喂养至 3 岁，抬头、坐、出牙、走路及说话等与同龄人相仿（具体不详），好动，皮肤偏黑，儿时身高较同龄儿高，6 岁时较为明显，13 岁时达 158 cm 后再无生长，自幼说话声音低沉，15 岁时发现喉结突出。5 ~ 7 岁时容易感冒，伴有腹泻，但无恶心、呕吐，13 岁时开始练体育，为摔跤运动员。一直无月经来潮，16 岁时出现过 2 次阴道分泌黏稠样白色物，持续约 2 天，2 次间隔 3 ~ 4 个月，此后再无此类现象出现。12 岁时因外形、性格偏向男性，且无月经，曾就诊于外院，行染色体检查，结果为46，XX，但未再进一步诊治。2014年5月体检发现睾酮高，就诊于我院内分泌科。病程中无头晕、头痛，无恶心、呕吐及视野缺损，无肢体活动障碍，无怕冷、腹胀、便秘，无纳差、恶心、呕吐，精神及食欲可，大便正常。

家族史：父母非近亲结婚，母亲曾流产1次，母亲孕期无避孕药及雄激素服用史，母亲孕期无长胡须，无痤疮，父母、亲属无其他不孕不育、小儿早夭史。

专科查体：血压120/80 mmHg，身高158 cm，上部量75 cm，下部量83 cm，体重63 kg，皮肤黑，口周胡须明显，毳毛多，声音低沉，有喉结，甲状腺无肿大，双侧乳房Ⅰ期，阴毛P6期，呈倒三角形分布，沿腹中线向上扩展，大腿内侧可见体毛，阴蒂增大。

【辅助检查】

1）3例病例中，ACTH、PRO、T（为成人水平）水平均增高，LH、FSH均为发育前水平（表20-1至表20-3），中剂量地塞米松抑制试验均可被抑制（表20-4至表20-6）。血、尿电解质检查均正常。

表20-1　患者A实验室检查结果

	检测值	参考范围
CORT（nmol/L）	198.72	171～536
ACTH（pg/mL）	154.30	7.2～63.3
FSH（mIU/mL）	1.12	1.5～12.4
LH（mIU/mL）	<0.01	1.7～8.6
T（ng/mL）	1.7	0.03～0.32（1～6岁）
E_2（pg/mL）	23.7	7.63～42.6

笔记

（续）

	检测值	参考范围
PRO（ng/mL）	25.56	0.2～1.4
PRA［ng/（mL·h）］	9.23	0.05～0.79
ALD（ng/mL）	0.21	0.059～0.174
AII（pg/mL）	109.29	28～52

注：PRA：plasma renin activity，血浆肾素活性；ALD：aldosterone，醛固酮；AII：angiotensin II，血管紧张素II。

表20-2　患者B实验室检查结果

	检测值	参考范围
CORT（nmol/L）	254.1	171～536
ACTH（pg/mL）	416.60	7.2～63.3
FSH（mIU/mL）	1.03	1.5～12.4
LH（mIU/mL）	<0.01	1.7～8.6
T（ng/mL）	0.88	0.03～0.32（1～6岁）
E_2（pg/mL）	20.41	7.63～42.6
PRO（ng/mL）	>60	0.2～1.4
FT_3（pg/mL）	4.2	2.3～4.2
FT_4（ng/dL）	1.32	0.89～1.76
TSH（μIU/mL）	1.91	0.64～6.27
PRA［ng/（mL·h）］	15.8	0.05～0.79
ALD（ng/mL）	0.54	0.059～0.174
AII（pg/mL）	105.34	28～52

表20-3　患者C实验室检查结果

	检测值	参考范围
CORT（nmol/L）	230.01	171～536
ACTH（pg/mL）	114.20	7.2～63.3
FSH（mIU/mL）	6.15	4～13（卵泡期）

（续）

	检测值	参考范围
LH（mIU/mL）	5.46	1~18（卵泡期）
T（ng/mL）	4.2	0.06~0.82
E_2（pg/mL）	25.56	39~189（卵泡期）
PRO（ng/mL）	47.59	0.27~2.6（卵泡期）
PRA［ng/（mL·h）］	85.78	4~24
ALD（ng/mL）	128.93	40~310
AII（pg/mL）	208.68	49~252

表 20-4　患者 A 中剂量地塞米松抑制试验

	ACTH （7.2~63.3 pg/mL）	T （0.03~0.32 ng/mL）	PRO （0.2~1.4 ng/mL）
对照日	272.10	1.54	19.93
服药后	3.49	<0.03	0.29

表 20-5　患者 B 中剂量地塞米松抑制试验

	ACTH （7.2~63.3 pg/mL）	T （0.03~0.32 ng/mL）	PRO （0.2~1.4 ng/mL）
对照日	51.36	1.29	5.08
服药后	<0.01	0.10	1.24

表 20-6　患者 C 中剂量地塞米松抑制试验

	ACTH （7.2~63.3 pg/mL）	T （0.03~0.32 ng/mL）	PRO （0.2~1.4 ng/mL）
对照日	248.8	4.46	41.2
服药后	2.14	0.75	3.11

　　2）影像学检查：患者 A，双肾上腺 CT 提示双侧肾上腺增粗；骨龄相当于 10~11 岁。患者 B，肾上腺 CT 提示左侧肾上腺增生；左手正位片测定骨龄为 7^+ 岁；妇科超声提示子宫、阴道及双侧卵巢可见，双侧腹股沟区未见异常回声。患者 C，肾上腺 CT 提示双

笔记

侧肾上腺皮质结节样增生；妇科超声提示子宫缩小，幼稚子宫？双附件区未见异常，双侧卵巢缩小，右卵巢内见生理性囊腔。

3）染色体检测：患者 B，染色体 46，XX；患者 C，染色体 46，XX。

4）基因检测：患者 C 行基因检测（图 20 - 1），结果是复合杂合突变，CYP21A1 - C2114R。

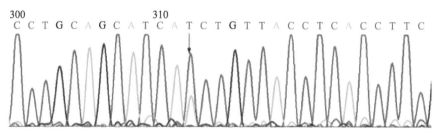

图 20 - 1　基因检测 c.515 T > A；p.I172N

【诊断】

先天性肾上腺皮质增生症，21 - 羟化酶缺陷症。

【治疗及预后】

患者 A，给予氢化可的松 8.6 mg/d，但该药物每片最小剂量为 10 mg，所以分两次口服（上午 1/3 片，睡前 2/3 片），分剂时造成的碎渣弃去。患儿处于发育期，为减少对生长的抑制，加用盐皮质激素、9α - 氟氢化可的松 100 μg/d，均分两次口服。连续药物治疗半年后，患儿面部痤疮减少，睾酮水平较前降低。

患者 B，给予氢化可的松 10 mg/d（上午 1/3 片，睡前 2/3 片），患儿处于发育期，为减少对生长的抑制，加用盐皮质激素、9α - 氟氢化可的松 50 μg/d，均分两次口服。

患者 C，初始给予醋酸氢化可的松 30 mg/d（上午 2/3 片，下午 1/3 片），睾酮、ACTH、PRO 水平下降不理想，将治疗方案改为

笔记

泼尼松 10 mg/d（上午 1/4 片、中午 1/4 片、晚上 1/2 片）。连续治疗半年，患者自觉乳房有触痛，查体可触及乳核，乳房分期Ⅲ期，开始有月经（月经量少、不规律），睾酮水平下降，超声提示子宫、卵巢较前增大。现仍口服泼尼松治疗。

病例分析

　　CAH 为肾上腺皮质类固醇激素合成障碍所引起的常染色体隐性遗传疾病，为编码皮质醇激素合成必需酶的基因突变所致。其病因为酶缺陷在 CORT 合成过程中引起 CORT 合成不足，继发下丘脑 CRH 和垂体 ACTH 的分泌代偿性增加，从而导致肾上腺皮质增生。肾上腺皮质类固醇激素合成途径见图 20 - 2。临床上，CAH 以 CYP21 缺陷症最常见，约占 90% 以上，其又分为如下两种表型：经典型和非经典型。经典型又分为失盐型和单纯男性化型。经典失盐型，患者 CYP21 活性完全缺乏，以盐皮质激素缺乏、性发育障碍和

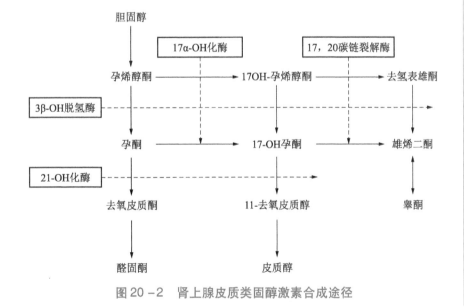

图 20 -2　肾上腺皮质类固醇激素合成途径

雄激素增多为特征，胎儿期起病，出生后表现为 CORT 缺乏症候群，女性新生儿生殖器男性化，并伴失盐症候群（75%）；单纯男性化型，患者 CYP21 有 1%~2% 生物活性，缺乏失盐和 CORT 不足的表现。非经典型，患者 CYP21 有 20%~50% 生物活性，发病时间较晚（多见于年长儿童或青春期），因肾上腺过度增生代偿 CORT 不足，同时出现轻度的雄激素分泌过多。非经典型较经典型发病率高，非经典型大约为 1/500，经典型大约为 1/（7000~15 000）。

患者 A，男患，9 岁以前即出现男性第二性征，睾酮为成人水平，男性在 9 岁之前出现第二性征的表现，称为"男性性早熟"，故该患儿符合性早熟诊断。性早熟分为中枢性性早熟和周围性性早熟，中枢性性早熟又称"真性性早熟"，是由下丘脑 - 垂体 - 性腺轴的功能提前启动所引发，特点是睾酮增高的同时 FSH、LH 也增高，睾丸发育。周围性性早熟又称"假性性早熟"，是由各种原因引起的雄激素或 hCG 增多所引发，特点是睾酮增高，但 FSH、LH 不高，尤其 LH 增高不明显，出现男性第二性征，睾丸未发育。该病例中 LH、FSH 不高，提示假性（周围性）性早熟。中剂量地塞米松抑制试验提示 ACTH、睾酮及 PRO 可被抑制，提示增高的睾酮来源于肾上腺，结合双肾上腺 CT 示双侧肾上腺增宽，考虑为先天性肾上腺皮质增生症。结合 PRO 增加，血压不高，提示为 21 - 羟化酶缺乏、单纯男性化型、假性性早熟。

患者 B，女患，主要表现为外生殖器男性化，查染色体示 46，XX，初步诊断为性分化异常，妇科超声未见睾丸样组织回声，提示假两性畸形。患者睾酮水平增高，睾酮来源于卵巢及肾上腺。该病例中剂量地塞米松抑制试验提示 ACTH、睾酮及 PRO 均明显被抑制，提示增高的睾酮来源于肾上腺，结合患者肾上腺增生，诊断为先天性肾上腺皮质增生症。而患者 PRO 活性增高，血压未见明显异常，考虑为 21 - 羟化酶缺陷症、假两性畸形。

患者 C，女患，出生时外生殖器即呈现男性化，于青春期缺乏女性第二性征（无乳房发育和月经来潮），查染色体核型为 46，XX，超声检查内生殖器为女性型，提示为假两性畸形。患者睾酮增高，中剂量地塞米松抑制试验提示 ACTH、睾酮及 PRO 均明显被抑制，提示增高的睾酮来源于肾上腺，结合患者肾上腺增生，诊断为先天性肾上腺皮质增生症。且患者 PRO 水平增高，血压正常，考虑为 21 - 羟化酶缺陷症、假两性畸形。进一步行基因检测，提示为复合杂合突变，CYP21A1 - C2114R，明确诊断为 21 - 羟化酶缺陷症。

人类有两个 CYP21 基因，即活性 CYP21B 基因和无活性 CYP21 假基因（CYP21A、CYP21P），CYP21A 假基因是由人类进化过程中 CYP21A 基因启动子、外显子Ⅲ、外显子Ⅴ、外显子Ⅵ至Ⅷ和内含子Ⅱ突变所致。CYP21B 和 CYP21 基因之间有高度同源性，呈串联排列于 HLA - Ⅲ型区域的 C4A/C4B、XA/XB、YA/YB 基因之间，定位于第 6 号染色体短臂。HLA - B、DR 和 CYP21 基因位点之间紧密连锁，因此可用 HLA 分型对 CYP21 缺陷症者进行基因分型，致病基因为 CYP21B 基因和无活性 CYP21 假基因，均位于染色体 6p21.3。基因的突变类型主要有纯合子突变和杂合子突变两种，研究显示，约 75% 的患者为复合杂合突变（同时携带重型和轻型突变位点）。CAH 的治疗方案取决于患者的年龄、性别与病情，补充糖皮质激素属于激素抑制性替代治疗，通过抑制 ACTH 分泌来纠正肾上腺源性雄激素合成增多。经典型和非经典型 CAH 均需补充糖皮质激素，而经典型 CAH 还需补充盐皮质激素，患者 C 使用氢化可的松治疗时对睾酮及 ACTH 的抑制作用不理想，改为泼尼松治疗后收到满意疗效，因而对于成年 CAH 患者，当氢化可的松治疗效果欠佳时可考虑改为口服泼尼松治疗。

🏥 病例点评

    CAH 中 21 – 羟化酶缺陷症的相关报道较少，其发病率可能并不低，尤其是非典型 21 – OHD，提出在临床工作中需提高警惕，尽量做到疾病的早发现、早治疗、早控制，降低雄激素水平，延缓骨骺过早融合，尽量提高最终身高。同时，抑制女性患者男性化，维持正常月经及提高生育能力，而使男性患者提高性功能，抑制睾丸中残余肾上腺组织来源的肿瘤形成。

参考文献

[1] 史轶蘩. 协和内分泌和代谢学 [M]. 2 版. 北京：科学出版社，2000：1156 – 1158.

[2] 廖二元. 内分泌代谢病学 [M]. 3 版. 北京：人民卫生出版社，2012：655 – 663.

[3] NIMKARN S, NEW M I. Prenatal diagnosis and treatment of congenital adrenal hyperplasia owing to 21 – hydroxylase deficiency [J]. Nat Clin Pract Endocrinol Metab, 2007, 3（5）：405 – 413.

[4] HUYNH T, MCGOWN I, COWLEY D, et al. The clinical and biochemical spectrum of congenital adrenal hyperplasia secondary to 21 – hydroxylase deficiency [J]. Clin Biochem Rev, 2009, 30（2）：75 – 86.

[5] SPEISER P W, DUPONT B, RUBINSTEIN P, et al. High frequency of nonclassical steroid 21 – hydroxylase deficiency [J]. Am J Hum Genet, 1985, 37（4）：650 – 657.

[6] NIMKARN S, NEW M I. Congenital adrenal hyperplasia due to 21 – hydroxylase deficiency：A paradigm for prenatal diagnosis and treatment [J]. Ann N Y Acad Sci, 2010, 1192：5 – 11.

（朱智峰　皇甫建）

笔记

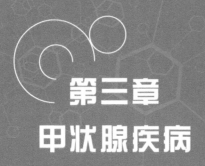

第三章
甲状腺疾病

病例 21　甲状腺毒症（外源性食物导致）

📋 病历摘要

【基本信息】

患者，男性，50 岁。

主诉：口渴、乏力、心悸、手抖 1 周。

现病史：患者 1 周前食用"猪气管"之后出现口渴、乏力、怕热、心悸、手抖，发作性松弛性瘫痪，情绪激动时上述症状加重，就诊于当地医院化验甲状腺功能：$FT_3 > 20$ pg/mL，FT_4 4.85 ng/dL，

TSH<0.01 μIU/mL，诊断为"甲状腺功能亢进症"，给予甲巯咪唑 20 mg/d，美托洛尔 25 mg/d，患者上述症状未见好转，且出现四肢及躯干皮疹伴瘙痒，故在服药 3 天后自行停药。为进一步诊治，患者就诊于我院内分泌科。病程中，患者出现头痛、头晕、心悸、烦躁、多汗，饮食好，睡眠差，精神一般，大小便正常，近期体重无明显变化。

【体格检查】

体温 36 ℃，脉搏 105 次/分，呼吸 20 次/分，血压 117/74 mmHg。发育正常，营养中等，神清语利，查体合作，步入病房。周身皮肤可见散在丘疹，皮肤潮湿，浅表淋巴结无肿大，头颅五官无异常。无突眼，甲状腺无肿大，气管居中，胸廓对称，双肺呼吸音清，未闻及啰音。心界不大，心音有力，心率105 次/分，律齐，未闻及杂音。腹平软，肝、脾未触及，无压痛及反跳痛。双下肢无水肿。

【辅助检查】

1）2018 年 6 月 3 日检查结果（外院）：甲状腺彩超提示甲状腺未见明显异常。甲状腺功能结果见表 21 – 1。

表 21 –1　甲状腺功能结果（2018 年 6 月 3 日）

项目	结果	单位	参考区间
FT$_3$	>20	pg/mL	2.0 ~ 4.4
FT$_4$	4.85	ng/dL	0.93 ~ 1.7
TSH	<0.01	μIU/mL	0.27 ~ 4.2

2）2018 年 6 月 12 日检查结果：甲状腺彩超提示甲状腺未见明显异常。血常规、生化、肝纤维化四项、尿便常规均未见异常。心、脑、颈彩超及头颅核磁未见异常。甲状腺功能结果见表 21 – 2。

笔记

表 21 - 2　甲状腺功能结果（2018 年 6 月 12 日）

项目	结果	单位	参考区间
FT$_3$	> 7.20	pg/mL	2.0 ~ 4.4
FT$_4$	1.60	ng/dL	0.93 ~ 1.7
TSH	0.01	μIU/mL	0.27 ~ 4.2
TGAb	< 10.00	IU/mL	0 ~ 115
TPOAb	8.71	IU/mL	0 ~ 34
TRAb	< 0.30	IU/L	0.3 ~ 1.75
hsCRP	1.70	mg/L	0 ~ 1.0

3）2018 年 6 月 17 日甲状腺功能检查结果见表 21 - 3。

表 21 - 3　甲状腺功能结果（2018 年 6 月 17 日）

项目	结果	单位	参考区间
FT$_3$	3.12	pg/mL	2.0 ~ 4.4
FT$_4$	0.86	ng/dL	0.93 ~ 1.7
TSH	0.02	μIU/mL	0.27 ~ 4.2

【诊断】

甲状腺毒症（外源性食物导致）。

【诊疗经过】

患者入院 1 周，未行药物治疗，但相关症状明显好转。嘱患者低碘饮食，给予普萘洛尔 10 mg，每日 3 次口服，1 周后复查甲状腺功能。

【随访】

2018 年 6 月 25 日检查结果（出院后随访）见表 21 - 4。

163

表21-4 甲状腺功能结果（2018年6月25日）

项目	结果	单位	参考区间
FT_3	3.08	pg/mL	2.0~4.4
FT_4	0.98	ng/dL	0.93~1.7
TSH	0.25	μIU/mL	0.27~4.2

 病例分析

甲状腺素在甲状腺内的含量通常比血液中的含量高100倍以上。需670℃以上高温才能被破坏，一般的烹调方法很难将其全部破坏。当食用猪气管或颈部时，常出现误食甲状腺的情况。误食猪甲状腺组织后，储存在甲状腺体内的甲状腺素就被人体大量吸收进入血液，血液中甲状腺素浓度迅速增高，这样不但影响甲状腺素分泌的正常调节，也引起体内糖、脂肪及蛋白质三大营养物质代谢的紊乱，出现一系列甲状腺毒症的高代谢症状，如果发现不及时，有可能由于甲状腺危象导致死亡。

外源性甲状腺毒症常见于以下原因：①医生给予超剂量的甲状腺激素来治疗甲状腺功能减退或甲状腺肿；在甲状腺切除术后利用大量甲状腺激素抑制分化型甲状腺癌患者的TSH；或在肥胖症、抑郁症方面出现误诊、误治。②患有潜在精神疾病者，如孟乔森综合征，可能故意过量服用甲状腺激素。③外源性甲状腺毒症也发生在不小心摄入甲状腺激素或甲状腺活性物质的患者身上，如服用含有甲状腺激素的减肥药物。④国内外均有大量报道显示屠宰场或施工工地为降低成本，将动物颈部组织切碎出售、食用，导致食用者中毒，严重时可能造成食用者短期内死亡。

药理研究表明，T_3、T_4口服后均可被吸收，T_3的半衰期为2

天。用药后 6 小时内起效，24 小时作用达高峰；T_4 的半衰期为 5 天，最大作用在用药后 7～10 天。本例患者在进食毒物后，24 小时内出现中毒症状，1 周时症状明显，这一临床特点与药物在人体内的代谢过程在时间上符合。在进食毒物后，突然有大量外源性甲状腺激素进入机体，血清 T_3、T_4 急剧升高，反馈抑制下丘脑功能，TSH 分泌减少。动物甲状腺腺体内含有大量的甲状腺素，正常人食入 1.8～3.0 g 新鲜甲状腺组织即可中毒，表现为高代谢综合征，大量时可造成肝、肾、心脏损害及甲亢危象，从而导致心源性猝死。

临床表现为头痛、眩晕、恐惧不安、四肢无力、酸痛、失眠、肌肉纤维颤动、恶心、呕吐、腹泻、心动过速、血压增高、发热、出汗过多、皮肤潮红等，一般在 2～3 周后方能完全恢复，亦有患者长期留有头痛、头晕、无力、心跳加速等症状。该患者在住院期间每周测甲状腺功能，指标持续好转，患者心悸、手抖、多汗等症状较前有所好转，1 周后随访甲状腺功能指标基本恢复正常，上述不适症状基本消失。以上结果进一步验证了诊断的准确性，为治疗方案提供了依据。

病例点评

误食动物甲状腺的病例不常见，往往根据既往史及临床特点可以诊断：既往无甲状腺疾病史，进食后短时间内发病；若为群体进食，一般为群体发病。发病症状明显，突出的表现为头痛、烦躁、怕热、多汗、面红、脉率增快等高代谢综合征，与甲亢表现相吻合。具有剂量效应关系，进食量大者症状重，进食量小者症状轻，未食用者不发病。实验室检查提示血清甲状腺激素 T_3、T_4 显著升高，TSH 明显受到抑制，多数病例血清胆固醇下降、血糖升高，并伴有不同程度的肝、肾功能损害。此病例鉴于进食量少，中毒症状较轻，实验室检查甲状腺功能迅速恢复，且于当地医院服用甲巯咪唑后出现过敏反应，故暂未用药。如症状较重，可给予药物治疗。这种外源性的T_3、T_4升高是暂时的，此类中毒不宜过长时间使用抗甲状腺药物，以免继发医源性甲状腺功能低下。

对于突发甲状腺毒症患者，给予其小剂量药物或是未给予药物干预，甲状腺功能指标迅速恢复，提示可能是误食甲状腺导致，需详细询问病史，包括发病前有无进食特殊食物、工作环境变化、外地游历史等，有报道本病病死率可达0.16%，超过一般食物中毒的病死率，故要提高对本病的认识，以减少漏诊、误诊的发生，迅速诊断、准确评估、及时干预、积极随访是关键。

参考文献

[1] 邵建伟.内分泌系统常用药物不良反应的防治［J］.中国临床医生杂志，2008，36（3）：9–12.

[2] 易智勇，黄忆明，朱明元.误食猪甲状腺引起食物中毒15例调查分析［J］.实用预防医学，2007，14（5）：1479.

[3] PUSL T, JAEHNIG H, DORN R. Thyrotoxicosis：A lesson from the slaughterhouse［J］. Ann Intern Med, 2011, 155（9）：646.

[4] 孙明亮，王荣喜，刘文帅，等.误食猪甲状腺中毒17例临床分析［J］.中华急诊医学杂志，2005，14（6）：521–522.

（王铭婕　王瑞平　闫朝丽）

病例 22　抗甲状腺药物致严重皮肤过敏

病历摘要

【基本信息】

患者，女性，49 岁。

主诉：乏力 3 个月，周身红疹 50 天余，加重 5 天。

现病史：患者 3 个月前因觉周身乏力于 2018 年 5 月 15 日至 18 日就诊于当地医院，诊断为"甲亢，肝损害，心功能不全"（具体检查不详），住院期间未使用任何药物，后转至当地上级医院消化内科住院治疗，诊断为"肝损害，甲亢，甲亢心脏病，慢性左心功能不全"（具体检查不详），予以口服甲巯咪唑 15 mg/d 及普萘洛尔、氯化钾、螺内酯药物治疗。2018 年 6 月 5 日患者因乏力加重再次住院，入院时查 CREA 217.56 μmol/L，UA、UREA 均高，甲状腺功能不详，入院 2 天后患者出现心率 17～170 次/分不等，在 17 次/分时出现短暂意识丧失，以及合并肾功能不全、高钾血症、代谢性酸中毒，转入当地医院 ICU 治疗，予以心脏临时起搏器治疗 1 周，期间继续口服甲巯咪唑 15 mg/d，2018 年 6 月 15 日患者周身出现豆粒大小红疹，次日红疹融合伴少量脱屑，予以外用"复方氟米松"及口服"西替利嗪"抗过敏治疗，效果不明显，6 月 20 日起患者每日大量脱屑（1 把/日），甲巯咪唑调整为 10 mg/d 口服，7 月 4 日至 5 日患者出现严重离子紊乱、急性肾衰竭，行药物治疗（具体不详），7月9日病情平稳出院，出院后继续"金水宝""尿毒清""甲巯咪唑"治疗。7月24日患者于当地医院复查，CREA仍高，且皮疹加重，周身皮肤潮红、肿胀，伴大量脱屑、厚痂，停用甲巯咪唑，改为丙硫氧嘧啶50 mg、每日3次口服。8月1日患者周身褶皱部位出现多发深在裂隙，一般情况差，无法下地行走，体温大致正常，无端坐呼吸，无恶心、呕吐。8月4日停用丙硫氧嘧啶。2018年8月6日至我院皮肤科就诊。病程中，患者精神、饮食、睡眠一般，有腹泻，每日4~5次，呈水样便。患者起疹前周身皮肤光滑，否认湿疹、银屑病等慢性病史。

既往史：否认手术外伤史，否认吸毒史，否认高血压、冠心病、糖尿病病史。

个人史：吸烟20年，已戒4月余，否认饮酒史。

【体格检查】

体形消瘦，面颈部、头皮、四肢、躯干均可见弥漫性黑红色水肿性斑片，其上可见大量灰白色片状鳞屑，密集糜烂、裂隙、抓痕，双手背、双足背等处可见厚黑痂，皱褶部位及肥厚部位大量深在裂隙（图22-1），头皮可见大量糠状白色鳞屑，四肢肿胀明显，质硬，未见明显凹陷性水肿，周身受累面积达100%。双肺呼吸音清，无异常呼吸音，心音有力，心率167次/分，律齐。腹软，无压痛、反跳痛。

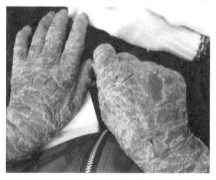

图22-1 治疗前

【辅助检查】

2018 年 8 月 6 日入院检查结果如下。

1）血常规：白细胞 $21.05 \times 10^9/L$ [$(3.5 \sim 9.5) \times 10^9/L$]，中性粒细胞 $13.66 \times 10^9/L$ [$(1.8 \sim 6.3) \times 10^9/L$]，血红蛋白 102 g/L（115 ~ 150 g/L）。

2）尿、便常规：pH 7.00，尿蛋白（ – ），隐血（ – ），白细胞 37.7/μL，上皮细胞 28.6/μL；便常规（ – ）。

3）肝功能：GGT 138.5 U/L（7 ~ 45 U/L），ALB 34.2 g/L；离子：Na^+ 130 mmol/L，K^+ 4.14 mmol/L。

4）肾功能：CO_2 CP 11.9 mmol/L（23 ~ 30 mmol/L），CREA 170 μmol/L（44 ~ 97 μmol/L），UREA 16.7 mmol/L（2.2 ~ 7.2 mmol/L），UA 811 μmol/L（150 ~ 350 μmol/L）。

5）甲状腺功能：FT_3 7.89 pg/mL（2.0 ~ 4.4 pg/mL），FT_4 1.66 ng/dL（0.93 ~ 1.7 ng/dL），TSH < 0.01 μIU/mL（0.27 ~ 4.2 μIU/mL），TPOAb 364.5 IU/mL，TRAb 12.28 IU/L（0.3 ~ 1.75 IU/L）。

6）其他：降钙素原 0.635 ng/mL（< 0.046 ng/mL）；抗中性粒细胞胞浆抗体（anti – neutrophil cytoplasmic antibody，ANCA）全项（ – ）；补体 C_3 0.33 g/L（0.9 ~ 1.8 g/L）；CRP 16.86 mg/L（0 ~ 5 mg/L）；凝血酶原时间 16.80 s（9 ~ 13 s），凝血酶原百分活动度 47.40%（70% ~ 130%）；B 型钠尿肽前体 22 126.0 pg/mL（< 300 pg/mL）；高敏肌钙蛋白 T 0.039 ng/mL（< 0.014 ng/mL）。

7）心脏彩超：主动脉瓣反流（轻度），二尖瓣反流（轻度）。

【诊断】

①红皮病；②Graves 病；③甲亢性心脏病，心功能Ⅳ级，心律失常——阵发性室上性心动过速；④肾功能不全；⑤肝功能异常。

笔记

【诊疗经过】

继续停用抗甲状腺药物，以对症支持治疗为主：VitC 2 g + 葡萄糖酸钙 2 g，qd × 8 d，静脉滴注；普萘洛尔片 10 mg，tid × 8 d，口服；百令胶囊 2 g，tid × 7 d，口服；海昆肾喜胶囊 0.44 g，tid × 7 d，口服；甲泼尼龙琥珀酸钠 20 mg，qd × 6 d，静脉滴注；复方氨基酸注射液 250 mL，qd × 6 d，静脉滴注；脂肪乳注射液 250 mL，qd × 6 d，静脉滴注；注射用磷酸肌酸钠 1 g，qd × 4 d，静脉滴注；丙酸氟替卡松乳膏、复方多黏菌素 B 软膏及皮肤保湿剂外用；以及对症纠酸、补钾等治疗。

经对症支持治疗后，患者面颈、躯干、四肢皮肤光滑，几乎无鳞屑，呈黑褐色，原糜烂、抓痕、裂隙全部愈合（图 22 – 2），8 月 14 日出院至外院行[131]I 治疗。出院时改为口服美卓乐 12 mg/d 并逐渐减量，继续皮肤外用药膏及保肾、降心率药物治疗。

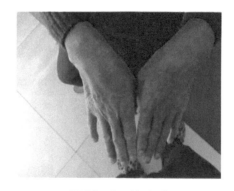

图 22 – 2　治疗后

病例分析

患者中年女性，以乏力起病，于当地医院确诊甲亢伴肝功能损害和心功能不全，起始以甲巯咪唑 15 mg/d 治疗，在口服甲巯咪唑 20 余天后出现皮肤弥漫性红色斑丘疹，行抗过敏治疗 + 甲巯咪唑减

笔记

量无明显好转，出院后皮肤病变范围继续扩大且程度加重。患者住院期间使用了多种药物治疗，但出院后用药为甲巯咪唑及保肾药物，考虑患者目前仍服用保肾药物无明显不良反应，故认为保肾药物无引起皮肤过敏可能性，因此高度怀疑患者对甲巯咪唑过敏。此外，患者抗甲状腺药物改为丙硫氧嘧啶后，皮肤病变继续加重，提示患者未脱敏或对丙硫氧嘧啶过敏。

抗甲状腺药物（anti – thyroid drug，ATD）是治疗甲状腺功能亢进症，尤其是 Graves 病的主要手段。药物主要包括丙硫氧嘧啶（Propylthiouracil，PTU）和甲巯咪唑（Methimazole，MMI）两类。PTU 和 MMI 的主要作用机制相似，都是通过抑制甲状腺内过氧化物酶活性，从而阻碍甲状腺内碘化物的氧化和有机化，进而阻碍甲状腺素和三碘甲状腺原氨酸的合成。此外，丙硫氧嘧啶还可以通过抑制四碘甲状腺原氨酸、甲状腺素 5'–脱碘酶从而抑制甲状腺素 T_4 向 T_3 转化。抗甲状腺药物具有多种不良反应，其中最被熟知的不良反应包括肝功能损害和粒细胞缺乏，因此在患者服药后应定期监测肝功能和血常规。彭丽丽等最新研究综合分析了国内外关于甲巯咪唑不良反应的报道，经统计发现服用甲巯咪唑造成的血液系统损害和肝胆系统损害分别占不良反应的 48.12% 和 22.26%，为最常见的两种不良反应，此外，皮肤及其附件损害的不良反应占 9.32%，排第 3 名，其他不良反应还包括全身性损害、呼吸系统损害、胃肠系统损害、肌肉骨骼系统损害、免疫功能紊乱、代谢和营养障碍等，但报道的比例更低。在已报道的皮肤损害的不良反应中，多数为皮疹和瘙痒，皮炎仅为个例。甲巯咪唑相关的泌尿系统损害也仅有极少数个例报道，Abigail Shell 等报道了一例甲巯咪唑引起 CREA 升高的病例。该病例提示我们在临床工作中不能仅限于熟知抗甲状腺药物具有"伤肝、杀白细胞"的作用，更应对抗甲状腺药物的其

笔记

他不良反应提高警惕，当患者出现全身性皮疹、CREA 升高时应及时停药观察。

病例点评

皮肤及其附件损害是抗甲状腺药物常见的不良反应之一，以药疹为最常见，多表现为荨麻疹，伴有皮肤瘙痒、抓痕，严重的皮炎罕见，多为个例报道。临床上最常用的抗甲状腺药物是 MMI，因其肝功能损害发生率明显低于 PTU，但在药疹的发生率方面，一项 2020 年最新发表的 META 分析示，MMI 与 PTU 无统计学差异。文献报道 MMI 药疹的发生率与剂量呈正相关，且多在 MMI 治疗 30 天内发生。对于 MMI 所致的轻度药疹，如局部瘙痒和局部皮疹，可加用抗组胺药物治疗并且 MMI 减量，症状可于 1 周内消失；如伴有明显的多处药疹，停用 MMI 或改为 PTU，加用抗组胺药物，症状也可于 1 周内消失；但当发生严重的全身性药疹时应停药治疗，且一般的抗组胺类药物可能无效。

参考文献

[1] 彭丽丽，刘巍，汤韧，等.甲巯咪唑药品不良反应/事件文献分析 [J].中国药物警戒，2018，15（7）：404 – 410.

[2] SHELL A, SULLIVAN J W. Acute kidney injury following methimazole initiation: A case report. J Pharm Pract [J], 2020, 33 (1): 99 – 101.

[3] YU W, WU N, LI L, et al. Side effects of PTU and MMI in the treatment of hyperthyroidism: A systematic review and meta – analysis. Endocr Pract [J]. 2020, 26 (2): 207 – 217.

[4] 王磊，石丽洁，李岩，等.药物过敏筛查对甲巯咪唑初治甲状腺功能亢进症患者所致药疹的预防效果 [J].广西医学，2018，40（7）：783 – 784.

笔记

（秦静　邱琳）

病例 23　甲巯咪唑导致 ANCA 相关性血管炎

病历摘要

【基本信息】

患者，女性，48 岁。

主诉： 心悸、手抖 10 年，加重伴水肿 10 天。

现病史： 患者于 2006 年出现心悸、双手颤抖，伴有乏力，体重 2 个月减轻 10 kg，就诊于当地医院，诊断为甲亢，给予甲巯咪唑 5 mg、每日 3 次口服，当药物减量至 5 mg、每日 1 次口服时，因依从性减弱，不能坚持用药导致疾病反复，2015 年 6 月于北京 301 医院行 ^{131}I 治疗，术后甲亢症状得到缓解，2016 年 1 月因心悸、双手颤抖、乏力症状再次发作，于我院门诊复查甲状腺功能提示甲亢复发，给予甲巯咪唑 10 mg、每日 1 次口服；2016 年 2 月，因甲亢症状加重，伴双下肢及颜面部水肿入院，自患病以来常感心悸、烦躁、易怒、怕热、多汗，无肢体松弛性瘫痪，大便 3~4 次/日，小便色清，无泡沫，体重未见明显变化。

既往史： 高血压病史 6 年，平素规律用药，血压控制在正常范围内。

【体格检查】

体温 36.5 ℃，脉搏 85 次/分，呼吸 20 次/分，血压 150/80 mmHg，

颜面部轻度水肿，双眼睑裂增宽，双眼球轻度突出，突眼度：14 mm – 97 mm – 15 mm，Stellwag 征阳性，甲状腺Ⅰ度肿大，质硬，无触痛，未触及结节，未闻及血管杂音，双下肢凹陷性水肿。

【辅助检查】

1）尿常规（2016年2月）：尿蛋白（++），尿潜血（+++），白细胞 11/HPF，红细胞 18/HPF，管型 1.63/μL，24 小时尿蛋白定量 0.99 g；尿红细胞形态：约 90% 红细胞形态异常伴体积减小。

2）血常规、肝功能、肾功能、离子未见异常。

3）甲状腺功能：TSH < 0.01 μIU/L（0.27 ~ 4.2 μIU/L），FT_3 3.14 pg/mL（2.0 ~ 4.4 pg/mL），FT_4 1.18 ng/dL（0.93 ~ 1.7 ng/dL）；TPOAb > 600 IU/mL（0 ~ 34 IU/mL），TGAb > 4000 IU/mL（0 ~ 115 IU/mL），TRAb > 40 IU/L（0.3 ~ 1.75 IU/L）。

4）ANCA 全项：抗髓过氧化物酶抗体（myeloperoxidase – antineutrophil cytopasmic antibody，MPO – ANCA）23.00 RU/mL（< 20 RU/mL），蛋白酶 3 – 抗中性粒细胞抗体（proteimase 3 – antineutrocyte antibody，PR3 – ANCA）6.00 RU/mL（< 20 RU/mL），抗肾小球基膜抗体（Anti – glomerular basement membrane antibody，GBM）0.00 RU/mL（< 20 RU/mL），抗中性粒细胞抗体 – 间接免疫荧光（antineutrocyte antibody – indirect immunofluoresent method，ANCA – IIF）1 : 10（+）。

5）维生素 D 3.55 ng/mL（10 ~ 70 ng/mL），PTH 129.3 pg/mL（15 ~ 65 pg/mL），血 Ca 2.13 mmol/L，行高钙抑制试验：予钙尔奇 D 600 mg、每日 2 次口服，罗盖全 0.25 μg、每日 2 次口服。1 周后复查示：PTH 32.5 pg/mL，血 Ca 2.23 mmol/L。

6）心电图：心律失常，阵发性房颤。

7）甲状腺彩超：左叶 23 mm × 24 mm × 48 mm，右叶 20 mm × 22 mm × 47 mm，峡部 6.8 mm，实质回声增粗减低，CDFI：甲状腺血流分布正常。甲状腺 ECT：甲状腺血流灌注增高，以左叶为主，左叶体积较右叶明显增大，符合甲亢治疗后表现，称重 75.81 g。摄碘率：甲状腺摄碘率高于正常范围。

8）2018 年 5 月门诊随访：尿常规：尿蛋白（－），尿潜血（－），红细胞 3.5/HPF；甲状腺功能：TSH 5.97 μIU/L（0.27 ～ 4.2 μIU/L），FT_3 0.85 pg/mL（2.0 ～ 4.4 pg/mL），FT_4 2.14 ng/dL（0.93 ～ 1.7 ng/dL）；ANCA 全项：MPO - ANCA 7.15 RU/mL（< 20 RU/mL），PR3 - ANCA 2.63 RU/mL（< 20 RU/mL），GBM 0.00 RU/mlL（< 20 RU/mL），ANCA - IIF（－）。

9）心电图（2018 年 5 月）：窦性心律，大致正常。

【诊断】

①甲状腺功能亢进症，Graves 病，桥本甲亢不除外，[131]I 术后复发，甲状腺毒症心脏病，心功能不全（NYHA Ⅲ级），心律失常（阵发性房颤）；②高血压病 3 级（很高危）；③药物相关性血管炎。

【诊疗经过】

①针对药物相关性血管炎，停用甲巯咪唑，监测尿常规及尿蛋白定量。②针对甲亢再次给予[131]I 治疗；③针对甲状腺毒症心脏病、心功能不全给予呋塞米 20 mg、每日 1 次，螺内酯 20 mg、每日 1 次口服；酚妥拉明 10 mg + 生理盐水 150 mL 静脉滴注，单硝酸异山梨酯 40 mg、每日 1 次口服；针对阵发性房颤给予倍他乐克 25 mg、每日 1 次口服控制心室率；④针对高血压病 3 级（很高危）给予马来

酸左旋氨氯地平 2.5 mg、每日 1 次口服，厄贝沙坦片 150 mg、每日 1 次口服。

病例分析

甲状腺功能亢进症（以下简称"甲亢"）的常见病因为 Graves 病、自身免疫性甲状腺炎，可根据甲状腺特异性抗体如 TRAb、TPOAb、TGAb 予以鉴别，因为疾病病因不同，病情演变过程亦各有不同，本病例甲状腺相关抗体均为阳性，甲状腺 ECT 及摄碘率结果均符合甲亢表现，患者病程长，病情迁延不愈、反复发作，故 Graves 病诊断明确，但患者 TPOAb、TGAb 抗体亦明显升高，桥本甲亢也不除外。该疾病治疗方法国内外指南均推荐以下三种疗法：抗甲状腺药物、放射性[131]I 治疗、手术治疗。医生应与患者讨论每一项治疗方案，包括获益、预期恢复速度、潜在的不良反应及费用等。医生应在最充分的临床评判基础上为患者提供建议。①抗甲状腺药物治疗优点为无手术创伤，甲状腺功能减退症（以下简称"甲减"）风险较小，疾病有缓解可能；缺点为药物不良反应多，可能引起粒细胞减少、皮疹、中毒性肝病，且药物治疗疗程长，部分患者依从性差不能坚持至疾病完全缓解，且容易出现病情反复。②放射性[131]I 治疗优点为可使疾病得到迅速缓解，甚至完全缓解，治愈率达 85% 以上，此法简便安全、费用低廉、效益高；缺点为治疗后发生甲减的概率明显升高，每年增加 5% 左右，10 年可达到 40% ~ 70%，治疗期间因甲状腺细胞被破坏，大量甲状腺激素进入循环，有发生甲亢危象和加重 Graves 眼病的风险，而放射性治疗所引起的恶性肿瘤风险目前仍有争议，尚无确切定论，妊娠和哺乳期妇女为该治疗的禁忌人群。③手术治疗优点为迅速解除甲状腺压迫症状，

笔记

尤其适用于胸骨后甲状腺肿、多结节性甲状腺肿伴甲亢，治疗缓解率高；缺点为创伤性操作，合并心、肝、肾疾病的患者不能耐受手术，并发症为甲减和喉返神经损伤。本病例起始使用抗甲状腺药物治疗，患者依从性差，病情反复，不能得到缓解，病程长达 10 年，合并出现甲状腺毒症心脏病，后续使用甲巯咪唑治疗过程中出现抗甲状腺药物相关性血管炎，经系统评估后，最终选择放射性^{131}I 治疗，使疾病得到完全缓解。

甲状腺毒症心脏病首先要控制甲状腺功能至正常，同时行放射性^{131}I 治疗后，为防止放射性损伤后引起的一过性高甲状腺激素血症加重心脏病变，应尽早给予 β 受体阻断药保护心脏，该类药物可控制心动过速，也可控制心房纤颤，此病例在联合使用 β 受体阻断药的同时，心功能不全症状逐渐缓解，阵发性房颤自行转复为窦性心律，病情明显好转。

ANCA 相关性血管炎的病因分为原发和继发两类，当除外继发性病因后方可诊断为原发性血管炎，继发性病因较多，如感染、肿瘤、弥漫性结缔组织病、病毒性肝炎、药物、器官移植等，其中能引起血管炎的药物也有多种，如抗生素类、抗甲状腺药物、抗肿瘤坏死因子药物、精神活性药物、别嘌醇、柳氮磺吡啶等。甲亢患者在使用抗甲状腺药物治疗的过程中，可能会出现各种不良反应，常见为粒细胞减少、皮疹及中毒性肝病等，而抗甲状腺药物所致血管炎较为少见，与丙硫氧嘧啶相比，使用甲巯咪唑出现血管炎的情况更为少见。据文献报道，甲巯咪唑在抗甲状腺药物相关血管炎中发病中仅占25%，用药期间发生 ANCA 阳性者占 0 ~ 16%，平均 0.8人/年，亦不是药物相关性血管炎的危险因素。疾病发生的病因机制目前尚不明确，ANCA 是本病特异性血清标志物，多数患者血清中可以检出 MPO - ANCA，特别是在女性中，并且最常与 MPO -

ANCA 相关；抗 PR3 抗体亦有少量报道；服用抗甲状腺药物的时间越长，ANCA 的阳性检出率越高。临床表现以肾脏、关节、皮肤黏膜、呼吸系统受累常见，消化、神经系统也可受累，当出现以下 ≥ 3 个临床表现后，血管炎诊断即可成立：①发热、乏力及体重下降等非特异症状；②关节痛、肌肉痛；③皮疹、皮肤溃疡等皮肤损害；④口腔溃疡、巩膜炎、耳鸣、耳聋、鼻炎等五官损害；⑤单神经炎。或者当累及肺脏出现咯血、呼吸衰竭或累及肾脏出现血尿、蛋白尿、肾功能受损时，临床诊断亦成立。该病多见于年轻女性，及时发现、及时停药后往往可以避免终末期肾病的发生。该病例以血尿、蛋白尿为主要临床表现，实验室检查示 ANCA 阳性，停用甲巯咪唑后 ANCA 及尿红细胞、尿蛋白逐渐转为阴性，符合药物性血管炎病程演变过程，这提示我们在使用甲巯咪唑治疗甲亢时应警惕这种少见病，注意早期诊断、早期治疗以防止不可逆的损伤出现。

病例点评

抗甲状腺药物在使用过程中有诸多不良反应，少见的不良反应应引起我们警惕，虽然在使用甲巯咪唑的过程中很少会出现 ANCA 相关性血管炎，但在治疗的过程中当患者出现相应的症状、体征时也应加以注意，当累及肾脏时，尿常规及 ANCA 的检查是最直观的检测指标。该病例得益于早期发现、早期诊治，仅停用甲巯咪唑后，血尿、蛋白尿逐渐转阴，未曾进一步使用激素或免疫抑制剂治疗，在疾病的初期即进行了干预治疗，防止了疾病进入不可逆转的阶段。

参考文献

[1] ROSS D S, BURCH H B, COOPER D S, et al. 2016 American Thyroid

Association Guidelines for diagnosis and management of hyperthyroidism and other causes of thyrotoxicosis [J]. Thyroid, 2016, 26 (10)：1343 - 1421.

[2] 刘超，蒋琳.抗甲状腺药物不良反应的再认识 [J].中华内分泌代谢杂志，2011, 27 (6)：529 - 532.

[3] BALAVOINE A S, GLINOER D, DUBUCQUOI S, et al. AntiNeutrophil cytoplasmic antibody - positive small - vessel vasculitis associated with antithyroid drug therapy：How significant is the clinical problem? [J]. Thyroid, 2015, 25 (12)：1273 - 1281.

（岳瑶　闫朝丽）

病例 24　甲状腺激素抵抗综合征

病历摘要

【基本信息】

患者，女性，40 岁。

主诉：颈部不适 2 周，于 2016 年 1 月 11 日入院。

现病史：患者 2 周前无明显诱因出现颈部不适，无发热，伴咽痛及轻微吞咽困难，就诊于我院门诊，甲状腺彩超（2015 年 12 月 30 日）示：甲状腺多发混合性结节，右叶结节较大，结节性甲状腺肿？甲状腺功能（2015 年 12 月 31 日）：TGAb 242.6 IU/mL, TPOAb 14.94 IU/mL, TSH 2.1 μIU/mL, FT$_3$ 8.61 pg/mL, FT$_4$ 5.27 ng/dL, 为进一步诊治以"垂体 TSH 瘤？甲状腺激素抵抗综合征？"

179

收入院，病程中患者无多食善饥，无乏力，无声音嘶哑，无心悸、多汗，无腹痛、腹泻，病后食欲好，睡眠好，精神好，小便黄，大便正常，近期体重无明显变化。

既往史：否认高血压、糖尿病、冠心病病史。无手术外伤史，无结核、肝炎等传染病史。

家族史：否认家族类似病史。

【体格检查】

体温36.0 ℃，脉搏88次/分，呼吸20次/分，血压140/90 mmHg。皮温正常，无潮湿或干燥，突眼（－），甲状腺Ⅲ度肿大，右叶明显，右叶压痛，未闻及杂音。心、肺、腹、脊柱、四肢、神经系统查体均无阳性体征。

【辅助检查】

1）血、尿、便常规（－）。

2）肝功能、肾功能、离子、蛋白、血糖（－）。

3）甲状腺功能见表24－1。

表24－1　甲状腺功能结果

时间	FT$_3$（pg/mL）	FT$_4$（ng/dL）	TSH（μIU/mL）	TPOAb（IU/mL）	TGAb（IU/mL）	TRAb（IU/L）
2015年12月31日	8.61	5.27	2.1	14.94	242.6	
2016年1月12日	8.17	4.19	2.96	14.49	167.00	<0.30
参考值	2.0～4.4	0.93～1.7	0.55～4.78	0～34	0～115	0.3～1.75

4）肾上腺轴：ACTH（8:00 am）14.15 pg/mL（7.2～63.3 pg/mL），CORT 366.6 nmol/L（171～536 nmol/L）。

5）性腺轴 LH + PRL + FSH + E_2（2016 年 1 月 20 日）：FSH 4.03 mIU/mL（4～13 mIU/mL），LH 10.16 pg/mL（1～18 pg/mL），PRL 33.07 ng/mL（6.0～29.9 ng/mL），E_2 395.10 pg/mL（39～189 pg/mL）。

6）生长激素轴：GH 0.18 ng/mL（0.010～3.607 ng/mL）。

7）大剂量地塞米松抑制试验（对照日抽血测甲状腺功能，并开始口服地塞米松 2 mg、q6h，连服 2 天，2 天后再次抽血测甲状腺功能），结果见表 24 - 2。

表 24 - 2　大剂量地塞米松抑制试验结果

	FT_3（pg/mL）	FT_4（ng/dL）	TSH（μIU/mL）
对照日	8.26	2.69	2.90
试验日	4.22	2.40	0.43
正常参考值	2.0～4.4	0.93～1.7	0.55～4.78

8）基因检测：THRβHet 杂合突变（常染色体显性遗传）见图 24 - 1。

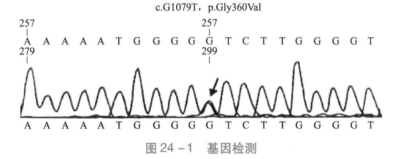

图 24 - 1　基因检测

9）腹部、泌尿系统彩超未见异常。

10）胸片未见异常。

11）甲状腺彩超（2015 年 12 月 30 日）：甲状腺多发混合性结节，右叶结节较大，结节性甲状腺肿？

12）垂体 MRI：考虑垂体微腺瘤。

【诊断】

甲状腺激素抵抗综合征（垂体性），垂体微腺瘤（无功能）。

【诊疗经过】

患者无不适主诉，增高的甲状腺激素可部分代偿，未予特殊治疗，建议半年后复查，若有不适随诊。

【随访】

每半年电话随诊 1 次，复查甲状腺功能较前无明显变化（未见报告），继续观察。

病例分析

甲状腺激素抵抗综合征（thyroid hormone resistance syndrome，RTHS）是一种罕见的常染色体显性或隐性遗传性疾病，有家族发病倾向，也可为散发病例。于 1967 年由 Refetoff 等报道，病因不明，其发病可能与基因突变等关系重大。

临床分型及诊断：RTHS 临床表现复杂，不同突变类型及位点表型不同，同一种突变也有不同表型。根据临床表现及实验室检查可将 RTHS 分为三种类型：选择性垂体甲状腺激素抵抗（selective pituitary resistance to thyroid hormone，PRTH）、选择性外周组织甲状腺激素抵抗（selective peripheral resistance to thyroid hormone，PerRTH）、全身性甲状腺激素抵抗（generalized resistance to thyroid hormone，GRTH）。RTHS 各型中，GRTH 最常见，PerRTH 最少见。RTHS 具有以下共同临床特征：①FT_3、FT_4 增高；②TSH 正常或略有增高；③通常没有典型 TH 增高引起的各种症状和体征；④甲状腺肿。甲状腺肿几乎出现于所有病例，发生率可达 66%～95%，尤

笔记

多见于成年女性患者。

RTHS 的主要诊断标准：①血清 FT_3、FT_4 升高，TSH 升高或正常；②基因诊断存在甲状腺激素受体突变；③垂体 MRI 检查无大于 1 cm 的腺瘤。次要诊断标准：①血清 FT_3、FT_4 升高，TSH 升高或正常；②基因诊断无突变；③TRH 兴奋试验可被兴奋（TSH 升高绝对值大于 5 IU/mL 或大于 2 倍）；④垂体 MRI 检查无明显异常。实验室检查中，游离甲状腺素升高和未被抑制的 TSH 是 RTHS 必需的实验室诊断标准，通常伴有 FT_3 增高，T_3、T_4 增高至正常高限数倍，并且 T_3/T_4 不变。

RTHS 的鉴别诊断：

1）垂体 TSH 瘤：垂体 TSH 瘤分泌大量 TSH 刺激甲状腺分泌 T_3、T_4，其临床表现和生化检查与 RTHS 相似，易于混淆，尤其是 PRTH 的诊断必须首先除外垂体 TSH 瘤。也有 RTHS 合并 TSH 瘤的报道，考虑原因为 RTHS 对 TSH 的负反馈抑制不足所致。本例患者垂体 MRI 提示微腺瘤，PRL 轻度升高，但无明显停经泌乳症状，考虑垂体微腺瘤无功能。

2）异位 TSH 综合征：多见于肺癌、支气管癌、滋养层癌、直肠癌等，本例患者均无此综合征的症状及体征，可除外。

3）血浆结合蛋白异常症：如家族性白蛋白异常性高 TH 血症、遗传性 TBG 增高症等，均可导致血 TT_3、TT_4 水平增高，但该类疾病无甲状腺肿，临床无甲亢表现，且测定血 FT_3、FT_4、TSH 均正常，TRH 兴奋试验反应正常，本例患者 FT_3、FT_4 增高，遂可排除。

4）甲状腺自身抗体增多症：甲状腺自身抗体是直接针对 T_3、T_4 的一类少见的自身抗体。由于甲状腺自身抗体与相应激素（T_3 或 T_4）结合，形成激素 - 自身抗体复合物，干扰了 TH 对垂体的负反馈，TSH 分泌增多，可通过抗体测定的方法进行鉴别。同时会伴

笔记

发自身免疫性甲状腺炎。

5）对于有智力障碍、生长发育迟滞等临床表现的 PRTH 患者，还需与先天性甲状腺功能低下鉴别。鉴别要点在于后者 TH 水平明显减低。

6）*TRβ* 基因突变与甲状腺癌：病因尚不明。治疗方面，*TRβ* 作为抑癌基因可抑制甲状腺癌的发生发展，成为治疗甲状腺癌的潜在靶点。对 RTHS 合并分化型甲状腺癌可予 L－T_4 治疗，目标以维持 TSH 处于家族其他受累成员平均水平以下且以不出现心动过速为前提，并同时注意补钙、维生素 D。

此例患者分型依据：

1）PRTH：PRTH 对 TH 作用不敏感，表现为 TH 对垂体释放的 TSH 的负反馈作用减弱或消失，引起 TSH 的不适当分泌，导致甲状腺增生肿大，同时 TH 合成增加，以致产生甲状腺毒症表现，而外周组织仍可保留对 TH 的正常反应。与弥漫性毒性甲状腺肿不同，PRTH 患者无突眼及黏液性水肿等表现。PRTH 多会引起心脏表现，心动过速是其最常见的症状之一。

2）PerRTH：PerRTH 仅表现为外周组织对 TH 不敏感而垂体 TSH 细胞对 TH 反应正常，临床极少见，多有家族史。由于垂体及甲状腺都正常，血清 TH 水平虽升高，但由于外周组织对 TH 不敏感，多出现甲减表现。

3）GRTH：GRTH 占 RTHS 的大部分，患者可于出生后数小时被发现，也可在一生的任何时间出现，表现为垂体和外周组织对 TH 均不敏感，即垂体分泌 TSH 不受 TH 的负反馈调节，促使甲状腺过度分泌 TH，但外周组织对 TH 不敏感，临床表现极不一致，可从无症状到严重甲减。轻症甲减表现多样，可为生长发育迟缓、体质量增加、颜面水肿、高胆固醇血症等，而重症甲减表现为先天性耳聋、先天性眼震颤、肌张力减低、智力低下等。实验室检查表现为高 TSH、TH 与临床症状的矛盾性。

关于 RTHS 的治疗及随访：对于疑为 RTHS 的患者，需停 ATD 1 个月或停优甲乐 1.5 个月，选用 FT_3、FT_4、TSH 及 SHBG 作为筛查指标，排除其他引起 TH 升高的因素（甲状腺自身抗体阳性、甲状腺激素结合球蛋白异常症、服用胺碘酮和安非他命等），并从分子生物学水平确诊，进行 *THR* 基因筛查，明确诊断，有条件的话建议对其家系进行筛查，明确遗传倾向。RTHS 为遗传性疾病，截至目前无根治方法。多数 RTHS 患者可通过升高的 TSH 和 TH 代偿 *TR* 基因突变导致的受体缺陷，从而达到新的动态平衡，因此无甲状腺功能异常者一般无须治疗，对有甲减表现者给予 TH 制剂治疗。从机制上讲，有效治疗可以使用三碘甲状腺醋酸（triodothy roacetic acid, TRIAC）、溴隐亭或奥曲肽。TRIAC 是过碘化甲状腺原氨酸氧化脱氨生成的醋酸衍生物，作为一种 T_4 的代谢产物，与 TR 的亲和力高于 T_3，但生物学活性低，可有效抑制 TSH 分泌，减轻甲状腺肿大，减少 T_3、T_4 分泌，缓解甲亢症状，是临床上疗效确切的药物。溴隐亭是多巴胺能药物，可部分抑制 TSH 分泌，对部分患者有效，但费用较高，不良反应较大，临床少用。奥曲肽是生长抑素类似物，短期治疗可能有效，但长期效果不佳，使用较少。对 RTHS 的治疗不应以降低 TH 水平为目标，应尽量避免降低 TH 水平的治疗方案。有甲状腺毒症心动过速者可给予 β 受体阻滞剂对症治疗。糖皮质激素可减少 TSH 对 TRH 的兴奋反应，但长期应用不良反应大，疗效不确定。

预后：部分研究提示在无突变 RTHS 患者的长期随访中，部分患者会发展成垂体 TSH 瘤，提示此类患者中可能合并或存在早期 TSH 瘤，或者继发生长 TSH 瘤的可能，故对此类患者，长期随访是必要的。

🏥 病例点评

RTHS 临床不常见，缺乏特异性，易被误诊或漏诊。

临床上如有下列情况者均应考虑本病的可能性：①儿童患者有注意力缺陷、轻度的学习障碍和生长发育迟缓，并伴有临床甲减或轻度甲亢症状，或甲状腺功能正常排除其他神经系统疾病者；②甲状腺肿大，临床无甲状腺功能异常表现而血清 TH 水平多次明显升高者；③甲状腺肿大，临床表现为甲亢，但血清 TH 和 TSH 水平同时升高并能排除垂体 TSH 瘤者；④甲状腺肿大，临床表现为甲减，但血清 TH 水平升高者；⑤甲减患者在治疗过程中使用较大剂量的 TH 制剂但甲状腺功能仍不能恢复正常者；⑥甲亢采用多种方法治疗，但还是反复发作，同时排除垂体 TSH 瘤者；⑦有家族病史者。

本例患者甲状腺肿大，甲状腺激素水平增高，TSH 无反馈性降低，存在垂体激素抵抗，大剂量地塞米松抑制试验 TSH 被抑制，除外 TSH 瘤。无心动过速、乏力、手抖、肌痛等外周甲状腺激素异常表现，符合垂体性甲状腺激素抵抗综合征表现，患者垂体 MRI 提示垂体微腺瘤，垂体激素检测示 PRL 轻度升高，患者无停经泌乳表现，暂不考虑泌乳素瘤，余激素水平无增高，考虑垂体微腺瘤无功能。

在治疗方面，临床上常因对本综合征认识不足而将其误诊为甲亢，给予 ATD、^{131}I 治疗，甚至予甲状腺局部或大部切除术，导致外周 TH 减少而进一步减弱对垂体的负反馈，致使血清中 TSH 进一步升高，引发血清 TH 的再次升高或 TSH 腺细胞生长及剩余甲状腺组织的再次增生，使得临床症状难以缓解，甚至造成 TSH 瘤的发生。

笔记

同时可导致机体代谢低下，影响儿童和青少年的生长发育，故婴幼儿起病，伴有生长发育障碍、智力低下和骨骼愈合延迟的患儿，需及早给予较大剂量的 TH 治疗，以维持正常的生长和智力发育。同时，在 RTHS 的治疗过程中，需监测 TSH 及骨密度，避免继发性骨质疏松发生并降低骨折风险。

参考文献

[1] REFETOFF S, DEWIND L T, DEGROOT L J. Familial syndrome combining deaf - mutism, stuppled epiphyses, goiter and abnormally high PBI：Possible target organ refractoriness to thyroid hormone [J]. J Clin Endocrinol Metab, 1967, 27 (2)：279 - 294.

[2] TENG X, JIN T, BRENT G A, et al. A patient with a yrotropin - secreting microadenoma and resistance to thyroid hormone (P453 T) [J]. J Clin Endocrinol Metab, 2015, 100 (7)：2511 - 2514.

[3] UNLUTURK U, SRIPHRAPRADANG C, ERDOGAN M F, et al. Management of differentiated thyroid cancer in the presence of resistance to thyroid hormone and TSH - secreting adenomas：A report of four cases and review of the literature [J]. J Clin Endocrinol Metab, 2013, 98 (6)：2210 - 2217.

[4] 腾晓春, 金婷, 王冉冉, 等. TRβ 基因 M442 T 点突变所致甲状腺激素抵抗综合征 1 例报告 [J]. 中国实用内科杂志, 2016, 36 (1)：84 - 86.

[5] MORAN C, CHATTERJEE K. Resistance to thyroid hormone due to defective thyroid receptor alpha [J]. Best Pract Res Clin Endocrinol Metab, 2015, 29 (4)：647 - 657.

[6] 姜晓华, 方微园, 叶蕾, 等. 甲状腺激素抵抗综合征的临诊应对 [J]. 中华内分泌代谢杂志, 2013, 29 (2)：165 - 169.

[7] 田发奎. 甲状腺激素抵抗症 5 例临床分析 [J]. 青海医药杂志, 2017, 47 (2)：22 - 24.

[8] MACCHIA E, LOMBARDI M, RAFFAELLI V, et al. Clinical and genetic

characteristics of a large monocentric series of patients affected by thyroid hormone (Th) resistance and suggestions for differential diagnosis in patients without mutation of Th receptor β [J]. Clin Endocrinol (Oxf), 2014, 81 (6): 921 - 928.

（张丽娟　皇甫建　乌仁斯琴　张乌云）

病例 25　甲状腺激素抵抗综合征

 病历摘要

【基本信息】

患者，男性，29 岁。

主诉： 心悸、乏力 4 年。

现病史： 患者 4 年前无明显诱因出现心悸、乏力，当地医院诊断为"甲亢"，给予口服"他巴唑、5 mg、tid"治疗，患者症状缓解不明显。病程中未监测甲状腺功能。2016 年 2 月 28 日患者于我院门诊复查甲状腺功能，FT_3 12.1 pg/mL，FT_4 64.38 ng/mL，TSH 1.27 μIU/mL，未予特殊处理。2016 年 3 月患者无明显诱因突发胸痛、头晕伴晕厥 1 次，住我院急诊内科，诊断为"心律失常——三度房室传导阻滞"并给予"临时起搏器植入术"，术后监测患者恢复窦性心律，心率波动于 60～70 次/分，于 3 月 23 日撤出起搏器电极、拔除鞘管。患者病程中无皮肤潮湿，无多食善饥、排便次数增加及稀便。体重下降不明显。

既往史：否认糖尿病、冠心病、高血压、脑血管疾病史。否认肝炎、结核等传染病史及其接触史。预防接种史：按计划接种。手术外伤史：2016 年 3 月 19 日于我院心内科行"临时起搏器植入术"。无输血史，无药物过敏史。

个人史：吸烟史 5 年，5 支/日；无饮酒史；无有害物质接触史；无特殊理化毒物接触史；无吸毒史。

婚育史：未婚、未育。

家族史：其母有甲亢及甲状腺癌病史。

【体格检查】

体温 36.5 ℃，脉搏 60 次/分，呼吸 18 次/分，血压 143/65 mmHg，神清语利，查体合作，自动体位，平车推入病房。双侧瞳孔等大正圆，对光反射灵敏，无口唇发绀，咽无充血，扁桃体无肿大，颈软，无颈静脉怒张，甲状腺Ⅲ度肿大。双侧胸廓对称，语音震颤无增强及减弱，未触及胸膜摩擦感，双肺叩诊呈清音，双肺呼吸音清，未闻及啰音。心前区无隆起，心尖冲动位于左侧第五肋间左锁骨中线内 0.5 cm，未触及震颤、心包摩擦感，心界无扩大，心率 60 次/分，律齐，心音可，无附加心音、心包摩擦音。腹部平软，肝、脾未触及，无压痛及反射痛。四肢活动自如，双下肢无水肿，足背动脉可触及。生理反射存在，病理反射未引出。

【辅助检查】

1）患者院外查甲状腺功能（2016 年 2 月 28 日，表 25 - 1）。

表 25 - 1　院外甲状腺功能检查结果

	FT_3	FT_4	TSH
测定值	12.12	64.38	1.27
参考值	2.0 ~ 4.4 pg/mL	0.93 ~ 1.7 ng/dL	0.27 ~ 4.2 μIU/mL

2）患者急诊查甲状腺功能（2016年3月20日，表25-2）。

表25-2　急诊甲状腺功能检查结果

	T_3	T_4	FT_3	FT_4	TSH	TGAb	TPOAb	TRAb
结果	2.11	21.24	8.35	5.38	1.26	14.27	17.24	<0.3
参考值范围	0.8～2.0 ng/mL	5.1～14.1 μg/dL	2.0～4.4 pg/mL	0.93～1.7 ng/dL	0.27～4.2 μIU/mL	0～115 IU/mL	0～34 IU/mL	<0.3 IU/L

3）患者急诊复查甲状腺功能（2016年3月23日，表25-3）。

表25-3　急诊复查甲状腺功能结果

	T_3	T_4	FT_3	FT_4	TSH	TGAb	TPOAb	TRAb
结果	2.88	23.00	12.08	5.25	2.39	11.14	15.32	<0.3
参考范围	0.8～2.0 ng/mL	5.1～14.1 μg/dL	2.0～4.4 pg/mL	0.93～1.7 ng/dL	0.27～4.2 μIU/mL	0～115 IU/mL	0～34 IU/mL	<0.3 IU/L

4）患者入我科复查甲状腺功能（2016年3月31日，表25-4）。

表25-4　我科复查甲状腺功能结果

	T_3	T_4	FT_3	FT_4	TSH
结果	2.67	25.50	9.12	3.31	1.11
参考范围	0.8～2.0 ng/mL	5.1～14.1 μg/dL	2.0～4.4 pg/mL	0.93～1.7 ng/dL	0.27～4.2 μIU/mL

5）甲状腺摄碘率报告（2016年3月31日，表25-5）。

表25-5　甲状腺摄碘率报告结果

名称	测量值	参考
3小时摄碘率	30.4%	5%～15%
6小时摄碘率	42.4%	10%～25%
24小时摄碘率	53%	15%～40%

6）患者抽血送内蒙古某医院查甲状腺功能（2016年4月2日，表25-6）。

表25-6　内蒙古某医院甲状腺功能检查结果

	FT$_3$	FT$_4$	TSH
结果	14.76	55.21	1.28
参考范围	2.0~4.4 pg/mL	0.93~1.7 ng/dL	0.27~4.2 μIU/mL

7）患者行大剂量地塞米松试验（3月31日早抽血，分别于8:00 am、2:00 pm、8:00 pm、2:00 am口服地塞米松片2 mg，连服2日，于4月2日早抽血测甲状腺功能）结果如表25-7。

表25-7　大剂量地塞米松试验结果

	T$_3$	T$_4$	FT$_3$	FT$_4$	TSH
试验前	2.67	25.50	9.12	3.31	1.11
试验后	1.67	18.71	6.39	4.47	0.45
参考范围	0.8~2.0 ng/mL	5.1~14.1 μg/dL	2.0~4.4 pg/mL	0.93~1.7 ng/dL	0.27~4.2 μIU/mL

8）甲状腺ECT：双叶甲状腺血流灌注明显升高，符合甲亢表现，双叶甲状腺弥漫性增大，摄碘率为4.8%（正常值0.25%~0.3%），符合甲亢表现。

9）院外行垂体MRI（2016年2月28日）：垂体未见异常。

10）血常规、尿常规、肝功能、凝血功能、离子、D-二聚体等未见明显异常。

11）心脏彩超：LVEF 65%，二、三尖瓣反流（轻度）。

12）腹部超声：胆囊炎。

13）胸部CT未见异常。

14）北京宏微特斯生物检测公司 *THRβ* 基因检测结果如

图 25 – 1。

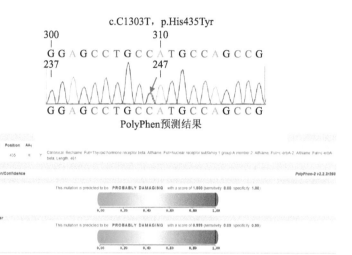

图 25 – 1　$THR\beta$ 基因检测结果

【诊断】

甲状腺激素抵抗综合征（垂体型），三度房室传导阻滞。

【诊疗经过】

停用甲巯咪唑，暂给予对症治疗，建议使用三碘甲腺乙酸。

病例分析

1967 年 Refetoff 首先报道了 RTHS，RTHS 是由甲状腺激素受体基因突变所致的以甲状腺激素作用的靶组织对甲状腺激素反应低下为特征的常染色体显性遗传性疾病，为一罕见疾病。到 2008 年 Refetoff 等报道有超过 2000 多例患者，来自 500 多个 RTHS 家系，发病率大约为 1/40 000。临床对其诊治尚不规范，常发生误诊。近年随着对 RTHS 认识的逐渐加深，筛查技术不断进步，其检出率较前提高。

笔记

1. 病因与发病机制

大部分 RTHS 由 T_3 受体（T3R）突变导致，*T3R* 基因突变可导致 T3R 结构和功能异常，引起 TH 的作用障碍，目前报道以点突变最多，集中在 T3Rβ 亚基的激素结合区。突变型 *T3R* 基因所表达的 T3R 功能异常，对 T_3 的亲和力降低。另外，突变型 T3R 还可与野生型 T3R 竞争 T_3 结合位点而抑制野生型 T3R 的功能，或与野生型或突变型 T3R 分别形成异二聚体和同二聚体，从而减少了与 DNA 的结合。有些 RTHS 并无 T3Rα 或 T3Rβ 基因序列突变，是由辅激活子或辅抑制子或辅调节子的突变或其他因子的突变所致，少数是由 TH 的细胞膜转运蛋白 MCT8 突变或 TH 细胞内代谢因子 SECISBP2 突变所致，有个别病例目前病因不明。

2. RTHS 临床表现

甲状腺激素抵抗综合征的临床表现极不均一，可从无任何临床症状到症状极为严重。RTHS 有家族遗传倾向，少数为散发性。有些病例表现为甲亢或甲减，常被误诊。发病年龄多从婴儿期开始，但症状轻者也有到老年才获得诊断的。其临床共同特点是血甲状腺激素明显升高，且与临床表现不一致。根据对甲状腺激素不敏感的组织分布，该病可分为：全身性甲状腺激素抵抗、垂体性甲状腺激素抵抗、外周组织性甲状腺激素抵抗。

1）全身性甲状腺激素抵抗综合征：共同的临床表现是甲状腺弥漫性肿大、聋哑、骨骼发育延迟，临床上无甲亢表现，TSH 正常或升高。临床表现可从无症状到严重甲减。有的患者有智力低下，还可有其他躯体畸形，如脊柱畸形、公牛眼、鸡胸、先天性鱼鳞病、眼球震颤等。

2）垂体甲状腺激素抵抗综合征：甲状腺激素对垂体释放的 TSH 负反馈作用减弱或消失，从而造成 TSH 过度释放，导致甲状腺增生肿大、甲状腺激素合成增加。临床表现为血 TSH 明显升高，甲状腺激素水平升高，甲状腺肿大，无甲亢表现。

3）外周组织性甲状腺激素抵抗综合征：此型极为少见，多数有家族史，甲状腺肿大（多发性结节性甲状腺肿），血甲状腺激素增高，但临床却表现为甲减，血清总 T_3、T_4、FT_3、FT_4 升高，TSH多在正常范围。此型患者最具特征的表现是：即使应用很大剂量的甲状腺激素时，T_3、T_4 也明显升高，但临床上无甲亢表现。

3. RTHS 筛查试验

由于 RTHS 的临床表现变化多端，常被误诊而采取不适当的治疗，一般对于以下情况应给予筛查。

1）甲状腺肿大，多为轻度，临床无甲状腺功能异常表现而血清总 T_3、T_4 和游离 T_3、T_4 多次升高者。

2）甲状腺肿大，临床表现为甲减，血清 T_3、T_4 升高者。

3）甲状腺肿大，临床表现为甲亢，但血 T_3、T_4、TSH 均升高可排除垂体瘤者。

4）甲亢患者采用多种治疗方法而易复发，且排除垂体瘤者。

5）甲减患者即使使用较大药理剂量的甲状腺激素制剂仍不显效者。

6）家族中有本综合征者。

对于疑诊者应进一步复查 FT_3、FT_4、TSH、TRAb、SHBG、转铁蛋白、脂肪酸。用药治疗者，停用所有抗甲状腺药物及左甲状腺素 4~6 周后复查。甲状腺激素可促进肝脏 SHBG 的合成，血中 SHBG 的浓度变化与 T_3 和 T_4 的变化显著相关，在 RTHS 患者中，由于肝脏对甲状腺激素抵抗，SHBG 水平正常。如复查 FT_3、FT_4、TSH 仍异常，但 SHBG 无异常时，需进一步完善检查确诊。

4. RTHS 确诊试验

目前基因诊断是 RTHS 诊断的最直接和明确的方法，其他检查需联合多项试验综合评价。

基因诊断：RTHS 大多数为常染色体显性遗传，极少数为隐性遗传，85% 的 RTHS 由 *TRβ* 基因突变所致，迄今 *TRβ* 基因突变至少有 160 种，突变集中于 T3Rβ 的 T_3 结合区外显子 9 和外显子 10 的多个密码子，最常见为点突变。对怀疑 RTHS 的每个病例都应行 *TRβ* 基因突变检测。但该方法费用高，技术难度大，在临床上难以普及，国内基因检测阳性率较国外明显低，并且有大约 15% 的 RTHS 患者不存在 *TRβ* 基因的结构异常。到 2012 年 *TRα* 基因突变的病例才被首次报道，在过去 3 年里，国外报道 15 例 *TRα* 基因突变引起的 RTHS，突变位点在 A382psX7、R384C、C392X、F397fs406X、P398R、E403X/K 的，仅影响 TRα1 的转录，突变位点在 A263V、N359Y 的会同时影响 TRα1 及 α2 转录。对于基因检查未见异常的患者不能排除诊断，需联合其他试验检查进一步确诊。

5. 分析本例患者

患者入院前及入院后复查甲状腺功能如表 25 - 1 至表 25 - 5，呈 TH 水平升高、TSH 正常，入院后查体见甲状腺Ⅲ度肿大，甲状腺超声示甲状腺肿大，弥漫性病变伴多发结节。结合患者病史、临床表现、体征及甲状腺功能等相关辅助检查，考虑诊断不除外甲状腺激素抵抗综合征。2016 年 4 月 2 日行大剂量地塞米松试验，复查甲状腺功能如上，TSH 较之前抑制到 50%，可除外 TSH 瘤可能，甲状腺激素抵抗综合征可能性大，建议患者进一步完善基因检测。对其基因测序，与参考序列（NM_001128176）进行比较，确定为 E11/CDS8 基因位点突变。

6. 治疗

RTHS 是遗传性受体疾病，目前无特效治疗方法，其治疗需根据患者不同类型及疾病严重程度选择治疗方案，且应维持终身。轻型无症状者可不予治疗。有甲减表现的患者，可给予甲状腺激素制剂；有甲亢表现的患者，可给予 β 受体阻滞剂。不主张应用抗甲状腺药物治疗，只有对部分靶器官不反应型的患者，可在观察下试用抗甲状腺药物治疗，如疗效不佳，及时停用。甲状腺激素类似物三碘甲腺乙酸，为有甲亢表现的选择性垂体不敏感型患者的首选，因其在体内降解快，不良反应小，可有效降低 TSH 和甲状腺激素水平，使得肿大的甲状腺缩小，改善甲亢症状。生长抑素及多巴胺激动剂短期可能有效，长期效果不佳。糖皮质激素可减少 TSH 对 TRH 的兴奋反应，但长期应用不良反应较大，疗效不确定。近年，国外开发了一些甲状腺激素拟似物，但临床应用较少，效果有待进一步研究。综上所述，RTHS 临床极易被误诊而行手术或放射性碘治疗，从而加重病情。此外，国内外有 RTHS 合并 TSH 瘤的报道，TSH 瘤的发生可能与 RTHS 对 TSH 的负反馈抑制不足有关。因此临床医生应提高对 RTHS 的认识及掌握规范的诊疗。RTHS 与基因突变关系密切，对临床诊断的患者亲属进行基因检测，可为轻型及无症状者做出早期诊断提供参考。

🩺 病例点评

甲状腺激素抵抗综合征是机体组织器官包括垂体和（或）外周组织对甲状腺激素反应性降低的一类综合征，以血清 T_4、T_3 升高和 TSH 升高或正常为基本特征。

因 THRS 临床表现多样，可以无症状，也可表现为甲状腺功能亢进、甲状腺功能减退。最常见的是甲状腺肿大，由增多的 TSH 刺激甲状腺所致，报道的 66%～95% 病例中甲状腺均肿大，也可表现为甲亢或甲减，常会造成误诊、漏诊而采取不恰当的治疗，所以要求门诊医生要掌握筛查指征，及时筛查 THRS。

THRS 是一种家族遗传病，约 85% 为 *TRβ* 基因突变，目前已发现 100 多个基因突变位点，大多数位于 9、10 号外显子。因此基因检测是诊断 THRS 最直接、最明确的手段，对疑似患者均应行基因检测，但由于其花费高、技术难度大，无法在临床诊断该病时普及基因诊断。基因检测不仅有助于典型 THRS 患者的诊断，对于轻型、无症状型患者也可以做到早诊断，有助于开展家系中的遗传咨询。当基因检测未发现阳性结果、疑似 THRS 病例时，可结合其他诊断方法协助明确诊断，如 TRH 兴奋试验、生长抑素试验、T_3 试验、大剂量地塞米松试验。

THRS 为遗传性疾病，目前对该病尚无根治方法。对 THRS 最重要的治疗目标是抑制 TSH 分泌，同时避免加重甲状腺毒症，使 TSH、甲状腺激素恢复正常水平。

参考文献

[1] YUEN R K, THIRUVAHINDRAPURAM B, MERICO D, et al. Whole – genome sequencing of quartet families with autism spectrum disorder [J]. Nat Med, 2015, 21 (2)：185 – 191.

[2] TYLKI – SZYMAŃSKA A, ACUNA – HIDALGO R, KRAJEWSKA – WALASEK M, et al. Thyroid hormone resistance syndrome due to mutations in the thyroid hormone receptor α gene (THRA)[J]. J Med Genet, 2015, 52 (5)：312 – 316.

[3] 姜晓华, 方微园, 叶蕾, 等. 甲状腺激素抵抗综合征的临诊应对 [J]. 中华内分泌代谢杂志, 2013, 29 (2)：165 – 169.

[4] TENG X, JIN T, BRENT G A, et al. A patient with a thyrotropin – secreting microadenoma and resistance to thyroid hormone (P453T) [J]. J Clin Endocrinol Metab, 2015, 100 (7)：2511 – 2514.

（任小燕　刘敏　张丽娟）

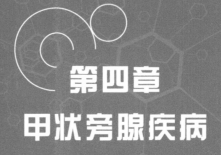

第四章
甲状旁腺疾病

病例 26　原发性甲状旁腺功能亢进症

病历摘要

【基本信息】

　　患者，女性，78 岁。

　　主诉：食欲减退、腹胀、四肢无力 2 个月。

　　现病史：患者 2 个月前无明显诱因出现腹胀、四肢无力，平常感觉易劳累，伴食欲减退、反酸，偶有腹痛，排便后症状稍有缓解，就诊于当地医院化验结果显示血钙升高（具体数值不详），未系统诊治。后就诊于我院骨科，化验结果显示血钙 3.45 mmol/L↑（2.10~2.55 mmol/L），血磷 0.66 mmol/L↓（0.8~1.7 mmol/L），甲状旁腺素 481.3 pg/mL↑，维生素 D 10.35 ng/mL，血常规、肝功能、血糖正常。为进一步系统诊治，门诊以"高钙血症"收入院。病程中患者精神状态差，有性格改变、反应迟钝、记忆力减退，有明显口干、多饮、多尿、夜尿增多（2~3 次/晚）、便秘（1 次/2~3 天）。否认咳嗽、咳痰及发热；否认头晕、头痛及视力、视野改变；偶有气短，活动后加重，可平卧。间断皮肤瘙痒，身高变矮 5 cm。否认脸变圆红、皮肤紫纹及皮肤淤斑；否认心慌、手抖、怕热；否认腹泻、水样便。患者睡眠差；无尿急、尿痛及尿中排石；否认外伤史及骨折史。体重减轻约 5 kg。

既往史：否认高血压、冠心病、糖尿病史；否认消化性溃疡病史。否认肝炎、结核病等传染病史；2008 年行胆囊切除；否认输血史。否认药物过敏史。

婚育史：52 岁绝经。育有 2 男 2 女，体健。

家族史：否认特殊家族遗传病史。

【体格检查】

体温 36.5 ℃，脉搏 89 次/分，呼吸 20 次/分，血压 130/80 mmHg，发育正常，营养中等，神清语利，查体合作，步入病房。全身皮肤、黏膜未见黄染，浅表淋巴结无肿大，头颅五官无异常，驼背、轻微"鸡胸"样改变，甲状腺无肿大，气管居中，胸廓对称，双肺呼吸音清，未闻及啰音。心界不大，心音有力，心律齐，未闻及心脏杂音及额外心音。腹平软，肝、脾未触及，无压痛及反跳痛。双下肢无水肿。脊柱无压痛及叩击痛。

【辅助检查】

（1）常规检查

1）血常规：血红蛋白测定 120 g/L（115~150 g/L），白细胞计

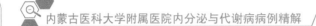

数 $10.53 \times 10^9/L\uparrow$ [$(3.4 \sim 9.5) \times 10^9/L$]，中性粒细胞计数 $7.87 \times 10^9/L\uparrow$ [$(1.8 \sim 6.3) \times 10^9/L$]，血小板计数 $228 \times 10^9/L$ [$(125 \sim 350) \times 10^9/L$]，CRP 1.10 mg/L（0 ~ 5 mg/L）。

2）肝、肾功能未见明显异常。UA（酶比色法）521 μmol/L↑（150 ~ 350 μmol/L）。AFP、CEA、CA - 125、CA - 199、SF、TPS 等均在正常范围内。

3）心脏彩超：左室舒张功能减低。胸部 CT：双肺多发纤维条索，右肺中叶小结节，右侧胸膜局限性肥厚伴钙化。

（2）骨代谢方面

1）血 Ca 监测 2 次分别：2.55 mmol/L、3.45 mmol/L，（2.15 ~ 2.60 mmol/L）；血 P 监测 2 次分别：0.43 mmol/L、0.66 mmol/L，（0.8 ~ 1.7 mmol/L）；ALP 124 U/L（35 ~ 104 U/L）↑，25 - OH - VD 10.35 ng/mL（10 ~ 70 ng/mL），PTH 481.3 pg/mL（15 ~ 65 pg/mL）↑，骨钙素 68.4 ng/mL（11 ~ 43 ng/mL）↑，P1NP 90.45 ng/mL↑（绝经后女性 20.5 ~ 76.31 ng/mL），β - CTX 1.90 ng/mL↑（绝经后女性 ≤1.008 ng/mL）。24 小时尿钙 10.5 mmol/24 h（尿量 3000 mL）。

2）X 线：胸、腰椎侧位片（图 26 - 1）可见椎体双凹变，骨小梁稀疏，骨皮质变薄，T_{11} 呈楔形变；骨盆平片未见假骨折线。双手正位片示退行性骨关节病，未见明显骨膜下骨吸收；颅骨正侧位片（图 26 - 2）可见沙粒样骨吸收。

3）骨密度（图 26 - 3）：$L_1 \sim L_4$ T 值评分为 - 5.1，左全髋 T 值评分为 - 3.8，右全髋 T 值评分为 - 4.2，符合骨质疏松。

4）甲状旁腺素超声：甲状腺右叶后方异常混合性肿物——右侧下甲状旁腺腺瘤？甲状腺多发结节——结节性甲状腺肿？双侧颈部未见肿大淋巴结。

5）颈部 CT：可疑右侧甲状旁腺腺瘤。

6）MIBI 显像（图 26 - 4）：甲状腺右下极异常显像剂浓聚影，结合断层，考虑甲状腺右下极后方为亢进之甲状旁腺组织或腺瘤可能性大。

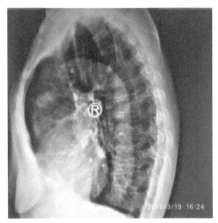

图 26 - 1　胸、腰椎侧位片

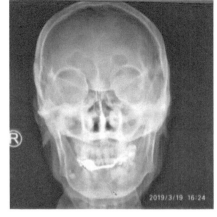

图 26 - 2　颅骨正侧位片

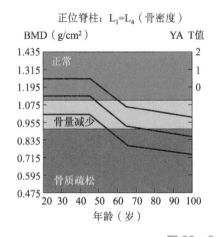

图 26 - 3　骨密度

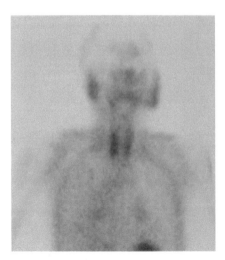
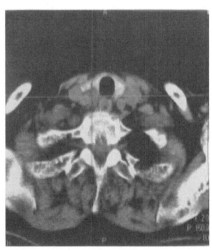

图 26 - 4　MIBI 显像

（3）MEN 筛查结果

MEN 筛查结果见表 26 - 1。

表 26 - 1　MEN 筛查结果

	结果	单位	参考区间
E_2	<5	pg/mL	0 ~ 138
FSH	80.97	mIU/mL	25.8 ~ 134.8
LH	36.32	mIU/mL	7.70 ~ 58.5
PRL	23.67	ng/mL	4.79 ~ 23.3
P	0.33	ng/mL	0.05 ~ 0.126
T	0.2	ng/mL	0.029 ~ 0.408
IGF - 1	52.20	ng/mL	59 ~ 177
降钙素	1.94	pg/mL	0 ~ 6.4
FBG	5.0	mmol/L	3.9 ~ 6.1
空腹 C 肽	1.74	ng/mL	0.565 ~ 4
空腹胰岛素	4.02	μmol/L	2.6 ~ 24.9
胃泌素	15.27	pmol/L	1 ~ 15

（4）其他检查

1）甲状腺功能正常。

2）肾上腺 CT：未见异常。全腹 CT：左肾囊肿。垂体 MRI：①垂体右翼异常信号，建议增强扫描；②脑内多发缺血性脱髓鞘灶。

【诊断】

原发性甲状旁腺功能亢进症，右侧甲状旁腺腺瘤；继发性骨质疏松症，高尿酸血症、甲状腺多发结节、左肾囊肿、脑内多发缺血性脱髓鞘灶、右肺中叶小结节、胆囊切除术后。

【诊疗经过】

低钙饮食，避免负重、跌倒，预防骨折的发生，记录 24 小时出入量。药物治疗：嘱患者每日口服 2500～3000 mL 生理盐水，并静脉滴注 1500 mL 生理盐水，给予呋塞米 20 mg 利尿、口服及静脉补钾 3.5 g/d。给予鲑鱼降钙素针 50 IU、tid、皮下注射，唑来膦酸 4 mg、静脉滴注一次。

患者血钙降至 2.59 mmol/L，转入甲状腺乳腺外科行手术治疗。术后当天血钙 2.47 mmol/L，血钾 0.80 mmol/L，PTH 24.067 pg/mL（15～65 pg/mL）；第二天血钙 2.03 mmol/L，血钾 0.94 mmol/L，PTH 49.67 pg/mL（15～65 pg/mL）。

病例分析

该患者系老年女性，起病隐匿，可追溯病程 2 个月，临床主要表现为口干、多饮、多尿、便秘、食欲减退、腹胀、四肢无力、性格改变、反应迟钝、记忆力减退、身高变矮 5 cm 及体重减轻。查体见血压 130/80 mmHg，驼背、轻微"鸡胸"样改变，心、肺、腹无明显阳性体征，双下肢无水肿，脊柱无压痛及叩击痛。既往有胆囊切除史。入院后完善相关检查血钙高达 3.45 mmol/L。在血清蛋白正常时，成人血清钙正常值为 2.25～2.75 mmol/L，高于 2.75 mmol/L 即为高钙血症。根据血钙升高程度高钙血症可分为：轻度，即血钙＜3 mmol/L（12 mg/dL）；中度，即血钙 3～3.5 mmol/L（12～14 mg/dL）；重度，即血钙＞3.5 mmol/L（14 mg/dL），又称为高钙危象。在复查并计算矫正钙增高后，测定 PTH 水平。

根据 PTH 结果高钙血症可分为：①PTH 相关的高钙血症。我们将与 PTH 相关的高钙血症分为原发性甲旁亢、三发性甲旁亢和异位甲状旁腺激素分泌三类。其中原发性甲旁亢由散发性甲旁亢和

MEN Ⅰ型、Ⅱa型、家族性低尿钙性高钙血症、新生儿重症甲旁亢、甲旁亢－颌骨肿瘤综合征、家族性孤立性原发性甲旁亢等家族性甲旁亢组成。异位甲旁亢生化表现为血 PTH 高，而 PTH－rp 正常。②非 PTH 相关的高钙血症。非 PTH 相关的高钙血症可能由肿瘤、药物、VitD、内分泌疾病及其他因素造成。肿瘤由 80% 恶性肿瘤体液性高钙血症和 20% 局部溶骨型高钙血症组成。药物相关的高钙血症病因包括噻嗪类利尿药、锂类、乳碱综合征、茶碱、生长激素和铝中毒（慢性肾衰竭时）等。维生素 D 相关的高钙血症分为中毒引起和各种肉芽肿疾病引起 2 类。内分泌疾病相关的高钙血症包括甲状腺功能亢进症、肾上腺皮质功能减退症、肢端肥大症和嗜铬细胞瘤等。其他原因导致的高钙血症包括 Paget 病和哺乳期乳腺导管 PTH－rp 分泌等。

该患者实验室检查结果提示存在高血钙、低血磷、PTH 水平高，结合甲状旁腺超声及 MIBI 显像、颈部 CT 等原发性甲状旁腺功能亢进症诊断明确。

在治疗上，应先用生理盐水扩容；在容量补足的基础上使用呋塞米，同时注意防止水电解质紊乱；同时可联用降钙素、静脉双膦酸盐治疗；高钙血症缓解后转外科进行手术治疗。另外，原发性甲状旁腺功能亢进症作为 MEN 组成部分，应对患者进一步筛查垂体相关激素、MRI、胃泌素、血糖及胰岛素、胰高血糖素、肾上腺相关激素及薄扫 CT、甲状腺超声及降钙素等，结合家族史综合考虑是否存在 MEN。

病例点评

高钙血症临床表现累及多个系统。症状的出现与否及轻重程度与血中游离钙升高的程度、速度及患者的耐受性有关。当血钙低于 3.0 mmol/L 时，症状常较轻或无症状，而血钙浓度大于 3.5 ~ 4.0 mmol/L 时，几乎都有明显的症状，即出现高钙危象。一般将高钙血症的诊断分为两步，首先明确有无血钙升高，然后明确高血钙的病因。确定高血钙需重复多次测定血清钙浓度，同时应排除绑压带捆扎时间过长、血液浓缩和血清蛋白对钙测定值的影响。高血钙的病因诊断需综合分析患者的病史，包括症状、体征及实验室检查、影像学检查等特殊检查结果。家族史、用药史亦是诊断中不可缺少的资料。临床表现90%以上的原因为原发性甲状旁腺功能亢进症，呈无症状或慢性过程；当为恶性肿瘤时往往表现为重症和急性起病。当血 PTH 水平测定值高时，原发性甲状旁腺功能亢进症为常见原因，当然要排除非常罕见的恶性肿瘤异位分泌 PTH；当测定值低时，需根据病史、体征、各种实验室及影像学检查仔细筛查恶性肿瘤，确定是否有结节病等其他原因导致的高钙血症。

当高钙危象发生时，应先用生理盐水扩容；在容量补足的基础上使用呋塞米，注意防止水电解质紊乱；同时可联用降钙素（起效快，但作用缓和，效果和持续时间短）及静脉双膦酸盐（起效慢，但降钙显著且持续长久）；上述处理可缓解症状，为寻找病因和治疗争取宝贵时间。

参考文献

[1] 谷伟军.内分泌相关高钙血症的临床对策 [J].药品评价，2014，11（1）：12 - 16.

[2] MINISOLA S, PEPE J, PIEMONTE S, et al. The diagnosis and management of hypercalcaemia [J]. BMJ, 2015, 350: h2723.

（张乌云　张丽娟　云素芳　闫朝丽）

病例 27　假性甲状旁腺功能减退症

病历摘要

【基本信息】

患者，女性，13 岁。

主诉：发作性四肢抽搐 3 年。

现病史：患者出生时体重为 3.8 kg，足月顺产，第 1 胎，第 1 产，出生时无窒息史，2 岁添加辅食，母乳喂养至 4 岁，出牙、说话、走路较同龄人晚，学习成绩较差。3 年前患者在睡眠中无明显诱因出现四肢强直性抽搐，口吐白沫，牙关紧闭，意识丧失，伴小便失禁。侧卧位休息 1 小时后自行缓解，偶尔在体位改变时出现双下肢强直性肌痉挛，休息数分钟后可缓解，偶有双手发麻、刺痛感。曾就诊于我科门诊，行相关检查，诊断为"假性甲状旁腺功能减退症，亚临床甲减"，给予"迪巧钙""骨化三醇""优甲乐"治疗。发病以来患者精神欠佳，乏力倦怠，记忆力差，无视力下降，无嗅觉异常，无听力下降。无心悸、胸闷，无腹痛、腹泻，饮食、睡眠可，大小便正常。

既往史、家族史：无颈部手术及颈部照射病史，父母非近亲结婚，家族史无特殊记载。

【体格检查】

体温 36 ℃，脉搏 70 次/分，呼吸 15 次/分，血压 110/70 mmHg，

身高 145 cm，体重 52 kg，BMI 为 24.7 kg/m²。营养正常，Tanner 分期：乳房Ⅱ期，皮肤干燥粗糙，神清语利，查体合作，步入病房，全身皮肤黏膜无黄染、出血点及皮疹，浅表淋巴结无肿大，头颅五官无异常，齿列紊乱，脸圆，颈短，甲状腺无肿大，气管居中，胸廓对称无畸形，肋骨无压痛，双肺呼吸音清，未闻及干、湿啰音，心界不大，心音有力，心率 70 次/分，律齐，各瓣膜听诊区未闻及杂音。腹平软，肝、脾未触及，无压痛及反跳痛，双下肢无水肿。双手及双足明显对称性短缩，第 4、第 5 掌（跖）骨头缩短。生理反射存在，病理反射未引出。Chvostek 征（＋），Trousseau 征（＋）。

【辅助检查】

1）相关激素检查结果如表 27 - 1、表 27 - 2。

表 27 - 1　甲状旁腺相关化验

日期	血钙（mmol/L）	血磷（mmol/L）	24 小时尿钙（mmol/24 h）	24 小时尿磷（mmol/24 h）	碱性磷酸酶（U/L）	甲状旁腺激素（pg/mL）
2016 - 01 - 25	1.95 ↓	1.78 ↑	1.82 ↓	11.26 ↓	104	
2016 - 06 - 12	2.04 ↓	1.76 ↑	1.7 ↓	13 ↓		
2017 - 08 - 04	2.2	1.64	2.1 ↓	9 ↓	74	
2018 - 08 - 18	1.82 ↓	1.53	0.6 ↓	9.1		492 ↑

注：①↓为降低，↑为升高；②表中缺项为未做相关化验。

表 27 - 2　甲状腺相关化验

日期	FT₃（pg/mL）	FT₄（ng/dL）	TSH（IU/mL）	TGAb（IU/mL）	TPOAb（IU/mL）
2016 - 01 - 25	2.41	0.92	3.09		
2016 - 06 - 12	2.56	0.84 ↓	6.1 ↑	<10	7.12
2017 - 08 - 04	2.73	0.98	6.67 ↑	10.64	14.01
2018 - 08 - 18	2.52	1.15	3.55	10.57	12.47

注：①↓为降低，↑为升高；②表中缺项为未做相关化验。

2）甲状腺彩超未见异常。

3）头颅CT：双侧基底节区多发对称性钙化。

4）眼科检查未见异常。

5）基因测序分析：*GNAS*基因有1个杂合突变；c. 19 – 22del，导致氨基酸改变 p. S7Rfs * 49，为移码突变。根据ACMG指南，该变异初步判定为致病性变异。

【诊断】

假性甲状旁腺功能减退症，亚临床甲减。

【治疗】

①骨化三醇：0. 25 μg，qd；②迪巧钙：1片，tid；③优甲乐：25 μg，qd。

【随访】

该患者多次化验显示血钙低、血磷高，24小时尿钙、尿磷低，甲状旁腺激素升高明显，2016年1月于我科就诊明确诊断后，给予骨化三醇0. 25 μg/次、1次/日，迪巧钙1片/次、3次/日治疗。自用药后患者较少出现手足搐搦，肢体发麻好转。2017年8月复查血钙、血磷均达到正常范围，2018年复查显示血钙、血磷低，考虑与患者未能积极遵医嘱配合治疗有关。2016年6月发现患者甲状腺功能减低，给予药物优甲乐25 μg/次、1次/日治疗后，2018年8月复查甲状腺功能各项指标正常。

病例分析

假性甲状旁腺功能减退症（pseudohypoparathyroidism，PHP），以下简称假性甲旁减，是一种终末器官（主要为肾近端小管和骨细胞）对 PTH 发生抵抗而致的一系列综合征，其临床表现为低血钙、高血磷、血清 PTH 代偿性增加。PHP 是由 PTH 受体或受体后缺陷引起的少见遗传病，遗传方式为常染色体显性或隐性遗传。G 蛋白是鸟核苷酸结合蛋白的简称，由 α、β 和 γ 三个亚基组成，*GNAS* 基因编码 Gsα 和另外 3 个转录子（XLαs、NEPS55 和反义转录子 AS），本病为 *GNAS* 基因突变所致的 G 蛋白病。由于 *GNAS* 突变影响其他 G 蛋白偶联受体的活性，故偶尔假性甲旁减也可以其他内分泌缺陷为突出表现，国内曾有 2 例假性甲旁减Ⅰa 型合并甲减的报告，以其他内分泌缺陷为首发表现的 PHP 易被漏诊或误诊，应引起重视。

PHP 通常根据注射 PTH 后尿液中 cAMP 水平是否升高分为 PHPⅠ型（不升高）和 PHPⅡ型（升高，分子缺陷尚不明确），前者根据 *GNAS* 基因缺陷方式分为 PHPⅠa 型（母源性 *GNAS* 基因突变）、PHPⅠb 型（*GNAS* 基因上游甲基化差异表达区域的甲基化异常）及 PHPⅠc 型（*GNAS* 基因第 13 外显子突变导致，是 PHPⅠa 的变异型）三种亚型。其中Ⅰa、Ⅰc 型患者多伴有 Albright 遗传性骨营养不良（albright hereditary osteodystrophy，AHO）特殊体征，表现为身材矮小、短指、异位骨化、智力发育迟缓等。除对 PTH 抵抗外，还对促甲状腺素、促性腺激素和生长激素释放激素等多种激素抵抗。而Ⅰb 型很少伴有 AHO 体形及其他激素抵抗。

本例患者具有低钙血症的临床表现，如手足搐搦、肢端麻木等，严重低钙血症时，患者出现癫痫样大发作；实验室检查发现低钙血症、高磷血症、PTH 增高，以及 24 小时尿钙、尿磷均低，具有 PTH 抵抗的临床表现及生化异常，诊断考虑假性甲旁减。有典型的 AHO 体形，同时 TSH 升高、FT_4 降低。分析本病例基因检测报告：*GNAS* 基因第一个外显子第 19 到第 22 位的核苷酸缺失，造成氨基酸发生移码突变，使得后续的氨基酸乱码，导致所编码的蛋白质发生变化从而丧失其正常功能，可造成 PTH 激活 cAMP 受阻、AHO 及多种内分泌缺陷，综合以上该患者诊断分型考虑为 PHP Ⅰa 型。

具有低钙血症症状的患者应测量血清总钙、游离钙浓度、人血白蛋白浓度，若得到校正后血清总钙及血清离子钙浓度低于正常，同时测量血 P、血 PTH、25 - OH - D 浓度及肝肾功能，如果血 PTH 高而血 P 低，考虑为维生素 D 缺乏、急性胰腺炎、药物作用（双膦酸盐、狄诺塞麦）等引起；如果血 PTH 低而血 P 高或不成比例地正常，则为甲状旁腺功能减退症（hypoparathyroidism，HP），HP 可分为可逆性 HP（低镁血症、药物、母亲高钙血症致新生儿低钙血症、颈部手术）及永久性 HP（颈部手术、浸润性病变、自身免疫）；如果血 PTH 高而血 P 高，可能为慢性肾病、假性甲状旁腺功能减退症。甲状旁腺功能减退症及假性甲状旁腺功能减退症的临床、生化及遗传学特征见表 27 - 3。

📋 病例点评

PHP 患者通常是因低钙血症及其相关症状（如手足搐搦、麻木等感觉异常）而就诊；也有患者因反复癫痫发作和（或）发现颅内钙化、白内障等就诊；还可因高 PTH 血症、矮小、骨骼畸形（如 AHO 体形）等就诊，具有上述临床表现或生化异常的患者应考虑到 HP 或 PHP 的可能，进而完成鉴别诊断。以其他激素作用缺陷为首发临床表现并伴有 AHO 体形的患者，也应考虑到 PHP 的可能。分型需要做基因诊断。对于 PHP 患者，尤其是 PHP Ⅰb 型患者，建议尽量控制血 PTH 水平在正常范围内，以避免或减轻骨骼病变。

笔记

表 27－3　甲状旁腺功能减退症及假性甲状旁腺功能减退症的临床、生化及遗传学特征

疾病类型	AHO 表现	血清			对 PTH 反应		Gsα 活性	遗传方式	基因缺陷	其他激素抵抗
		钙	磷	PTH	尿 cAMP*	尿 PO$_4$#				
HP	无	↓	↑	↑	↑	↑	N	AD/AR/X 连锁	PTH/CaSR/GATA3/GCMB/其他	无
PHP I a	有	↓	↑	↑	↓	↓	↓	AD（母源）	GNAS	有
PHP I b	少见	↓	↑	↑	↓	↓	N	AD/散发	STX16/GNAS	某些患者有
PHP I c	有	↓	↑	↑	↓	↓	N	AD	GNAS	有
PHP II	无	↓	↑	↑	↑	↓	N	散发	不明	无
PPHP	有	N	N	N	↑	↑	↓	AD（母源）	GNAS	无

HP：甲状旁腺功能减退症；PHP：假性甲状旁腺功能减退症；PPHP：假假性甲状旁腺功能减退症；AHO：Albright 遗传性骨营养不良；↓：降低；↑：升高；N：正常；PTH：甲状旁腺素；cAMP：环磷酸腺苷；PO$_4$：磷酸盐；Gsα：G 蛋白 α 亚单位；AD：常染色体显性遗传；AR：常染色体隐性遗传；GATA3：ATA 结合蛋白 3；GCMB：胶质细胞缺失 B；GNAS：G 蛋白 α 亚单位；STX16：突触结合蛋白 16；CaSR：钙敏感受体；*：Chase－Aurbach 试验；#：Ellsworth－Howard 试验。

笔记

随访中注意监测血钙、血磷、血PTH、CREA，24小时尿钙、尿磷，以及慢性并发症等情况。

参考文献

[1] BASTEPE M, JÜPPNER H. GNAS locus and pseudohypoparathyroidism [J]. Horm Res, 2005, 63 (2): 65 – 74.

[2] MANTOVANI G, SPADA A. Mutations in the Gs alpha gene causing hormone resistance [J]. Best Pract Res Clin Endocrinol Metab, 2006, 20 (4): 501 – 513.

[3] 廖二元. 内分泌代谢病学 [M]. 3 版. 北京：人民卫生出版社，2002：69 – 71, 579 – 580.

[4] 郑瑞芝，赵志刚，汪艳芳，等. 假性甲状旁腺功能减退症Ⅰa型遗传学研究——附一家系报告 [J]. 中华内分泌代谢杂志，2012，28 (8): 647 – 649.

[5] 杜莉，潘社棉，李晓苗. 假性甲状旁腺功能减退症并甲状腺功能减低症1例 [J]. 陕西医学杂志，2002，31 (12): 1132 – 1133.

[6] LEVINE M A. An update on the clinical and molecular characteristics of pseudohypoparathyroidism [J]. Curr Opin Endocrinol Diabetes Obes, 2012, 19 (6): 443 – 451.

[7] 魏伟平，方团育，全会标，等. 表型正常假性甲状旁腺功能减退症一例并文献复习 [J]. 海南医学，2017，28 (22): 3769 – 3771.

[8] 中华医学会骨质疏松和骨矿盐疾病分会，中华医学会内分泌分会代谢性骨病学组. 甲状旁腺功能减退症临床诊疗指南 [J]. 中华骨质疏松和骨矿盐疾病杂志，2018，11 (4): 323 – 337.

（王丹　闫朝丽）

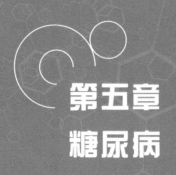

第五章
糖尿病

病例28 2型糖尿病合并复发性多软骨炎

病历摘要

【基本信息】

患者，男性，48岁。

主诉： 双眼发红、畏光、流泪及视力减退1周，于我院眼科就诊。

现病史： 患者1周前无明显诱因出现双眼发红、畏光、流泪及视力减退，就诊于我院眼科，眼科以"糖尿病并双眼结膜炎、巩膜炎"给予局部处理，效果不佳，患者为进一步治疗，于2009年4月12日收入我科。患者病程中腰背部疼痛，排尿不适，表现为尿频、尿痛及排尿不尽感，自觉鼻梁塌陷、声音嘶哑，无发热、寒战，无头晕、头痛，无视物旋转及耳鸣，食欲、睡眠好，精神尚可，大便正常，体重无明显减轻。

既往史： 糖尿病13年，长期口服药物降糖治疗，血糖控制不理想。否认高血压及冠心病。

家族史： 否认家族性类似病史。

【体格检查】

体温37.8℃，脉搏92次/分，呼吸16次/分，血压105/70 mmHg，一般情况尚可，皮肤无黄染，浅表淋巴结无肿大，双眼结膜充血，鼻梁上1/3变软、塌陷，咽红，扁桃体不大，心、肺、腹查体无明显阳性体征，脊柱、四肢无畸形，关节无肿胀、压痛，活动度佳，双下肢轻度可凹陷性水肿，生理反射存在，病理反射未引出。

【辅助检查】

1）常规检查：血常规示白细胞 14.0×10^9/L[$(4 \sim 10) \times 10^9$/L]，中性粒细胞比率81%（50%~70%），血红蛋白97 g/L（90~110 g/L），血小板 699×10^9/L[$(100 \sim 300) \times 10^9$/L]；尿常规示尿糖（＋），酮体（±），尿蛋白（＋），草酸钙结晶（＋），细菌16 033个/μL（0~8000个/μL）；便常规（－）。

2）生化检查：肝肾功能、心肌酶（－）。蛋白：球蛋白75.1 g/L（20~40 g/L），ALB 33.1 g/L（35~52 g/L）。HbA1c 12.5%（5.5%~6.5%）。甲状腺功能（－）；感染四项（－）；炎性指标：CRP 137.4 mg/L，ESR 100 mm/h（0~25 mm/h）；免疫指标：抗链球菌溶血素"O"及类风湿因子正常；可提取性核抗原抗体谱测定、抗核抗体、抗双链 DNA 抗体（－），抗肾小球基底膜抗体、抗髓过氧化物酶抗体、抗蛋白酶 3 抗体（－），人类白细胞抗原 B27 测定（－）。

3）骨髓穿刺：骨髓象无明显异常。

【诊断】

2 型糖尿病合并泌尿系统感染，复发性多软骨炎。

【诊疗经过】

给予胰岛素泵降糖、头孢类抗生素静脉滴注、氧氟沙星滴眼液及激素类眼药水滴双眼治疗，1 周后患者血糖控制平稳，但声音嘶哑、眼部症状无明显好转，并陆续出现高热、纳差、皮肤多发红色丘疹，抗感染治疗效果差。耳鼻喉科会诊：建议行喉镜检查，患者无法耐受，行喉 CT 检查未提示明显异常。皮肤科会诊：考虑患者为湿疹，给予外用炉甘石洗剂、口服盐酸西替利嗪后症状好转。风湿免疫科会诊：考虑 Reiter 综合征，给予泼尼松、阿奇霉素、来氟米特治疗，2 天后病情好转，体温下降，患者因无法耐受来氟米特胃肠道反应停药，继续泼尼松治疗 1 周后，精神、食欲明显好转，出院。出院后泼尼松逐渐减量至 5 mg/d，后因严重呼吸困难再次入院。查体：三凹征（＋），双耳外形松弛变软、下垂，左耳菜花样畸形。临床诊断更正为复发性多软骨炎（relapsing polychoundritis，RP），经气管切开、甲泼尼龙冲击治疗病情好转，后给予甲泼尼龙、氨甲蝶呤、钙剂、盖三淳口服维持治疗，病情好转后出院，定期随访病情未反复。

病例分析

1923 年由 Laksch－Wartenhorst 首次描述该病的临床表现，并命名为多发性软骨病（Polychon‐dropathia），1960 年 Pearson 分析了 12 例患者，命名为复发性多软骨炎，其为病因不明的自身免疫性疾病。2 型糖尿病合并 RP 临床少有报道，RP 以耳、鼻、咽喉、气管、支气管及关节等软骨反复发作的非感染性炎症为临床特征。本病在我国较少见，起病隐匿，临床表现复杂多样，极易漏诊、误诊。

RP 发病年龄多为 20～60 岁，无性别差异及家族遗传倾向。RP 的临床表现因受累部位不同而多种多样。辅助检查可有如下表现。胸片示：双肺纹理增粗；支气管纤维镜示：气管支气管管腔塌陷、狭窄、气管软骨环结构不清；喉镜示：声门充血、水肿、狭窄；CT 示：喉及气管腔狭窄。病情可轻可重，轻者仅表现为耳廓软骨炎、关节炎、眼炎及鼻软骨炎，重者可因气道狭窄出现呼吸困难、急性呼吸衰竭、心血管等并发症，甚至危及生命。

研究显示 RP 患病 5 年和 10 年者生存率分别为 74% 和 55%。1976 年 McAdam 提出了 RP 的诊断标准：①双耳廓复发性软骨炎；②非侵蚀性多关节炎；③鼻软骨炎；④眼炎；⑤喉和（或）气管软骨炎；⑥耳蜗和（或）前庭受损。具备以上 3 条或 3 条以上依据可以确诊，无须组织病理学证实。本例患者符合前 5 条诊断标准，其 ESR、CRP 明显升高，提示患者为 RP 急性发作期。RP 可与自身免疫疾病并存，并存疾病可发生在 RP 之前。王建明等报道的 4 例糖尿病并发 RP 者均为中老年发病，且 4 例患者中男性 2 例、相对高龄、平均年龄 72 岁，女性 2 例、中年、平均年龄 44 岁。2 例男性患者起病表现为耳廓肿胀、关节疼痛，均无畸形，后期有耳廓塌陷，鞍鼻，无呼吸困难，无声音嘶哑，1 例停用激素后有肺出血情况。2 例女患者都是短期内表现为呼吸困难，急剧加重，伴耳廓塌陷，鞍鼻，药物治疗不能控制，需行气管切开和呼吸机辅助呼吸。

部分病例病情突然加剧，成暴发性发作，出现呼吸衰竭，如不及时救治可危及生命。当肺部 CT 检查出现气管、支气管腔狭窄，管壁增厚或伴钙化时，应考虑复发性多软骨炎可能。

病例点评

糖尿病合并 RP 仅有少量报道，目前公认 2 型糖尿病有自身免疫反应参与。考虑本例患者前期误诊原因可能为：①RP 是一种少见病，其首发症状、体征多样，病程长短不一，累及全身多处软骨和结缔组织，经多学科会诊，各科临床医生缺乏对该病诊断标准的认识，导致只注意本科疾病的特征和表现；②RP 的组织病理学及实验室检查均无特异性，临床表现复杂多变，易与多种疾病相混淆，局部表现常与耳廓软骨膜炎、Reiter 综合征、甲状软骨炎和其他原因引起的鞍鼻混淆。当出现糖尿病或其他情况下伴发 RP 时，患者可能就诊于不同科室，这就要求各科医生都要对该疾病有全面的认识，早期诊断和治疗是改善预后的关键。

参考文献

[1] 蒋明，DAVID YU，林孝义，等.中华风湿病学 [M].北京：华夏出版社，2004：1318 - 1322.

[2] 王丛妙，肖玉兰，黄次波.复发性多软骨炎合并糖尿病——病例报告及复习 [J].军医进修学院学报，1995，16（1）：15 - 17.

[3] MOHAMMAD A, AMBROSE N, TUOHY M, et al. Relapsing polychondritis: Reversible airway obstruction or asthma [J]. Clin Exp Rheumatol, 2008, 26 (5)：938 - 940.

[4] 李予鲁，高志强，倪道凤.复发性多软骨炎 [J].中国耳鼻咽喉头颈外科，2005，12（5）：327 - 329.

［5］MINAMI R，MIYAMURA T，NAKAMURA M，et al. A clinical study of five cases demonstrating relapsing polychondritis［J］. Nihon Rinsho Meneki Gakkai Kaishi，2009，32（4）：269 - 273.

［6］RAPINI R P，WARNER N B. Relapsing polychondritis［J］. Clin Dermatol，2006，24（6）：482 - 485.

［7］王建民，赵剑勇. 复发性多软骨炎 4 例临床报告［J］. 中国社区医师·医学专业，2011，13（31）：225.

［8］高揆，王晓青，罗平，等. 糖尿病并复发性多软骨炎一例报道［J］. 实用糖尿病杂志，2013，9（1）：50 - 51.

（张丽娟　刘敏　任小燕　乌仁斯琴）

病例 29　B 型胰岛素抵抗综合征

病历摘要

【基本信息】

患者，女性，37 岁。

主诉：纳差、乏力、消瘦半年，发现血糖升高 2 周。

现病史：患者于半年前无明显诱因出现纳差，体重减轻 10 kg，伴周身乏力、多汗，未予治疗。2 周前就诊于当地医院，发现静脉 FBG 9.8 mmol/L，HbA1c 12.3%，血常规示白细胞 2.81×10^9/L，中性粒细胞 1.53×10^9/L，血小板 72×10^9/L，给予口服二甲双胍 0.25 g、bid，蒙药（具体不详）等药物治疗 1 周，食欲稍增，但仍有乏力，为进一步系统诊治就诊于我院，以"糖尿病"收入院。患者自发病以来有头晕，偶有双上肢麻木，双下肢肌肉抽搐，面部、颈部皮肤色素沉着，伴脱发，偶有口腔溃疡，天气变凉时有双手关节疼痛，无肌肉疼痛及晨僵，无皮肤淤斑，无光过敏，无恶心、呕吐，自觉发热，未测体温，否认脸变圆红及容貌改变；无咳嗽、咳痰，偶有腹胀，大便干燥，小便正常，精神、食欲差，睡眠可。

既往史：颈动脉粥样硬化 1 年余；否认高血压、冠心病、糖尿病史；否认特殊用药史。

个人史、婚育史、月经史：无特殊。

家族史：母亲、姥姥患高血压，舅舅患糖尿病。

【体格检查】

体温 36.2 ℃，脉搏 84 次/分，呼吸 18 次/分，血压 144/80 mmHg，患者发育正常，营养中等，面颊部蝶形红斑，面色晦暗，后颈部（图 29 - 1）及腋窝（图 29 - 2）可见明显黑棘皮征，双手背皮肤粗糙。双侧颈部淋巴结肿大，最大约 3 cm×3 cm，质软，活动好，无

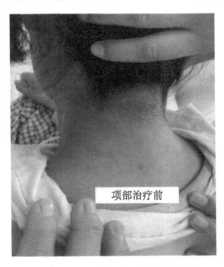

图 29 - 1　后颈部治疗前表现

触痛，甲状腺无肿大。心、肺、腹部查体无明显阳性体征，四肢运动自如，关节无畸形，双下肢无水肿，生理反射存在，病理反射未引出。身高 158 cm，体重 50 kg，腰围 70 cm，臀围 88 cm，腰臀比0.79，振动觉双足正常。10 g 尼龙丝试验：左足 0/5 异常，右足 0/5异常。

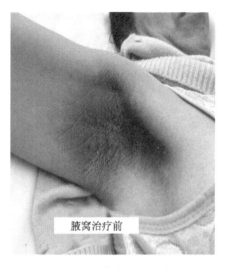

图 29 - 2　腋窝治疗前表现

【辅助检查】

（1）常规化验

1）血常规：血红蛋白 117 g/L（115～150 g/L），红细胞 3.71 × 10^{12}/L（3.8～5.1×10^{12}/L），白细胞 2.27×10^9/L〔（3.5～9.5）×10^9/L〕，血小板 60×10^9/L〔（125～350）×10^9/L〕。

2）尿液分析：尿潜血（++），尿蛋白（++）。

3）ESR：51 mm/h（0～20 mm/h）。

（2）糖尿病相关检查

1）HbA1c 10.6%（4.8%～5.9%）；IAA、ICA、GAD 抗体（-）；糖耐量＋胰岛素释放试验＋C 肽释放试验见表 29 - 1。

表 29 - 1 糖耐量 + 胰岛素释放试验 + C 肽释放试验结果

	空腹	0.5 h	1 h	2 h	3 h
血糖（mmol/L）	3.6	5.5	8.2	12.0	14.9
胰岛素（μU/mL）	161.4	184.1	220.3	263.3	434.1
C 肽（ng/mL）	2.02	2.50	3.25	4.92	7.26

2）尿微量白蛋白/尿肌酐 184.7 mg/g（<31 mg/g）；24 小时尿蛋白定量 0.72 g/24 h（0~0.15 g/24 h）。

（3）激素相关检查

1）甲状腺功能检查结果见表 29 - 2。

表 29 - 2 甲状腺功能检查结果

项目	结果	单位	参考区间
FT_3	1.96	pg/mL	2.0~4.4
FT_4	1.13	ng/dL	0.93~1.7
TSH	2.33	μIU/mL	0.27~4.2

2）CORT 节律及 ACTH 检查结果见表 29 - 3。

表 29 - 3 CORT 节律及 ACTH 检查结果

项目	结果	单位	参考区间
CORT（0:00am）	148.80	nmol/L	
CORT（8:00am）	293.00	nmol/L	172~497
ACTH（8:00am）	10.49	pg/mL	7.2~63.3

3）性激素检查结果见表 29 - 4。

表 29 - 4 性激素检查结果

项目	结果	单位	参考区间
FSH	0.43	mIU/mL	2~13
LH	3.83	mIU/mL	0.4~20
T	0.22	ng/dL	0.084~0.481
E_2	10.60	pg/mL	7.9~59.1

笔记

（4）免疫指标

狼疮全项：抗双链 DNA 189.12 lU/mL（＜100 lU/mL），抗 Sm 抗体（＋），抗 nRNP 抗体（＋）；抗核抗体：斑点型 1∶1280，抗 Ro－52 抗体弱阳性，抗核小体抗体 lgG 型 30.72 RU/mL（＜20 RU/mL）；IgA 3.17 g/L（0.7～4 g/L），IgG 22.7 g/L（7～16 g/L），lgM 1.1 g/L（0.4～2.3 g/L），lgG4 0.16 g/L（0.03～2.01 g/L）；C_3 0.20 g/L（0.9～1.8 g/L），C_4＜0.07 g/L（0.1～0.4 g/L）。

（5）其他

胸片、肾上腺 CT、骨穿未见异常。

【诊断】

B 型胰岛素抵抗综合征，系统性红斑狼疮。

【诊疗经过】

降糖方面：罗格列酮 2 mg、qd、po，二甲双胍 0.5 g、tid、po。血糖控制差，FBG 在 6.9～17.9 mmol/L，餐后 2 小时血糖在 10.7～27.6 mmol/L，无低血糖发生。因胃肠道不适停用二甲双胍，调整罗格列酮为 4 mg、qd、po，联合胰岛素强化降糖。根据血糖调整胰岛素剂量，胰岛素最高剂量达 360 U/d（7.2 U/kg），42 天后患者血糖明显下降。FBG 4～5 mmol/L，餐后 2 小时血糖在 7～10 mmol/L，有 1 次在夜间发生低血糖，进餐后好转。胰岛素快速减量。

免疫抑制剂：入院后予硫酸羟氯喹片 200 mg、bid、po，吗替麦考酚酯分散片 400 mg、bid、po。因恶心、呕吐症状明显，停用吗替麦考酚酯分散片，羟氯喹联合甲强龙 40 mg、qd、ivgtt 7 日，后改为泼尼松口服，逐渐减量。

2018 年 11 月 19 日出院。出院时患者黑棘皮较前改善（图 29－3，图 29－4），肿大的颈部淋巴结缩小，血常规恢复正常，尿蛋白消失，ESR 正常，IgG 水平下降，补体 C_3、C_4 上升。出院后继续用西格列汀 0.1 g、qd，门冬胰岛素 6 U 午餐前即刻皮下注射，降糖治疗。

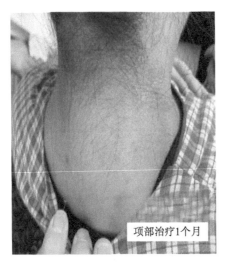
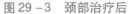

图 29 - 3　颈部治疗后

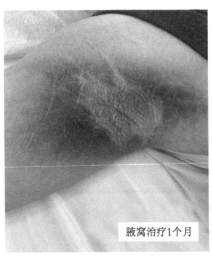

图 29 - 4　腋窝治疗后

2018 年 12 月 4 日于门诊复查，FBG 4.1 mmol/L，空腹胰岛素 14.5 μU/mL，空腹 C 肽 2.7 ng/mL。停用降糖治疗，监测血糖。泼尼松 40 mg、qd、po，每 2 周减量。

病例分析

患者为 37 岁女性，起病隐匿，可追溯病程半年。临床主要表现为纳差、乏力、消瘦，偶有双上肢麻木，双下肢肌肉抽搐，面部、颈部皮肤色素沉着、脱发，偶有口腔溃疡，天气变凉时有双手关节疼痛。既往颈动脉粥样硬化 1 年余。有糖尿病、高血压家族史。查体：血压 144/80 mmHg，面颊部蝶形红斑，黑棘皮明显，双侧颈部淋巴结肿大。外院 FBG 9.8 mmol/L，我院 OGTT 餐后 2 小时

笔记

血糖 >11.1 mmol/L，糖尿病诊断明确。患者于 37 岁起病，病程半年，使用口服药物治疗，无酮症酸中毒发生，IAA、ICA、GAD 抗体阴性，除外 1 型糖尿病。患者非妊娠状态，不考虑妊娠糖尿病。患者 BMI 20 kg/m²，颈项部及腋窝处黑棘皮明显，辅助检查提示患者高血糖伴高胰岛素血症，考虑特殊类型糖尿病可能性大。结合患者抗核抗体、抗双链 DNA、抗 Sm 抗体均阳性，白细胞、血小板减少，尿蛋白 0.72 g/24 h，诊断为 B 型胰岛素抵抗综合征。

B 型胰岛素抵抗综合征是一种罕见的自身免疫性疾病，其特点是存在抗胰岛素受体抗体，损害胰岛素与其受体的结合，并导致严重的胰岛素抵抗。大多数患者由于自身抗体的胰岛素受体拮抗作用而出现严重高血糖和极端胰岛素抵抗，但有些患者可能由于抗胰岛素受体抗体的激动剂活性而出现低血糖。B 型胰岛素抵抗以女性多见，女：男为 2：1，发病年龄多在 40 ~ 60 岁，常发生于患有自身免疫性疾病的患者，如系统性硬化症、系统性红斑狼疮和干燥综合征患者。这些自身免疫性疾病的确切病因尚不清楚，但长期以来有人提出，遗传易感个体暴露于某些环境因子，如病毒和细菌感染，可能是启动自身免疫过程的催化剂。B 型胰岛素抵抗综合征的治疗取决于其他自身免疫性疾病的并发症和胰岛素抵抗的分级。在个别情况下，症状自动改善，但在许多情况下，需要大剂量胰岛素、免疫抑制剂或两者的组合。但目前尚没有针对 B 型胰岛素抵抗综合征本身免疫调节治疗的具体方案。既往均是对患者所伴有的自身免疫疾病（如系统性红斑狼疮等）进行免疫调节治疗，通常在使用糖皮质激素的基础上选用某些细胞毒性药物，如环磷酰胺、硫唑嘌呤、环孢素 A、麦考酚酯等。B 型胰岛素抵抗综合征预后差、死亡率高，其预后在很大程度上取决于基础系统性疾病的严重性。Arioglu 报道 18 例伴有高血糖症的病例，1/3 自行缓解，1/3 经免疫调节剂等积

笔记

极治疗后缓解，1/3 积极治疗也未能使高血糖症缓解；在死亡的 13 例中，8 例曾经历高血糖症（7 例）或低血糖症（1 例）的缓解。本病在高血糖缓解期死亡率较高，当患者由高血糖转变为低血糖时，往往提示预后不良。

🩹 病例点评

正常成人每天胰岛素分泌量平均为 25 ~ 40 U/kg（0.3 ~ 0.5 U/kg），胰岛素需要量超过每天 60 ~ 100 U 即提示存在某种程度的胰岛素抵抗；然而在临床实践中，超过每天 1.5 ~ 2.0 U/kg 即提示为严重胰岛素抵抗。严重胰岛素抵抗一方面表现为胰岛素作用缺陷，血糖升高；另一方面又表现为代偿性胰岛素水平升高，选择性作用于皮肤和卵巢，可引起黑棘皮病和卵巢性高雄激素血症等，后者在青春期后女性表现为多毛、闭经或不孕。严重胰岛素抵抗综合征（syndrome of severe insulin resistance，SSIR）主要包括：①胰岛素受体和受体后基因突变相关的 SSIR，如矮妖精貌综合征、Rabson - Mendenhall 综合征和 A 型胰岛素抵抗综合征等；②胰岛素受体自身抗体所致 SSIR，如 B 型胰岛素抵抗综合征；③原因未明的疾病，如脂肪萎缩相关的 SSIR 等。B 型胰岛素抵抗综合征与 A 型胰岛素抵抗综合征的临床表现有很多相似点，但 B 型胰岛素抵抗综合征常合并其他自身免疫性疾病，血清中可以检测到胰岛素受体自身抗体。该患者虽未检测胰岛素受体自身抗体，但结合患者病史、症状、体征、辅助检查及药物治疗后的疗效等诊断 B 型胰岛素抵抗综合征明确。极度胰岛素抵抗的病例很少见，诊断时应注意自身免疫原因，识别提示性体征和症状，并进行适当的诊断评价。及时使用免疫调节剂治疗是恢复患者血糖的关键。

笔记

参考文献

[1] ARIOGLU E, ANDEWELT A, DIABO C, et al. Clinical course of the syndrome of autoantibodies to the insulin receptor（type B insulin resistance）：A 28 – year perspective［J］. Medicine（Baltimore），2002，81（2）：87 – 100.

[2] DI PENTIMA M C, CHAN S, HOSSAIN J. Benefits of a pediatric antimicrobial stewardship program at a children's hospital［J］. Pediatrics，2011，128（6）：1062 – 1070.

[3] FLIER J S. Lilly Lecture：Syndromes of insulin resistance. From patient to gene and back again［J］. Diabetes，1992，41（9）：1207 – 1219.

[4] SMYK D S, KOUTSOUMPAS A L, MYTILINAIOU M G, et al. Helicobacter pylori and autoimmune disease：cause or bystander［J］. World J Gastroenterol，2014，20（3）：613 – 629.

[5] VIEIRA S M, PAGOVICH O E, KRIEGEL M A. Diet, microbiota and autoimmune diseases［J］. Lupus，2014，23（6）：518 – 526.

（张乌云　王嫄　闫朝丽　张丽娟　云素芳）

病例 30　脂肪萎缩性糖尿病

病历摘要

【基本信息】

患者，女性，33 岁。

主诉：体形消瘦 33 年，多饮、多尿 5 年。

现病史： 患者足月顺产，出生体重 2 kg。自幼消瘦、体质瘦弱，相貌异于常人，颈部有黑棘皮，无多毛。9 岁上学，10 岁左右身高停止生长，初中文化水平，在校期间学习中等。5 年前无明显诱因出现口干、多饮、多尿，当地医院检查发现血糖、血脂（乳糜血）均显著升高，腹部超声提示肝大、脂肪肝，予二甲双胍、阿卡波糖治疗（具体剂量不详），后予胰岛素治疗（具体不详，最大量 80 U/d），血糖无明显下降，FBG 在 13 ~ 15 mmol/L，餐后 2 小时血糖在 15 ~ 20 mmol/L，并予他汀类降脂治疗。患者血糖、血脂控制不佳，无酮症发生。4 年来间断出现泡沫尿，化验尿蛋白阳性。1 个月之前出现双足疼痛。发病以来共出现 3 次眼底出血行光凝术治疗。

既往史： 无特殊。

月经史： 13 岁初潮，3 ~ 5 天/28 ~ 30 天，27 岁绝经。

婚育史： 24 岁结婚，爱人体健，未孕。

个人史： 否认烟酒不良嗜好。

家族史： 其妹及其弟发育均正常，家系中否认此类疾病患者。

【体格检查】

体温 36.0 ℃，脉搏 110 次/分，呼吸 20 次/分，血压 124/80 mmHg，身高 130 cm，体重 25 kg，BMI 14.8 kg/m²，基础代谢率 43%，面部皮下脂肪菲薄，两颊内陷，颧骨高突，眼眶深凹，四肢皮下脂肪亦消失，肩背部及腹部皮下脂肪部分存在。骨骼肌、肌腱及皮下静脉显而易见。颈后及腋下可见黑棘皮。心率 110 次/分，律齐、无杂音，双肺呼吸音清，未闻及啰音。腹部无压痛，双下肢无水肿。10 g 尼龙丝检查：左 3/5、右 2/5 缺失。

【辅助检查】

（1）常规检查

血常规、便常规＋潜血正常；尿常规：尿糖（＋＋＋），酮体（－），蛋白（＋），尿比重1.030；肝功能、肾功能、离子、蛋白正常；TC 16.39 mmol/L，TG 8.65 mmol/L，LDL－C 4.6 mmol/L。

（2）糖尿病及并发症方面

1）HbA1c：11.4%。

2）OGTT、胰岛素、C肽释放试验结果见表30－1。

表30－1　血糖、胰岛素、C肽释放试验结果

项目	空腹	OGTT 2 h
血糖（mmol/L）	13.9	16.29
胰岛素（mU/L）	30.04	48.31
C肽（ng/mL）	5.34	13.9

3）24小时尿蛋白定量0.15 g；眼底检查提示眼底出血，光凝术后；四肢肌电图：上下肢周围神经损害。

（3）其他

1）甲状腺功能检查结果见表30－2。

表30－2　甲状腺功能检查结果

项目	结果	单位	参考区间
FT_3	5.14	pmol/L	3.10～6.80
FT_4	18.00	pmol/L	12.00～22.00
TSH	1.20	μIU/mL	0.27～4.20
TGAb	10.00	IU/mL	0～115.00
TPOAb	5.00	IU/mL	0～34.00

2）性激素检查结果见表30－3。

表 30-3　性激素检查结果

项目	结果	单位	参考区间
T	0.031	ng/mL	0.084~0.481
FSH	55.36	mIU/mL	25.8~134.8
LH	42.95	mIU/mL	7.7~58.5
E_2	18.35	pmol/L	18.4~201
PRO	0.1	nmol/L	0~2.5
PRL	6.79	ng/mL	4.79~23.3

3）腹部彩色超声提示重度脂肪肝。

4）甲状腺超声：右叶 1.4 cm×1.5 cm，左叶 1.7 cm×1.2 cm，甲状腺双侧叶包膜尚光滑，实质回声弥漫不均匀，双侧叶实质内可见数个境界模糊无包膜的低回声结节，较大者 0.5 cm×0.3 cm，提示甲状腺不均质改变伴多发实性结节。

5）心脏超声提示二、三尖瓣少量反流。

6）肾上腺 CT（图 30-1）：显示左侧肾上腺异常强化结节影，最大径 1.6 cm，CT 值约 97 HU（CT 值约 38 HU），腹腔及内脏周围脂肪组织消失，皮下脂肪存在。提示：左侧肾上腺腺瘤。

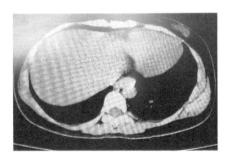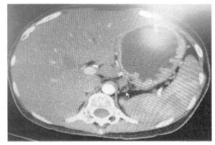

图 30-1　肾上腺 CT

7）垂体核磁：垂体窝区大量液体密度影，垂体受压变扁紧贴鞍底，鞍隔扩大，鞍底下陷。垂体柄略向左移位。诊断：空蝶鞍。

8）骨密度：左手示指 0.228 g/cm^2，左手中指 0.273 g/cm^2，左手无名指 0.247 g/cm^2，骨密度平均值 0.249 g/cm^2，Z 值 <-3.7。

【诊断】

先天性部分性脂肪萎缩性糖尿病，糖尿病视网膜病变Ⅳ期，糖尿病肾病Ⅳ期，糖尿病神经病变，骨质疏松，重度脂肪肝；卵巢早衰，空泡蝶鞍综合征；无功能肾上腺腺瘤；结节性甲状腺肿。

【诊疗经过】

给予糖尿病饮食，诺和灵 30 R 早 24 U、晚 22 U 餐前 30 分钟皮下注射；二甲双胍 0.5 g，tid 口服；吡格列酮 45 mg，qd 口服。血糖控制在 FBG 9 ~ 11 mmol/L，餐后 2 小时血糖控制在 10 ~ 15 mmol/L，给予骨化三醇促进钙吸收并补钙及营养神经治疗。给予阿托伐他汀钙调节血脂。

病例分析

脂肪萎缩性糖尿病属于常染色体隐性遗传病，极为罕见，世界范围内仅有 250 例报道。脂肪萎缩性糖尿病主要以脂肪萎缩、严重胰岛素抵抗、高脂血症、肝脾大等为主要临床表现，女性多于男性，预后不良。根据该患者病史、症状、体征及辅助检查结果等，脂肪萎缩性糖尿病诊断明确。

根据发生时间和发生部位，脂肪萎缩性糖尿病可分为先天性和获得性、全身性和局部性。本例患者年幼起病，部分皮下脂肪萎缩，诊断为先天性部分性脂肪萎缩性糖尿病。目前有学者认为，脂肪萎缩性糖尿病与脂肪细胞分化减少、凋亡增加有关。也有学者认为，脂肪萎缩性糖尿病可能与特殊基因突变有关，如研究发现 1 型 Seip – Berardinelli 综合征与染色体 9q34 的 *AGPAT2* 基因突变有关，2 型 Seip – Berardinelli 综合征与染色体 11q13 的 *BSCL2* 基因突变有

笔记

关，Kobberling – Dunnigan 综合征与染色体 1q21 – 23 的 *LMNA* 基因突变有关。

脂肪萎缩性糖尿病患者的治疗应首先注意饮食，因为高脂血症受饮食影响很大，所以应调节脂肪、糖类和蛋白质比例，禁酒，避免暴饮暴食，可有效降低血脂水平和急性胰腺炎的发作次数。此外，脂肪组织萎缩后，脂肪细胞分泌的瘦素、脂联素均会减少，而瘦素、脂联素的减少反过来又会加重胰岛素抵抗，如此形成恶性循环，所以寻找打破这种恶性循环的靶点成为脂肪萎缩性糖尿病治疗的新方向。2004 年 Ken 等首次对脂肪萎缩性糖尿病患者使用瘦素替代治疗，取得突破性成果，在内分泌界引起极大反响。Ken 等给予一名 11 岁的获得性全身性脂肪萎缩性糖尿病女孩和一名 29 岁的先天性全身性脂肪萎缩性糖尿病男性患者为期 12 个月的瘦素治疗，治疗 4 个月后 HbA1c 分别由治疗前的 10% 和 10.3% 下降到 4.8% 和 6.5%，并且在此后 8 个月内维持稳定，三酰甘油和肝脏体积在治疗结束时也恢复正常。因此瘦素替代治疗是脂肪萎缩性糖尿病的首选治疗方案，但是目前国内尚无瘦素产品。另外，胰岛素及胰岛素增敏剂等虽可部分降低血糖水平，但临床效果不大，在无瘦素治疗的前提下，胰岛素仍不失为一种治疗手段。使用保肝药、改善循环药等进行对症治疗，也能起到延缓糖尿病并发症发生、发展的作用。脂肪萎缩性糖尿病预后不佳，患者常因肥厚性心肌病、心力衰竭、肝昏迷而死亡。

病例点评

脂肪萎缩性糖尿病是一种罕见的疾病，以皮下脂肪萎缩、高三酰甘油血症和胰岛素抵抗性糖尿病为特点。综合治疗包括饮食控制、运动及二甲双胍、吡格列酮和非诺贝特等药物治疗，可能获得基本良好的代谢控制。

参考文献

［1］GARG A. Acquired and inherited lipodystrophie ［J］. N Engl J Med, 2004, 350 (12)：1220 - 1234.

［2］RAO T S, CHENNAMSETTY K. Berardinelli - Seip congenital lipodystrophy in two siblings ［J］. Indian Dermatol Online J, 2014, 5 (S 1)：20 - 22.

［3］REITMAN M L, ARIOGLU E, GAVRILOVA O, et al. Lipoatrophy revisited ［J］. Trends Endocrinol Metab, 2000, 11 (10)：410 - 416.

［4］LAWSON M A. Lipoatrophic diabetes：A case report with a brief review of the literature ［J］. J Adolesc Health, 2009, 44 (1)：94 - 95.

［5］ORAL E A. Lipoatrophic diabetes and other related syndromes ［J］. Rev Endocr Metab Disord, 2003, 4 (1)：61 - 77.

［6］SHACKLETON S, LLOYD D J, JACKSON S N, et al. LMNA, encoding lamin A/C, is mutated in partial lipodystrophy ［J］. Nat Genet, 2000, 24 (2)：153 - 156.

［7］单云华, 王丽宏, 车慧, 等. 脂联素在 2 型糖尿病心血管并发症中的保护作用 ［J］. 东南大学学报（医学版）, 2015, 34 (2)：295 - 298.

（张乌云　程淑杰　云素芳　张丽娟　闫朝丽）

病例 31 3 型青少年起病的成人型糖尿病患者的分子遗传学研究

病历摘要

【基本信息】

患者，女性，17 岁。

主诉：因多饮、多食、多尿 50 天入院。

现病史：患者 50 天前无明显诱因出现口干、多食、多饮、多尿症状，日饮水量约为 2500 mL，尿量约同于饮水量，同时伴有消瘦，遂就诊于当地医院，测空腹静脉血糖约为 10 mmol/L，诊断为"糖尿病"，未予诊治，建议转入上级医院明确诊断。于 2017 年 7 月就诊于我院门诊，查指尖随机血糖为 10.5 mmol/L。患病以来，患者无明显视物模糊，无四肢发凉、发麻，无泡沫尿，精神状态及睡眠质量可，小便次数增加，大便正常。

既往史：无其他疾病史。

家族史：先证者祖父、父亲及二位叔父均有糖尿病史，体形均适中。其父亲（Ⅱ.2）于 37 岁发病，病程 6 年，曾用胰岛素治疗，目前口服亚莫利 1 mg/d。叔父一（Ⅱ.3）于 40 岁发病，病程 1 年，目前口服二甲双胍治疗。叔父二（Ⅱ.4）于 24 岁发病，病程 9 年，已出现糖尿病视网膜病变及糖尿病肾病，目前使用胰岛素诺和锐 30 早 12 U、晚 16 U 皮下注射及口服亚莫利 1 mg/d 治疗。先证者遗传谱见图 31-1。

233

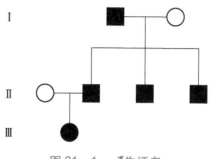

图 31 −1   ↗先证者

【体格检查】

身高 160 cm，体重 50 kg，体质量指数 19.53 kg/m²。腰围 76 cm，臀围 85 cm，腰臀比 0.89。正常体形，腋下及颈后未见黑棘皮征。心、肺、腹查体未见明显异常，双下肢不肿。

【辅助检查】

1）家系先证者临床指标 1 见表 31 −1。

表 31 −1   家系先证者临床指标 1

FBG（mmol/L）	120 min PG（mmol/L）	FINS（mU/L）	120 min INS（mU/L）	FCP（ng/mL）	120 min CP（ng/mL）
8.5	20.4	5.9	10.82	1.75	4.04

PG：血清胰高血糖素；FINS：空腹胰岛素；INS：胰岛素；FCP：空腹 C 肽；CP：C 肽。

2）家系先证者临床指标 2 见表 31 −2。

表 31 −2   家系先证者临床指标 2

hsCRP（mg/L）	HbA1c（%）	TC（mmol/L）	TG（mmol/L）	HDL（mmol/L）	LDL（mmol/L）	GADA/IAA
0.06	10.2	3.98	1.15	1.28	2.98	阴性

注：hsCRP 的正常范围为 0 ~ 1 mg/L。GADA：谷氨酸脱氢酶自身抗体（glutamic acid decarboxylase autoantibody）；IAA：胰岛素自身抗体（insulin autoantibodies）。

3）基因结果：此家系中，以先证者（Ⅲ.1）、父亲（Ⅱ.2）、叔叔（Ⅱ.3、Ⅱ.4）及祖父（Ⅰ.1）的 DNA 为模板，扩增 *HNF1α* 基因所有外显子，测序结果分析发现了先证者 *HNF1α* 基因的 2 号外显子上的错义突变（c. 391C > T，p. Arg131Trp）（图 31 - 2），其父亲、2 位叔叔及祖父均发现了相同突变，而其母亲未发现此突变。同时，此家系筛查到 4 种基因多态性位点（表 31 - 3）。

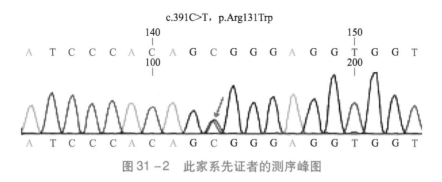

图 31 - 2　此家系先证者的测序峰图

表 31 - 3　家系中 *MODY3* 基因的多态性

基因	位置	碱基改变	氨基酸改变	突变类型	定义
HNF1α	Exon1	c. 51C > G	p. Leu17Leu	同义突变	L17L
HNF1α	Exon7	c. 1375C > T	p. Leu459Leu	同义突变	L459L
HNF1α	Exon7	c. 1460G > A	p. Ser487Asn	错义突变	S487N
HNF1α	Exon9	c. 1720A > G	p. Ser574Gly	错义突变	S574G

突变命名依据基因的 GenBank 数据库为 HNF1α（NM_000545.4）。

【诊断】

青少年起病的成人型糖尿病 3 型。

【诊疗经过】

家系先证者 FBG 控制在 6 ~ 7 mmol/L，120 min PG 控制在 8 ~ 9 mmol/L，血糖控制较前明显平稳，复查 HbA1c 为 7.9%，测次尿亦出现尿糖阳性。家系所有患者血糖均控制稳定。

🔬 病例分析

青少年起病的成人型糖尿病（maturity onset diabetes of the young，MODY）是呈常染色体显性遗传的一种特殊类型糖尿病。典型病例通常在 25 岁以前发病，主要与原发性胰岛素分泌缺陷有关。而 MODY3 由肝细胞核因子（hepatocyte nuclear factor，HNF）1α 突变所致，可因突变导致胰岛素分泌缺陷和肾糖阈降低，其突变的遗传外显率较高，携带者中有 63% 在 25 岁以前、96% 在 55 岁以前发生糖尿病。在出现糖尿病时，可观察到较为严重的高血糖，患者多饮、多食、多尿症状较为明显，由于绝大多数 MODY3 患者的血清 hsCRP 和载脂蛋白 M 水平降低，有学者建议将 hsCRP 作为临床鉴别诊断的标志物之一。MODY3 患者对小剂量磺脲类药物治疗较为敏感。与其他 MODY 亚型相比，其胰岛素分泌受损较重，β 细胞功能随着年龄的增长呈进行性衰减，并发症发生的风险与 T1DM 和 T2DM 相似。因此将 MODY 从早发糖尿病中鉴别出来，正确诊断，及时治疗，做好评估，对患者家族成员进行分析和遗传咨询，开展个体化诊疗尤为重要。

c.391C > T，p. Arg131Trp 突变是在一个英国家系中发现的，其先证者因糖尿病酮症酸中毒（diabetic ketoacidosis，DKA）就诊，因其被当作 T1DM 而延误诊治 11 年。此病例也说明了由 MODY3 发展为 DKA 是罕见的，再一次可证明，随着时间推移，胰岛 β 细胞功能进行性恶化，此型患者病情较其他亚型严重。本研究中的两例先证者因病程短，尚未出现胰岛功能恶化的情况。本研究中的两组基因突变在我国内蒙古地区均为第一次被发现。

我们发现的多态性位点为 L17L、L459L、S487N、S574G。研究表明 Ser487Asn 多态性与胰岛素分泌缺陷相关。携带 S487N 的 *HNF1α* 基因可减少目的转录区域的白蛋白和葡萄糖转录子 2 的转录活动，与胰岛素分泌减少相关联。此家系共有 5 例已确诊为糖尿病，先证者叔父二（II.4）于 24 岁发病，先证者发病年龄为 17 岁，发病年龄呈下降趋势，两代直系亲属中均有糖尿病患者，符合常染色体显性遗传特点。本家系中先证者三多一少症状明显，不依赖胰岛素治疗，糖尿病相关抗体均阴性，且先证者 FPG 控制在 7 ~ 8 mmol/L 时，测次尿均出现了尿糖阳性，符合 MODY3 患者肾糖阈下降的特点。此家系中，先证者 hsCRP 降低至正常范围以下，有研究表明，hsCRP 基因的启动子区域有 HNF1α 的结合位点，表现为 MODY3 型患者 hsCRP 下降的显著特征。

🏥 病例点评

　　MODY 具有发病年龄早、呈常染色体显性遗传、外显率高等特点。其中 MODY3 是由 *HNF1α* 突变所致，表现为胰岛素分泌缺陷和肾糖阈降低，出现尿糖阳性。MODY3 患者的血清 hsCRP 降低，hsCRP 可作为临床鉴别诊断的标志物。MODY3 患者对小剂量磺脲类药物治疗较为敏感，与其他 MODY 亚型相比，胰岛素分泌受损较重，β 细胞功能随着年龄的增长呈进行性衰减，最终需胰岛素治疗。所以收集 MODY 家系为糖尿病的分子遗传学病因与发病机制的研究提供了理想的研究对象，也为特殊类型糖尿病病因的研究带来了新的靶点。

参考文献

[1] THANABALASINGHAM G, OWEN K R. Diagnosis and management of maturity onset diabetes of the young (MODY) [J]. BMJ, 2011, 343: d6044.

笔记

［2］COLCLOUGH K, BELLANNE – CHANTELOT C, SAINT – MARTIN C, et al. Mutations in the genes encoding the transcription factors hepa – tocyte nuclear factor 1 alpha and 4 alpha in maturity – onset diabetes of the young and hyperinsulinemic hypoglycemia［J］. Hum Mutat, 2013, 34（5）：669 – 685.

［3］THANABALASINGHAM G, SHAH N, VAXILLAIRE M, et al. A large multi – centre European study validates high – sensitivity C – reactive protein（hsCRP）as a clinical biomarker for the diagnosis of diabetes subtypes［J］. Diabetologia, 2011, 54（11）：2801 – 2810.

［4］中华医学会. 临床诊疗指南—肠外肠内营养学分册［M］. 北京：人民卫生出版社, 2007：15 – 19.

［5］郑佳, 肖新华. 基于基因组学探索青少年的成人起病型糖尿病的诊断：现状与展望［J］. 中华糖尿病杂志, 2017, 9（6）：337 – 341.

（薛梦若　闫朝丽）

病例 32　胰岛素过敏

📋 病历摘要

【基本信息】

患者，女性，48 岁。

主诉： 血糖升高 10 余年，控制不佳 3 年。

现病史： 患者 10 年前无明显诱因出现口干、多饮、多尿等症状，每日饮水量约 3000 mL，尿量与饮水量大致相同，有明显多食、消瘦，就诊于当地医院，诊断为"2 型糖尿病"。起初间断口服二甲双胍（具体剂量不详），未监测血糖，上述症状有所好转。8年前因血糖波动大改为口服格列苯脲、二甲双胍（具体剂量不详），FBG 波动于 7 ~ 9 mmol/L。近 3 年血糖控制差，FBG 波动于 14 ~ 18 mmol/L，餐后血糖波动于 15 ~ 25 mmol/L，就诊于社区医院，建议行胰岛素治疗，给予甘舒霖 R、优泌林 N 等胰岛素均出现皮肤硬结、红肿等过敏反应。目前口服二甲双胍 0.5 g、每日 2 次，格列苯脲 1 mg、每日 2 次，阿卡波糖 50 mg、每日 1 次，空腹血糖波动在 12 ~ 16 mmol/L，餐后血糖波动在 15 ~ 25 mmol/L，为系统治疗于 2018 年 3 月 12 日就诊于我院内分泌科，并住院治疗。病程中有皮肤瘙痒、视物模糊，无四肢麻木，无飞蚊症，无头痛、头晕，无心悸、气短，无恶心、呕吐，无腹痛、腹泻。饮食睡眠一般，精神可，大小便正常，体重无变化。

既往史： 高血压 20 余年，最高达 190/110 mmHg，口服硝苯地平片 10 mg、每日 1 次，血压控制在 130/80 mmHg 左右。

个人史： 曾有妊娠期高血压。

药物过敏史： 对胰岛素过敏。

【体格检查】

患者发育正常，营养中等，神清语利，查体合作，步入病房。全身皮肤黏膜未见黄染，浅表淋巴结无肿大，头颅、五官无异常。甲状腺无肿大，气管居中，胸廓对称，双肺呼吸音清，未闻及啰音。心界不大，心音有力，心率 82 次/分，律齐，未闻及杂音。腹平软，肝、脾未触及，无压痛及反跳痛。双下肢无水肿。身高 158 cm，体重 75 kg，BMI 30 kg/m²，腰围 100 cm，臀围 94 cm，腰臀比 1.06。10 g 尼龙丝试验：左足 0/5 异常，右足 0/5 异常；音叉振动觉：左足减弱，右足正常。

笔记

【辅助检查】

入院即刻血糖：20.5 mmol/L。四肢肌电图：双正中神经感觉损害。心脏彩超：室间隔增厚、左室舒张功能减低。甲状腺彩超：甲状腺双叶多发结节。余脏器未见异常。

其他检查结果见表32－1。

表32－1　其他检查结果

	结果	单位	参考区间
糖化血红蛋白	12.0	%	4.8%～5.9%
空腹C肽	2.79	ng/mL	0.56～4
空腹胰岛素	9.28	μU/mL	2.6～24.9
空腹血糖	20.2	mmol/L	3.9～6.1

【诊断】

2型糖尿病，胰岛素过敏，高血压病3级（很高危），甲状腺双叶结节。

【诊疗经过】

患者血糖值过高，既往对多种胰岛素过敏，口服降糖药物血糖控制不佳，但具体过敏的胰岛素种类不详，需行胰岛素过敏试验及脱敏试验进行确定。

2018年3月12日普通胰岛素1 U肌内注射及胰岛素静脉滴注时无过敏反应。

2018年3月13日行胰岛素脱敏试验：考虑患者FBG过高，目前当务之急是给予合适的基础胰岛素，故首先选择甘精胰岛素。甘精胰岛素0.01 U腹部皮下注射10分钟后出现腹部皮肤片状红疹，有明显痒感，遂停止胰岛素脱敏试验，口服西替利嗪抗过敏治疗后上述症状好转。

笔记

2018 年 3 月 14 日行普通胰岛素脱敏试验：患者入院后给予口服二甲双胍 0.5 g、每日 2 次，格列苯脲 1 mg、每日 2 次，阿卡波糖 50 mg、每日 3 次治疗，但血糖仍控制不佳，为尽快控制血糖，且考虑到患者肌内注射及静脉滴注普通胰岛素未见过敏，先选择行普通胰岛素脱敏试验，将普通胰岛素稀释，从剂量 0.01 U 开始进行皮下注射，间隔 15 分钟，注射剂量倍增，逐渐加大剂量至 4 U 未见异常，确认患者皮下注射普通胰岛素不过敏。在院期间若患者血糖偏高，予普通胰岛素静脉滴注及皮下注射治疗。经治疗血糖可降至 9.5 mmol/L 左右。

2018 年 3 月 20 日行常用胰岛素过敏试验：去掉患者既往使用过且出现过敏反应的胰岛素，选取诺和灵 R、优泌乐、地特胰岛素均配成 0.5 U/mL 制剂，各取 0.5 mL，间隔 3 cm 以上进行皮下注射，分别于 5、10、15、30、60、120、150、180 分钟后观察，结果如下：诺和灵 R 约于 15 分钟时出现轻微风团，无痒感，30 分钟时消退。余均未出现皮疹，提示优泌乐、地特胰岛素无急性过敏。

2018 年 3 月 22 日行地特胰岛素和优泌乐脱敏试验：从 0.1 U 开始，间隔 15 分钟，逐渐加量至 2 U 时出现皮肤瘙痒、红疹，后返回 1 U，再继续 2 U、4 U 皮下注射均未出现过敏反应。后开始地特胰岛素 5 U 皮下注射，患者无不良反应，逐渐调整剂量为 12 U 皮下注射。优泌乐脱敏试验方法同上，试验期间未出现过敏反应，加量至三餐前各 3 U，于第 4 天出现皮肤硬结、红肿等过敏反应，遂停用。

2018 年 4 月 10 日使用地特胰岛素后患者无不良反应，加用口服降糖药阿卡波糖片 100 mg、每日 3 次，盐酸二甲双胍肠溶片 0.5 g、每日 4 次，磷酸西格列汀片 0.1 g、每日 1 次，格列苯脲片 1 mg、每日 1 次，达格列净片 10 mg、每日 1 次后，FBG 控制在 6 mmol/L 左

笔记

右，餐后 2 小时血糖控制在 8 mmol/L 左右。患者血糖控制良好出院。

最终方案：①降糖药：地特胰岛素 12 U，每晚 10∶00 皮下注射；阿卡波糖片 100 mg、3 次/日，进餐时与第一口主食同时嚼服；盐酸二甲双胍肠溶片 0.5 g、4 次/日、口服；磷酸西格列汀片 0.1 g、1 次/日、口服；格列苯脲片 1 mg、1 次/日、口服；达格列净片 10 mg、1 次/日，口服。②降压药：左旋氨氯地平片 2.5 mg、1 次/日、口服。

【随访】

近 3 个月患者未再出现注射部位丘疹及瘙痒症状。

病例分析

胰岛素过敏是蛋白质类药物过敏中一类特殊的变态反应性疾病。绝大多数的胰岛素过敏反应属于 Ⅰ 型变态反应，极少数病例可出现 Ⅲ 型变态反应的临床表现，偶有 Ⅳ 型变态反应的报道。

胰岛素局部过敏反应的表现通常是短暂的，表现为单相或双相过敏反应，常见的是 IgE 介导，以瘙痒和风团为主要症状，发生在注射后 15～30 分钟。反复发生过敏反应者以双相 IgE 反应为主，注射胰岛素后先发生风团及潮红，1 小时内缓解，4～6 小时后出现皮损，持续 24 小时。细胞免疫介导的迟发过敏反应较少见，注射后 8～12 小时开始，24 小时达到高峰，持续 48 小时。大多胰岛素引起的过敏反应，在继续用药后会自行消失。对持续出现的局部反应，可口服抗组胺药物减轻局部反应的程度。胰岛素全身过敏反应常发生在中断胰岛素治疗后，重新开始治疗的 12 天之内，症状为低血压、哮喘及全身水肿，最严重的为过敏性休克。

胰岛素过敏的脱敏方法较多：①使用多种胰岛素做皮试，选取过敏反应最弱的一种行脱敏治疗（本例患者使用普通胰岛素行脱敏治疗即此原理，而后续选择地特胰岛素再次脱敏治疗是因为长效胰岛素是患者目前控制血糖最迫切的需要）。②对于各类胰岛素均过敏而又必须使用胰岛素的患者可试用胰岛素脱敏疗法。③在胰岛素注射部位旁加用抗组胺药物皮下注射可明显减轻过敏反应。④胰岛素与糖皮质激素混合皮下注射，国外报道 1 例脱敏成功，国内报道 1 例过敏反应明显减轻，但 1 年后局部注射部位出现脂肪萎缩。⑤肌内注射胰岛素可改善胰岛素过敏反应，且不引起低血糖，但机制未明。⑥偶有报道对多种胰岛素过敏者使用动物胰岛素过敏反应最小且能耐受，本例患者即属于这种情况，但原因尚不明确。⑦通过胰脏移植治疗严重胰岛素过敏的 T1DM 患者，脱敏成功。⑧长期联用抗 IgE 单克隆抗体可明显减轻胰岛素过敏反应。

该患者存在胰岛素过敏，且同时存在急性、慢性两种过敏方式，故胰岛素的选择需更加慎重，皮试前对患者进行健康宣教，将可能出现的不良反应告知患者。皮试过程中通常选择腹部进行注射，然后静待 30 分钟观察皮试部位的红肿、硬结大小等。对患者进行脱敏治疗之前应准备好抢救药物、工具等。每个注射点应间隔 3 cm 以上，确保各个注射点互不干扰。脱敏治疗的胰岛素剂量在注射过程中不断增加，要时刻观察注射部位的红晕及硬结情况，同时要确保每一次胰岛素的注射剂量准确。

患者最终使用地特胰岛素，原因可能是地特胰岛素属于基础胰岛素类似物，过敏相对少，氨基酸序列不会产生特异性抗体而发生过敏，不含添加成分（如鱼精蛋白等），且地特胰岛素属于长效胰岛素，注射后体内药物浓度相对稳定，无明显高峰，持续 24～36 小时，作为基础胰岛素使用，可减少夜间和清晨发生低血糖的

243

危险。

　　患者虽然出院时给予地特胰岛素每晚规律皮下注射，但不排除后期出现胰岛素的慢性过敏而导致不得不停用。如果出现，因患者对普通胰岛素不过敏，可以考虑长期皮下注射普通胰岛素，但依从性不高。

🔲 病例点评

　　在临床中，胰岛素皮试是胰岛素脱敏治疗的基础，熟练掌握皮试技术及对皮试后过敏症状的观察对于选择胰岛素种类至关重要。同时，脱敏试剂的准确配制、脱敏过程中血糖监测是保证患者脱敏治疗顺利进行的关键。

　　胰岛素过敏反应常使患者产生不良情绪。应积极与患者进行交流，主动告知其发生胰岛素过敏的原因、治疗方法及患者的基本状况，消除患者的焦虑、抑郁及恐惧心理。在胰岛素注射剂量上一定要严格按照医生的嘱托，选择正确的胰岛素种类和剂量，不可随意更改。

参考文献

[1] 王宇，闫娜娜，卫国红，等.多种胰岛素过敏的 1 型糖尿病患者脱敏一例及文献复习 [J].中华糖尿病杂志，2013，5（5）：279-281.

[2] 于向涛，宋霞，商淑婉，等.胰岛素过敏反应现状及处理策略 [J].中国药师，2017，20（5）：907-910.

[3] 李乃适.胰岛素过敏的诊断与处理对策 [J].中华临床免疫和变态反应杂志，2012，6（3）：163-167.

（王铭婕　李晶晶）

病例 33　以酮症酸中毒起病的暴发性 1 型糖尿病

病历摘要

【基本信息】

患者，女性，13 岁。

主诉：恶心、呕吐 5 天，发热 1 天。

现病史：患者 5 天前在感冒后出现恶心、呕吐，呕吐物为胃内容物，未重视。4 天前呕吐症状加重，呕吐数次，呕吐物为胃内容物，伴发热，最高 37.5 ℃，伴深大呼吸，遂就诊于当地医院急诊，血酮体（＋）。就诊期间出现昏迷，持续约半小时，遂入当地医院 ICU 予以相关对症治疗（具体不详）。病程中，患者无头晕、头痛，无胸闷、胸痛，偶有腹痛，无腹泻，平素无多饮、多食、多尿症状，大小便正常，近期体重未见明显变化。

【体格检查】

体温 36.5 ℃，脉搏 80 次/分，呼吸 18 次/分，血压 120/70 mmHg，身高 160 cm（75th～90th），体重 51 kg（75th～90th），BMI 19.9 kg/m²，神志清楚，精神一般，查体合作。全身皮肤黏膜干燥，呼气无烂苹果味；咽充血，扁桃体不大。心、肺、腹查体未见异常，双侧病理征未引出。双下肢无水肿。

【辅助检查】

（1）常规生化

1）血常规：白细胞 54. 33 × 10⁹/L，中性粒细胞百分比 74.8%，余值（ - ）。

2）肾功能 + 离子：血钾 7. 74 mmol/L，血钠 122. 0 mmol/L，CREA 126 μmol/L，BUN 15. 2 mmol/L，UA 583 μmol/L，二氧化碳结合力 < 5. 0 mmol/L，血、尿淀粉酶未见明显异常。

3）入院随机血糖 47. 1 mmol/L；心肌酶：乳酸脱氢酶 272. 0 U/L（110 ~ 240 U/L），肌酸激酶 216. 0 U/L（0 ~ 250 U/L），羟丁酸脱氢酶 190. 0 U/L（72 ~ 182 U/L），肌酸激酶同工酶（CK – MB）28. 9 U/L（0 ~ 25 U/L），血渗透压（计算）321. 78 mosm/L。

（2）内分泌检查

1）FBG 12. 9 mmol/L；空腹 C 肽 0. 05 ng/dL；糖化白蛋白 21. 06% ↑（10. 8% ~ 17. 1%）；HbA1c 6. 6% ↑（4. 8% ~ 5. 9%）。

2）抗谷氨酸脱羧酶抗体、抗酪氨酸磷化酶样蛋白抗体、抗胰岛素抗体、抗胰岛细胞抗体均为（ - ）。

3）甲状腺功能：TSH 0. 357 μIU/mL（0. 38 ~ 4. 34 μIU/mL），FT_4 15. 37 ng/dL（0. 81 ~ 1. 89 ng/dL），FT_3 2. 67 pg/mL↓（1. 8 ~ 4. 10 pg/mL），TPOAb、TGAb（ - ）。

（3）影像学检查

胸片（当地医院）：心、肺、膈未见明显异常；下腹部肠腔胀气，建议进一步检查。

腹部彩超（我院）：胆囊沉积物形成；肝、胰、脾未见明显异常。

【诊断】

暴发性 1 型糖尿病，酮症酸中毒伴昏迷，高血糖高渗综合征。

【诊疗经过】

①补液，小剂量胰岛素静脉泵入，静脉补糖，抑酸保护胃黏膜。②纠正电解质酸碱平衡紊乱等治疗。③同时予以甘精胰岛素8 U 皮下注射，门冬胰岛素早4 U、午4 U、晚4 U 皮下注射。④目前予胰岛素泵治疗，治疗终剂量为 0.55 U/（kg·24 h）。⑤门诊随访血糖控制达标，继续随访中。

病例分析

暴发性1型糖尿病（fulminant type 1 diabetes mellitus，FT1DM）是日本学者 Imagawa 等于 2000 年提出的1型糖尿病新亚型，以起病急骤、代谢紊乱严重、胰酶升高并缺乏糖尿病相关抗体为特征，FT1DM 初诊时常伴多种前驱症状，易被误诊为上呼吸道感染和急性胃肠炎导致误治，妊娠合并该病时流产率、死胎率极高，病情发展快，故临床医生应及时诊断及救治，患者可能在 24 小时内出现死亡。FT1DM 起病年龄 1～80 岁均可见，发病人群以成年人为主，未发现明显的发病年龄高峰，男女发病率相当。妊娠妇女似乎是本病高危人群，育龄期妇女在妊娠期间或分娩后一段时间的发病率超过经典1型糖尿病。流行病学显示黄种人发病率高于白种人，尤以日本人的发病率最高。

该病发病机制目前尚不明确，近年来的研究认为本病主要与遗传、环境（病毒感染）和自身免疫等因素有关。易感个体在病毒感染、妊娠、药物超敏反应综合征（drug - induced hypersensitivity syndrome，DIHS）等刺激下引起 β 细胞的破坏。①遗传 FT1DM 多发生于亚洲人群。人类白细胞抗原（human leukocyte antigen，HLA）Ⅱ类基因与 FT1DM 的易感性密切相关，单体形分析显示

DR4 – DQ4 在 FT1DM 患者中明显多于普通人群。Tsutsumi 等对日本 207 例 FT1DM 患者进行研究，发现 DRB1＊04：05 – DQB1＊04：01 和 DRB1＊09：01 – DQB1＊03：03 基因型显著增加 FT1DM 发生风险。在中国人群中，Zheng 等的研究发现 DQA1＊01：02 – DQB1＊06：01 和 DQA1＊03 – DQB1＊04：01 基因型与 FT1DM 相关。②病毒感染。大多数患者在起病前有流感样症状，并且许多 FT1DM 病例中都发现了抗病毒抗体水平的升高，包括人类疱疹病毒 6 型和 7 型、流感病毒、腮腺炎病毒、甲肝病毒、E – B 病毒、巨细胞病毒等，提示病毒感染可能参与 FT1DM 的发生。病毒诱导的免疫反应和炎症反应被认为在 FT1DM 胰腺 β 细胞快速破坏的病理生理中起作用。病毒感染可能通过激活淋巴细胞和抗原呈递细胞引发受感染 β 细胞的细胞毒性反应。③药物。DIHS 是一种严重威胁生命的非特异性药物不良反应。其临床特点为皮疹、发热、淋巴结肿大、血液学异常及肝脏、肾脏、心脏等系统损害。DIHS 后可继发内分泌腺体功能异常，包括自身免疫性甲状腺病和 FT1DM。DIHS 后发生 FT1DM 平均间隔时间为 39.9 天，在大多数病例中为 2 周至 2 个月。研究发现，在 DIHS 急性期，调节性 T 细胞（regulatory T cells，Tregs）大量扩增，但在缓解期 Tregs 却出现功能缺陷，随着 Tregs 功能的下降，自身免疫病风险增加，这也使潜伏在人体的病毒得以再激活。④妊娠 FT1DM 倾向于妊娠期间发生，即妊娠相关 FT1DM，多为妊娠晚期或分娩后 2 周内出现。妊娠相关 FT1DM 患者临床表现更为严重，产妇及胎儿死亡率高。妊娠是免疫学上矛盾的现象，因孕妇 T 细胞免疫耐受，所以胎儿能够存活，这提示妊娠相关 FT1DM 更多是由非免疫机制引起，其发生可能与孕妇激素水平及代谢紊乱有关，性激素在孕期可促进 Th2 型免疫反应，并拮抗 Th1 型免疫反应。

目前应用最多的是 2012 年日本糖尿病学会 FT1DM 诊断标准：①出现高血糖症状后迅速（约 1 周内）发生糖尿病酮症或酮症酸中毒（初诊时评估尿或血酮体）。②初诊时血糖水平 ≥ 16.0 mmol/L 且 HbA1c < 8.7%（美国国家糖化血红蛋白标准化计划）。③空腹血浆 C 肽水平 < 0.3 ng/mL（0.1 nmol/L），胰高血糖素兴奋后或进食后血清 C 肽水平 < 0.5 ng/mL（0.17 nmol/L）；④一般情况下，不能检测到胰岛相关性自身抗体，如 GADA、IAA 和 IA－2A。⑤98% 患者出现血清胰酶水平升高；⑥70% 患者有前驱流感样症状或胃肠症状；⑦该病可发生于妊娠期间或刚分娩后。血糖显著升高而 HbA1c 正常或轻度升高；胰岛功能几乎完全或不可逆地消失；糖尿病自身抗体多为阴性。前 3 点只有完全具备才可以确诊为 FT1DM。

　　本患者系青年人，病程较短，并伴有严重的代谢紊乱，平素无口干、多饮、多尿症状，出现流感样症状到发展为酮症酸中毒仅 2 天，起病血糖 47.1 mmol/L，HbA1c 两次分别为 5.8% 和 6.6%。糖尿病自身抗体均阴性，空腹 C 肽 2 次水平分别为 0.05 ng/dL 和 0.04 ng/dL。临床表现及各项检查与此诊断要点相符。

　　鉴别诊断：①经典 1 型糖尿病，病程长，发病时 HbA1c 水平较高，BMI 值更低，胰岛细胞相关抗体为阳性，合并其他自身免疫性疾病情况更多见，经典 1 型糖尿病患者起病时尚有少量的 β 细胞残留，往往要经历数年胰岛功能才完全丧失；而 FT1DM 患者在起病时胰岛功能已接近完全丧失。②急性胰腺炎。糖尿病酮症或酮症酸中毒往往伴胰酶升高；但急性胰腺炎一般有胆囊疾病或暴饮暴食、饮酒等诱因，重症胰腺炎相应体征、胰腺影像学改变，在治疗后胰岛功能多可恢复正常，腹部症状、体征更明显，且血淀粉酶升高大于正常上限 3 倍以上，胰腺增强 CT 可协助鉴别。③急性心肌梗死，此类患者合并冠心病的危险因素，并具有特征性的剧烈胸痛，心肌

笔记

酶及心电图可出现一系列特征性动态改变；但 FT1DM 合并酮症酸中毒心电图改变多为一过性，随着代谢紊乱的纠正而消失。

🏥 病例点评

FT1DM 患者常以心血管系统症状或消化道症状就诊，故易被临床经验不足的临床医生误诊、漏诊。因此高糖但 HbA1c 接近正常的酮症酸中毒患者应考虑 FT1DM。同时，不容忽视的是，FT1DM 患者常伴有横纹肌溶解症，可导致急性肾衰竭，诊疗期间应密切观察患者尿液颜色变化及是否出现肌肉乏力、肿痛，同时动态监测血肌酸激酶水平，注意肌红蛋白是否阳性，排除心肌梗死及心肌炎，必要时行腓肠肌活检。有学者认为 FT1DM 患者抢救时早期诊断横纹肌溶解症是避免急性肾衰竭等发生的关键指标。

当怀疑诊断为 FT1DM 时，应于 24 小时内实施有效治疗方案。如酮症酸中毒出现，应立即开始静脉输注生理盐水和胰岛素，治疗原则与经典 1 型糖尿病出现酮症酸中毒相同：补液，纠正水电解质和酸碱失衡，静脉补充胰岛素，防止感染和其他并发症。具体治疗应个体化，一旦酮症酸中毒纠正，急性期已过，改用多次注射胰岛素方案。

FT1DM 起病急骤、代谢紊乱严重、临床经过复杂且预后差，应当引起重视。此病关键在于早期诊断及治疗，FT1DM 的病因及发病机制有待于进一步探索。

参考文献

[1] IMAGAWA A, HANAFUSA T, MIYAGAWA J, et al. A novel subtype of type 1 diabetes mellitus characterized by a rapidonset and an absenceof diabetes – related antibodies. Osaka ID – DM Study Group [J]. N Engl J Med, 2000, 342 (5):

301 – 307.

[2] 陈海冰，包玉倩，周健，等.暴发性 1 型糖尿病合并心跳骤停抢救成功 1 例
[J].上海医学，2009，32（2）：172 – 173.

[3] SHIMIZU I，MAKINO H，IMAGAWA A，et al. Clinical and immunogenetic
characteristics of fulminant type 1 diabetes associated with pregnancy［J］. J Clin
Endorinol Metab，2006，91（2）：471 – 476.

[4] 李剑波.爆发性 1 型糖尿病及诊断和处理［J］.实用糖尿病杂志，2010，6
（3）：8 – 10.

（张智慧　刘敏）

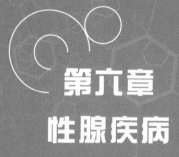

第六章
性腺疾病

病例 34　儿童下丘脑错构瘤致性早熟

病历摘要

【基本信息】

患儿，男性，4岁。

主诉：变声、青春发育、生长加速 7~8 个月。

现病史：患儿为早产儿，出生时阴茎、睾丸较大，入院前 8 个月出现声音变低、外生殖器发育、有勃起，身高增长加速（约 10 厘米/年），体质量每年增加约 5 kg，间断出现走路不稳、易激惹，故来就诊。

【体格检查】

生命体征平稳，血压 90/60 mmHg，体形较同龄儿童明显偏大，身高 126 cm，体质量 28 kg，面部油脂较多，发音低沉，构音欠清晰，唇上有小胡须，喉结突出。心、肺查体未见异常，阴毛 P2 期，双侧睾丸长度均为 4 cm。共济轮替试验欠佳，双侧指鼻、跟膝胫试验略欠稳准，步态略显不稳，其他未见异常。

【辅助检查】

实验室检查：血、尿常规及肝、肾功能正常；FBG 4.3 mmol/L（3.9～6.1 mmol/L）、血磷 1.98 mmol/L（0.8～1.7 mmol/L）；E_2 56.48 pmol/L（18.4～73.4 pmol/L）、T 15.99 nmol/L（0.98～38.5 nmol/L）、LH 2.91 mU/mL（0.1～1.4 mU/mL）、FSH 1.54 mU/mL（0.4～3.8 mU/mL）；甲状腺功能正常；ACTH 25.28 pg/mL（0～46 pg/mL）、CORT（8:00）102.6 nmol/L（138～690 nmol/L）↓，GH 9.7 ng/mL（0.06～5 ng/mL），PRL 518.4 μU/mL（55～341 μU/mL）↑；β－hCG <0.1 mU/mL（0～5 mU/mL）。

双手 X 线正位片示骨龄提前，相当于 8 岁。超声示右侧睾丸 14 mm×20 mm×32 8mm，左侧睾丸 14 mm×21 mm×33 mm，实质回声均匀，肝、胆、胰、脾、双肾未见异常。双侧肾上腺 CT 扫描未见异常。鞍区 MRI：鞍上（垂体柄后方）见类圆形等 T_1、等 T_2 信号，病变边界清楚，大约 6 mm×6 mm×7 mm，增强扫描病变未见强化（图 34－1）。

【诊断】

性早熟，下丘脑错构瘤。

【治疗】

由于患儿尚无癫痫发作且经济条件允许，为避免由于手术可能造成的下丘脑综合征或垂体功能减退，决定先予药物治疗，给予促性腺激素释放激素类似物曲普瑞林 3.75 mg、1 个月肌内注射 1 次，治疗 3 个月后，患儿构音清晰，走路较前平稳，易激惹情况好转，身高增长速度较前减慢（3 个月身高增长近 2 cm），阴茎勃起次数明显减少，症状得到一定程度控制。

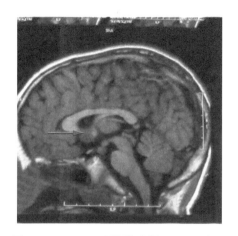

图 34 −1　下丘脑错构瘤鞍区 MRI 表现

病例分析

下丘脑错构瘤（hypothalamic hamartoma，HH）并非真正的肿瘤，而是一种少见的先天性脑发育异常，又称灰结节错构瘤或下丘脑神经元错构瘤，此病临床极为罕见，是引起青春期前性早熟的原因之一，发病多在儿童早期，有人报道平均发病年龄为 20 个月。

下丘脑错构瘤有较独特的临床表现，多数在儿童早期发病，可出现性早熟、痴笑样癫痫，有些可伴有其他类型癫痫或行为异常等。测定性腺激素（主要为 T 和 E_2）皆达到青春期水平；骨龄明显超前，一般 2 ~ 3 岁时骨龄可相当于 8 ~ 10 岁。在婴幼儿（1 ~ 3 岁）性早熟中，下丘脑错构瘤是最常见的病因，武学焱等回顾分析了男性性早熟 26 例，为国内最大样本的报告，发现原发性肾上腺皮质增生症、生殖细胞瘤和下丘脑错构瘤是本组男性性早熟的主要病因。

错构瘤致性早熟的病因尚未完全明确，推测可能的机制有：①肿瘤组织脉冲式分泌促性腺激素释放激素，提前启动垂体 – 性腺轴；②肿瘤压迫下丘脑组织，解除下丘脑对垂体 – 性腺轴的抑制作用，导致垂体分泌 FSH 和 LH 增多，而肿瘤本身并不分泌促性腺激素释放激素。

下丘脑错构瘤的神经影像学也有特征表现，对于少儿，尤其是婴幼儿出现的性早熟、痴笑样癫痫，应高度怀疑为下丘脑错构瘤，如果 CT 未见异常，应行头部 MRI 检查，如果在脚间池或垂体柄后方出现等信号改变，注药后病变无强化，不需手术和病理检查即可诊断为下丘脑错构瘤。

病例点评

对于下丘脑错构瘤的治疗已取得一些共识，错构瘤位于下丘脑，手术易造成下丘脑和垂体功能的损伤，同时，由于错构瘤不是真性肿瘤，增长速度很慢，有病例随诊多年，肿物体积可无变化，所以对于本病所致的单纯性早熟可使用促性腺激素释放激素药物治疗，效果肯定，唯价格较贵，周期长（需维持治疗至正常青春发育年龄），如条件允许应为首选，但当发生共济失调、发作性癫痫等神经系统症状时则应考虑手术治疗。本例患儿，临床表现已得到控制，远期疗效有待进一步随访。

255

参考文献

[1] 罗世祺，李春德，马振宇，等.儿童下丘脑错构瘤的诊断与治疗［J］.中华医学杂志，2001，81（4）：212 – 215.

[2] 罗世琪.进一步提高对下丘脑错构瘤的认识［J］.中华神经外科疾病研究杂志，2005，4（2）：97 – 98.

[3] 伍学焱，茅江峰，李乃适，等.男性性早熟临床特点分析［J］.基础医学与临床，2007，27（5）：580 – 583.

[4] JUNG H，CARMEL P，SCHWARTZ M S，et al. Some hypothalamic hamartomas contain transforming growth factor alpha，a puberty – inducing growth factor，but not luteinizing hormone – releasing hormone neurons［J］.J Clin Endocrinol Metab，1999，84（12）：4695 – 4701.

[5] ARITA K，KURISU K，KIURA Y，et al. Hypothalamic hamartoma［J］.Neurol Med Chir（Tokyo），2005，45（5）：221 – 231.

（乌仁斯琴　皇甫建）

病例 35　Turner 综合征

📋 病历摘要

【基本信息】

患者，女性，19 岁。

主诉：身高增长缓慢 18 年。

现病史：患者足月顺产，出生体重 3 ~ 3.5 kg，身长不详，出生后无窒息史，母亲孕期无疾病及服药史，出生后母乳喂养至1岁半，6个月添加辅食，出生后1年内体重、身高如同龄孩子（具体不详），6个月时出牙，1岁半开始走路，2岁时能完整说话。患者2岁时其母亲发现患者较同龄孩子身高增长缓慢，每年约增长3 cm，智力发育好，学习成绩佳，小学、初中、高中均位于班级前三名。患者17岁开始出现阴毛生长，但无乳房发育、月经来潮、身高骤增、腋毛生长等青春期启动征象，至今阴毛稀疏，未予系统诊治，为进一步诊治入院，病程中无色弱及色觉缺失，无听力障碍，无嗅觉障碍，无运动后心慌、胸闷，精神可，饮食睡眠佳，大小便正常。

既往史：2岁时摔倒后左腕骨骨折。

月经史：无。

家族史：否认遗传病，父亲身高170 cm，母亲身高165 cm，弟弟17岁，身高165 cm。

【体格检查】

身高145 cm，体重41 kg，上部量74 cm，下部量71 cm，指间距130 cm。营养中等，面部、颈部散在黑痣，皮肤干燥，腭弓高，无眼睑下垂，近视，耳听力正常，无斜视，无鱼形嘴，甲状腺无肿大，咽不红，气管居中，胸廓对称，乳腺发育Ⅰ级，未及乳核，乳距宽，心、肺、腹查体未见异常，无腋毛生长，阴毛P2级，外阴女性幼稚型，脊柱生理弯曲，四肢活动正常，可见肘外翻，双手、双足第四、第五掌（跖）骨短，生理反射存在，病理反射未引出。

【辅助检查】

1）血常规、尿常规、便常规、肝功能、肾功能、电解质、血糖、血脂未见异常。

2）内分泌相关激素化验结果如下。① ACTH（8：00 am）34.98 pg/mL，CORT（8：00 am）354.92 nmol/L，GH 0.06 ng/mL，IGF - 1 184 ng/mL。②甲状腺功能检测结果见表 35 - 1。③性激素化验结果见表 35 - 2。④左旋多巴兴奋 GH 试验见表 35 - 3。⑤胰岛素低血糖激发试验见表 35 - 4。

表 35 - 1　甲状腺功能检测结果

项目	结果	单位	参考范围
FT_3	2.98	pg/mL	2.0 ~ 4.4
FT_4	1.15	ng/dL	0.93 ~ 1.7
TSH	6.26 ↑	μIU/mL	0.27 ~ 4.2
TGAb	<10.00	IU/mL	0 ~ 115
TPOAb	10.74	IU/mL	0 ~ 34

表 35 - 2　性激素化验结果

项目	结果	单位	参考范围
PRL	6.60	ng/mL	
FSH	42.41	mIU/mL	≤13.0
LH	10.86	mIU/mL	≤11.3
T	0.13	ng/mL	0.2 ~ 56.6
E_2	<5.00	pg/mL	7.9 ~ 59.1
PRO	0.29	ng/mL	

表 35 - 3　左旋多巴兴奋 GH 试验

时间	GH（ng/mL）
0 min	2.79
30 min	4.30
60 min	1.72
90 min	0.64
120 min	0.15

笔记

表35－4　胰岛素低血糖激发试验

时间	GLU（mmol/L）	GH（ng/mL）
0 min	4.6	0.54
30 min	1.7	0.74
60 min	4.7	2.33
90 min	4.9	1.77
120 min	5.2	0.47

3）骨龄（左手正位片）：骨龄13岁。

4）妇科超声：子宫及双侧卵巢缺如？

5）肝、胆、胰、脾、双肾、膀胱、输尿管超声：未见异常。

6）心脏彩超：未见异常。

7）垂体核磁：未见异常。

8）染色体检查：45，X。

【诊断】

Turner 综合征。

【诊疗经过】

促生长治疗：重组人生长激素0.15 U/(kg·d)、每日1次，皮下注射，注射1年后患者身高增长3 cm，现身高148 cm。注射期间监测 IGF-1、肝功能、骨龄等相关指标。诱导第二性征治疗：补佳乐4 mg/d，治疗3个月后，患者出现月经来潮，随后给予患者添加孕激素治疗，补佳乐4 mg/d、服用20天/30天，孕酮8 mg/d、服用10天/30天，服药后患者月经周期建立，经期4~5天，周期30天。

【随访】

门诊复查 B 超（2018年8月9日）：子宫形状为梨形，大小46 mm×21 mm×31 mm，内膜厚4 mm，肌壁回声均匀，左卵巢大小

18 mm×15 mm，右卵巢大小 20 mm×14 mm。长期补充钙及维生素 D 治疗。

病例分析

  Turner 综合征（Turner syndrome，TS）是由一条性染色体完全或部分缺失所引起的，是以身材矮小、原发性闭经、颈蹼、肘外翻为特征的疾病。因 Turner 曾在 1938 年首先报道，故称 Turner 综合征。其异常的染色体核型包括 45，XO；45，XO/46，XX；46，Xdel（Xp）或 46，Xdel（Xq）；46，Xi（Xq），其中 45，XO 是最多见的一型，99% 经自然流产淘汰，仅少数存活出生，有典型表现。

  Turner 综合征典型临床表现有如下几种。①身材矮小：身高一般不超过 150 cm，出生后 1~2 岁生长速度正常或接近正常，3~13 岁生长明显缓慢，无青春期身高骤增；②第二性征发育不全：无乳腺发育，乳距增宽，无阴毛、腋毛生长，原发性闭经，外生殖器幼稚型，子宫缺如，极少数患者可有青春期第二性征发育和月经来潮，成年后容易发生卵巢早衰；③其他典型表现有肘外翻、第 4 掌骨短，偶见膝外翻和脊柱侧弯，面部可见眼睑下垂，内眦赘皮，眼距过宽，塌鼻梁，腭弓高尖，下颚小，后发际低，颈蹼，皮肤常有黑痣，多分布在颈、面、胸和背部，通贯手掌纹，17%~45% 的 TS 患者合并心血管畸形，其中最常见的是主动脉缩窄、二尖瓣和主动脉瓣病变。30%~40% 的 TS 患者存在泌尿系统先天性畸形，彩超常见集合系统畸形、马蹄肾和旋转不良。

  Turner 综合征的诊断：根据患者病史、典型的临床表现及染色体核型检查，Turner 综合征的诊断可明确。结合该患者病例特

笔记

点——矮小与原发性闭经，我们应该与以下疾病进行鉴别。①低促性腺激素性性腺功能减退症：临床上可以表现为女性第二性征发育不全、生长障碍及青春期加速生长缺如，但由于该疾病是由下丘脑、垂体疾病所造成的促性腺激素合成、分泌或作用障碍所致，性激素检查提示促性腺激素（FSH 和 LH）水平低或正常，E₂ 水平低。②Noonan 综合征：虽临床表现与 TS 有很多相似之处，如特殊面容、身材矮小及低骨量等，但 TS 多为散发病例，而 Noonan 综合征大多为常染色体显性遗传，染色体核型检查正常。③垂体性矮小症：除身材矮小外，无 Turner 综合征的特殊表现，且第二性征发育正常。染色体核型分析可鉴别。④46，XX 型单纯性性腺发育不全：由 FSH 受体基因突变所致。临床表现及 FSH、LH 水平与 Turner 综合征相似，但染色体核型为 46，XX。⑤其他原因的高促性腺激素性性腺功能减退症：如自身免疫性卵巢炎、卵巢抵抗、半乳糖血症及感染等；以上疾病无 Turner 综合征的特殊面容，且染色体核型分析正常。该患者有 TS 的临床表现，实验室检查 FSH、LH 升高，呈高促表现，E₂ 水平低，伴有子宫、卵巢缺如，染色体核型分析为45，X，所以 TS 诊断明确。

Turner 综合征的治疗包括促生长治疗、诱导第二性征发育、解决生育问题及长期随访。身材矮小现认为与位于 X 染色体短臂末端的 *SHOX* 基因单倍体剂量不足有关。*SHOX* 基因通过调控软骨细胞的分化成熟来控制骨骼的生长，其剂量不足不仅可导致身材矮小，与肘外翻、短掌骨、高腭弓及短颈等骨骼畸形亦有关。临床试验已表明生长激素是治疗矮小 TS 女童的常规治疗方案。生长激素治疗的起始时间尚未确立，既往认为 TS 患者身高落后生长曲线第 5 百分位数时，通常在 9 岁左右，建议启动生长激素治疗。但越来越多的临床试验证明了生长激素治疗在更年幼 TS 患者中的有效性和安

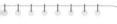

全性。结合该患者，发现 TS 较晚，耽误最佳治疗时机，但骨龄 13 岁，骨骺未闭合，仍有生长空间，于是给予人重组生长激素 0.15 IU/（kg·d）每晚皮下注射，治疗期间监测患者生长速度及 IGF-1 水平，患者 1 年内身高增长 3 cm，治疗后患者身高 148 cm，骨龄 14 岁，考虑到注射生长激素有致肿瘤风险，尽管未被明确，我们结合患者终身高、骨龄，给予停止生长激素治疗。促进身高增长还有生长激素联合雌激素或生长激素联合非芳香化蛋白同化类固醇激素的治疗方案。E_2 有促进骨骺闭合的作用，既往认为 TS 患者接受生长激素替代治疗满足身高需求后，再启动雌激素诱导青春期发育治疗。然而近些年大量临床研究发现，小剂量雌激素联合生长激素治疗并不影响 TS 患者终身高，由于该患者单用生长激素疗效尚可，且目前骨龄 14 岁，所以未给予联合治疗。

对于诱导第二性征发育，TS 患者雌激素替代治疗的起始年龄国际上公认为 12~13 岁，部分研究认为血清 LH 及 FSH 水平高于正常范围时即可启动雌激素替代治疗，从而尽可能使 TS 患者青春期发育过程与正常同龄人保持一致。考虑到患者已经停止促生长治疗，且患者处于育龄期，为使子宫尽快发育，给予生理剂量雌激素治疗，补佳乐的起始剂量及剂量递增速度均增加，治疗后患者月经来潮，之后雌孕激素联合替代治疗，目前患者已有规律月经，门诊复查 B 超，可见子宫及卵巢，治疗效果可。

关于该患者生育方面，可以考虑一些辅助生殖技术，包括体外受精和供体卵母细胞等。当然 45，X 核型的 Turner 综合征患者也有自发怀孕的报道。另外该患者虽然现在未发现脏器畸形，后期也应密切随访，注意早发性高血压、缺血性心脏病和脑卒中等，它们是降低 Turner 综合征患者寿命的主要因素。

综上，Turner 综合征的早期诊断、早期治疗对治疗效果有极其重要的意义，对改善患者生活质量至关重要。

🏥 病例点评

　　TS 是最常见的染色体异常疾病之一，其发生是由于在细胞减数分裂或有丝分裂时，完全或部分丢失 1 条 X 染色体所致，临床表现主要取决于遗传物质的丢失量。TS 典型临床表现为第二性征发育不全、原发性闭经、身材矮小、躯体畸形、不能生育等，还可伴发一系列内分泌异常如糖代谢紊乱、甲状腺疾病等。通过患者的临床表现及染色体核型可诊断。对于 Turner 综合征的治疗包括促生长治疗、诱导第二性征发育、解决生育问题及患者的长期随访。TS 早期诊断及治疗可提高患者的治疗效果及生活质量。

参考文献

［1］DAVENPORT M L. Approach to the patient with Turner syndrome ［J］. J Clin Endocrinol Metab, 2010, 95 (4): 1487 - 1495.

［2］中华医学会内分泌学分会性腺学组. 特纳综合征诊治专家共识 ［J］. 中华内分泌代谢杂志, 2018, 34 (3): 181 - 185.

［3］HEWITT J K, JAYASINGHE Y, AMOR D J, et al. Fertility in Turner syndrome ［J］. Clinical endocrinology (Oxf), 2013, 79 (5): 606 - 614.

［4］HADNOTT T N, GOULD H N, GHARIB A M, et al. Outcomes of spontaneous and assisted pregnancies in Turner syndrome: The U. S. National Institutes of Health experience ［J］. Fertility and sterility, 2011, 95 (7): 2251 - 2256.

［5］BRYMAN I, SYLVEN L, BERNTORP K, et al. Pregnancy rate and outcome in Swedish women with Turner syndrome ［J］. Fertility and sterility, 2011, 95 (8): 2507 - 2510.

［6］SILBERBACH M, ROOS - HESSELINK J W, ANDERSEN N H, et al. Cardiovascular health in Turner syndrome: A scientific statement from the American Heart Association ［J］. Circ Genom Precis Med, 2018, 11 (10): 1161 - 1171.

（周丹丹　邱琳）

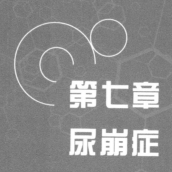

第七章
尿崩症

病例 36　边缘性脑炎致尿崩症

病历摘要

【基本信息】

患者，男性，58 岁。

主诉：发热、烦渴、多尿半月，加重伴乏力 1 周，于 2013 年 5 月 29 日入院。

现病史：患者于 2013 年 5 月 15 日因醉酒受寒后感冒在当地诊所进行输液治疗（具体用药不详），后出现全身凹陷性水肿，以双下肢为主，休息后可有轻微缓解，小便次数增多，尿量增多，平均5000 mL/24 h，伴口干，喜冷饮，就诊于乌兰察布市某医院，行腹部彩超示肝大、脂肪肝、胆囊炎，胰、脾、双肾、未见明显异常，化验提示白细胞 $13.18 \times 10^9/L$，尿比重 1.010，CREA 101 μmol/L，ALT 150 U/L，AST 80 U/L，未进行正规诊断及治疗。2013 年 5 月 22 日患者尿量较前增多，达 6000 mL/24 h，口干加重，大量饮水，全身乏力，不能行走，控制饮水量后多尿症状可轻微缓解，后为进一步诊治入我院。病程中自觉发热（未测体温），无寒战，有头晕、头痛，无腹痛、腹胀，无恶心、呕吐，无咳嗽、咳痰，有谵妄、少语、嗜睡等明显精神及认知功能损害，精神损害表现为幻视、幻听，且感情淡漠，认知功能表现为近事记忆减退、思维紊乱。睡眠增多，不思饮食，大便正常，1 次/日，小便次数增多，尿量增多，平均 5000 ~ 6000 mL/24 h，尿色淡如清水，有大量泡沫，体重略有减轻。

既往史：否认高血压、冠心病病史，否认肝炎、结核病史，否认手术外伤史、放射接触史及特殊用药史。

【体格检查】

体温 39 ℃，脉搏 108 次/分，呼吸 18 次/分，血压 150/90 mmHg。患者谵妄，皮肤干燥，黏膜无黄染及出血点，浅表淋巴结无肿大。口唇干裂，颈软，无抵抗，甲状腺未触及肿大。双肺呼吸音清，未闻及干、湿性啰音及胸膜摩擦音。心率 108 次/分，律齐，心音有力，未闻及病理性杂音。腹平坦，腹部触诊软，无压痛，无反跳痛。肝、脾未触及，叩诊鼓音，移动性浊音（-），肠鸣音 3 次/分。脊柱呈正常生理弯曲，四肢活动自如，双下肢轻度凹陷性水肿，双足明显，四肢肌张力正常，双上肢肌力 4 级，双下肢肌力 3 级，跟腱反射减弱，颈项强直(+)，Babinski 征(+)。

笔记

【辅助检查】

1）血、尿常规：白细胞 11.84×10^9/L[$(4 \sim 10) \times 10^9$/L]，尿比重 1.005（1.003 ~ 1.030），尿潜血（+）。

2）血生化：CREA 125 μmol/L（44 ~ 97 μmol/L），血钠 168.0 mmol/L（135 ~ 147 mmol/L），ALT 80.4 U/L（7 ~ 40 U/L），AST 53.8 U/L（13 ~ 35 U/L）。

3）炎性指标：ESR 36 mm/h（0 ~ 15 mm/h）。

4）免疫指标：ANA（-）；免疫球蛋白（-）；补体：C_4 0.623 g/L（0.1 ~ 0.4 g/L），C_3（-）。

5）感染指标：感染四项（-），病毒全项（-）；TB - SPOT（-）。

6）肿瘤指标：血清铁蛋白 505.06 ng/mL（23.9 ~ 336.2 ng/mL），CEA、AFP、CA - 125、CA - 199、PSA 正常。

7）腺垂体功能：①肾上腺轴：（8:00am）ACTH 22.32 pg/mL，CORT 195.52 nmol/L。②甲状腺轴：TSH 1.02 μIU/mL，FT_3 2.74 pg/mL，FT_4 1.07 ng/mL。③性腺轴：FSH 8.66 mIU/mL（1.5 ~ 12.4 mIU/mL），LH 7.03 mIU/mL（1.7 ~ 8.6 mIU/mL），T 1.63 ng/mL（1.93 ~ 7.4 ng/mL），E_2 26.75 pg/mL（25.8 ~ 60.7 pg/mL），PRL 13.25 ng/mL（4.04 ~ 15.2 ng/mL），PRO 0.46 ng/mL（0.05 ~ 0.15 ng/mL）。

8）脑脊液检查（2013 年 6 月 3 日）：脑脊液压力 115 mmH$_2$O（40 ~ 140 mmH$_2$O）。脑脊液常规：潘台试验（++）↑，细胞计数 10.00/mm³。生化：乳酸脱氢酶 57 U/L，葡萄糖 3.2 mmol/L，氯化物 121.9 mmol/L，乳酸 2.3 mmol/L。免疫：脑脊液蛋白 1.17 g/L↑；脑脊液免疫球蛋白 146.80 mg/L↑。

9）影像学检查。肺 CT：未见异常；甲状腺彩超：未见异常。

垂体 MRI（我院）：未见异常。头颅 MRI（我院）：海马、海马杏仁核复合体及胼胝体 T_1WI 低信号，T_2WI 高信号，垂体柄连续，神经垂体高信号存在（图 36 – 1 至图 36 – 3）。

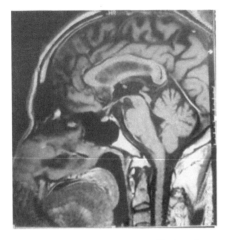

图 36 – 1　T_1WI 鞍区矢状位平扫

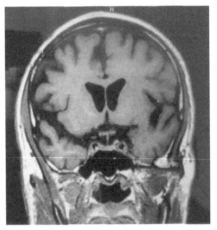

图 36 – 2　T_2WI 鞍区冠状位平扫

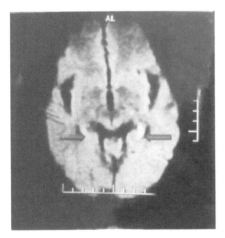

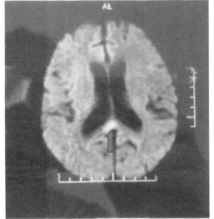

图 36 – 3　头颅弥散成像

T_1WI 头颅弥散成像显示海马区高信号，T_2WI 头颅弥散成像显示胼胝体压部高信号。

10）脑电图（我院）：清醒期较多 θ 波及 δ 波，睡眠波及睡眠周期不明确，未见顶尖波及睡眠纺锤。

11）肌电图（我院）：双正中神经轻度损害（病变在腕部）。

12）禁水试验结果见表 36 - 1。

表 36 - 1　禁水试验

时间	K$^+$ (mmol/L)	Na$^+$ (mmol/L)	BUN (mmol/L)	GLU (mmol/L)	尿比重
限水前(5.29)	3.32	140.7.1	5.6		1.006
限水后(5.30)	2.9	194	8.8	5.9	1.005
参考值	3.5 ~ 5.3	135 ~ 147	2.8 ~ 7.8	3.2 ~ 6.1	1.003 ~ 1.030

【初步诊断】

完全性中枢性尿崩症，边缘性脑炎，肝损害。

【鉴别诊断】

1）精神性烦渴：多尿、低比重尿、烦渴、多饮等症状多由精神因素引起，可随情绪而波动，常伴有其他神经症状，且 AVP 不缺乏，患者自诉与情绪关系不大，暂不予考虑。

2）肾性尿崩症：由肾小管对 AVP 不敏感所致，大多出生后即出现症状，男孩症状较重，多有生长发育迟缓，注射加压素后尿量不减少，尿比重不增加，血浆精氨酸加压素正常或轻度升高，患者自诉首次发病，且无家族遗传。

3）慢性肾脏疾病：以肾小管疾病多见，有相应原发疾病，多尿程度较轻，可排除此病。

【治疗及随诊】

1）中枢性尿崩症：①醋酸去氨加压素（弥凝），根据患者日夜尿量，调节口服弥凝剂量 0.05 mg、q12h → 0.1 mg、q8h；②补液、纠正水电解质紊乱、肌营养及保肝治疗。

2）边缘性脑炎：①抗感染治疗：左氧氟沙星 0.4 g、qd、静脉滴注 7 天；②抗病毒治疗：更昔洛韦 250 mg、q8h、静脉滴注；

③激素冲击治疗：甲强龙 240 mg、qd、静脉滴注 5 天；④营养脑细胞：奥勃兰；⑤胆碱酯酶抑制剂。

复查（2013 年 6 月 18 日）：行腰椎穿刺，脑脊液测压 120 mmH$_2$O。脑脊液化验回报：潘台试验弱阳性，细胞计数 8.00/mm^3，脑脊液免疫球蛋白 82.80 mg/L，脑脊液蛋白 0.68 g/L，均较前减低。

头颅 MRI（2013 年 6 月 23 日）：海马高信号消失，胼胝体压部高信号消失（图 36 - 4，图 36 - 5）。

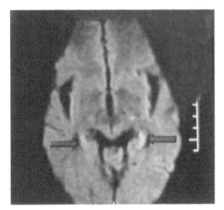
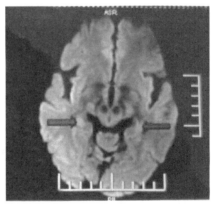

图 36 - 4　T$_1$WI 头颅弥散成像显示海马区高信号消失

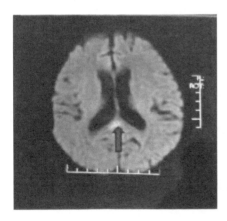
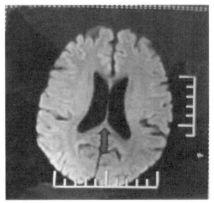

图 36 - 5　T$_2$WI 头颅弥散成像显示胼胝体压部高信号消失

笔记

于 2013 年 6 月 25 日患者病情好转出院。

1 年 6 个月后因咳嗽、咳痰、咯血 3 月余就诊于当地医院，确诊为肺癌，经手术及化疗 7 个月后，因咯血窒息死亡。

【最终诊断】

完全性中枢性尿崩症，副肿瘤性边缘性脑炎，肝损害。

病例分析

尿崩症诊断及病因分析：患者发热，亚急性起病，有明显精神及认知功能损害，精神损害表现为幻视、幻听，感情淡漠。认知功能损害表现为记忆力减退、思维紊乱、谵妄，同时患者有如下特点：①烦渴、多饮、多尿；②尿量 5000 ~ 6000 mL/24 h；③低比重尿；④禁水 1 天，血钠明显升高，血渗透压高达 413 mOsm/L，尿渗透压 307 mOsm/L；⑤原计划禁水加压素试验取消，立即根据患者尿量给予弥凝治疗且反应良好。根据患者症状及辅助检查，可明确中枢性完全性尿崩症诊断。分析患者尿崩症原因，否认颅脑外伤手术史，无肿瘤继发、浸润性疾病、脑血管病变，考虑自身免疫性或感染性疾病可能性大。患者醉酒受寒抵抗力下降后出现上呼吸道感染症状，虽病毒感染等相关化验均为阴性，仍不能除外病毒入侵诱发急性脑炎可能，此患者急性期脑脊液免疫球蛋白明显升高，考虑病毒感染诱发脑组织自身免疫反应可能性大，故给予抗病毒、抗感染治疗，同时除外激素治疗禁忌证后给予甲强龙冲击治疗，效果良好。

病毒性脑炎的临床表现：病毒性脑炎多见于疱疹病毒及腺病毒感染，症状无特异性，包括精神症状、可有癫痫发作，感染过程中出现发热头痛、神经功能缺损。该患者最大特点是精神认知功能改变及离子紊乱，头颅 MRI 提示海马、海马杏仁核复合体及胼胝体 T_1WI 低信号、T_2W1 高信号，垂体柄连续，神经垂体高信号存在，临床有下丘脑损害表现，反复阅片可见病变范围超出海马累及岛叶、额叶内侧面，且脑电图中有较多的 θ 波及 δ 波，脑脊液蛋白、免疫球蛋白增高，脑脊液细胞数高，考虑颅内免疫损伤重，符合边缘系统损害，提示边缘性脑炎可能性大。边缘性脑炎是一种以行为改变和记忆缺损为主要临床特征的少见神经系统病变，有研究发现，常见致病因素为病毒感染诱发边缘系统自身免疫反应。20 世纪 90 年代起陆续有一些急性边缘性脑炎病例被报道，并陆续在属于边缘系统的前脑部分检测到抗 NMDA、GABAa、GABAb、AMPA、GAD65 等自身抗体，因此有学者提出了"自身抗体介导性急性可逆性边缘性脑炎"的概念。

副肿瘤性边缘性脑炎的诊断：许多恶性肿瘤也会导致边缘性脑炎的发生，如小细胞肺癌、甲状腺癌、乳腺癌、睾丸癌等。确诊边缘性脑炎有可能提示患者有伴发潜在恶性病变的可能。该患者入院后肺 CT、甲状腺、腹部超声、多肿瘤标志物均未提示肿瘤，当时并不支持恶性肿瘤致病可能。但出院后未规律随访、未加强恶性肿瘤的筛查及监测，出现呼吸系统症状后未及时就诊，终因肺癌晚期医治无效死亡。

这一病例及相关文献提示：以重症尿崩症起病的边缘性脑炎少见，故需重视头颅 MRI 的表现。在 MRI 检查中，并非每个检查序列对边缘性脑炎的检出都有相同的敏感性。由于游离水的高信号干扰，尤其是海马区域，位于侧脑室颞角的深处，为脑脊液所包绕，所以对其病变敏感程度和病变范围的判断稍差。而液体衰减反转恢复（fluid attenuated inversion recovery，FLAIR）成像由于去除了游离水的高信号，水肿的病灶部分得以突显，对病变发现及病变范围

笔记

的界定均较好。遗憾的是，本例患者因入院后病情危重，未行FLAIR成像进一步佐证。同时，作为中枢性尿崩症的病因之一，急性边缘性脑炎的及时识别及恰当治疗，对改善患者预后尤为重要。值得警醒的是，边缘性脑炎致尿崩症患者即便病情得以控制，可以长期停用弥凝，且无神经系统表现时，仍需警惕肿瘤发生的潜在可能，故应加强对患者的宣教及随诊，避免遗漏及延迟肿瘤的诊疗。

病例点评

目前在临床上，能够特异性提示边缘性脑炎的症状、体征及实验室检查非常有限，对于治疗后的恢复评价也缺乏有效的方法。因而常导致病变的诊断延误，甚至漏诊、误诊，进而使患者错过治疗最佳时间。患者首诊于神经内科，头颅 MRI 起初回报：胼胝体压部急性脑梗死不除外，但脑梗死无法用一元论解释中枢性尿崩症。转诊我科后请神经内科、磁共振科及感染科多科会诊，重新审视头颅及垂体 MRI，考虑诊断为边缘性脑炎，结合患者后续肺癌病史，考虑为副肿瘤性边缘性脑炎诊断成立。同时，边缘性脑炎的特征性MRI 影像改变为以边缘系统为主的信号异常，其中以海马、海马杏仁核复合体为主，多数为双侧对称发生，部分为不对称改变。而部分患者可以见到边缘系统以外的结构受累，包括丘脑、皮质下结构等。本患者的 MRI 信号特征为海马、海马杏仁核复合体及胼胝体 T_1WI 低信号、T_2WI 高信号，患者垂体柄连续，神经垂体高信号存在，故不除外患者下丘脑受累可能性，只是下丘脑核团在 MRI 上无法有效显示。本患者经治疗后好转，记忆力恢复，尿崩症消失，停用弥凝口服，随访 MRI 扫描示患者双侧边缘系统的异常信号基本消失，提示治疗有效。

参考文献

[1] BIEN C G, URBACH H, SCHRAMM J, et al. Limbic encephalitis as a precipitating event in adult – onset temporal lobe epilepsy [J]. Neurology, 2007, 69 (12)：1236 – 1244.

[2] MAKKAR S R, ZHANG S Q, CRANNEY J. Behavioral and neural analysis of GABA in the acquisition, consolidation, reconsolidation, and extinction of fear memory [J]. Neuropsychopharmacology, 2010, 35 (8)：1625 – 1652.

[3] LI L, SUN L, DU R, et al. Application of the 2016 diagnostic approach for autoimmune encephalitis from Lancet Neurology to Chinese patients [J]. BMC Neurol, 2017, 17 (1)：195.

[4] 吴倩，姜亚平. 边缘性脑炎的研究进展 [J]. 神经损伤与功能重建，2012，7 (4)：303 – 306.

[5] BATADUWAARACHCHI V R, TISSERA N. Paraneoplastic limbic encephalitis with associated hypothalamitis mimicking a hyperdense hypothalamic tumor：A case report [J]. BMC Med Imaging, 2016, 16：8.

[6] WAGNER J, SCHOENE – BAKE J C, MALTER M P, et al. Quantitative FLAIR analysis indicates predominant affection of the amygdala in antibody – associated limbic encephalitis [J]. Epilepsia, 2013, 54 (9)：1679 – 1687.

（张丽娟　刘敏　朱智峰　云素芳）

笔记

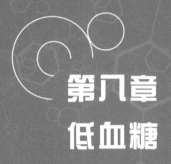

第八章
低血糖

病例 37　胰岛素瘤

📋 病历摘要

【基本信息】

患者，女性，45 岁。

主诉：阵发性乏力 6 年，加重伴意识障碍 1 年。

现病史：患者于 2009 年劳动后出现乏力、大汗，无心慌、烦躁、意识障碍，未予加餐，休息 4 ~ 5 小时可自行缓解，未诊治，2 ~ 3 个月发作一次。2010 年乏力、大汗症状发作较前频繁，约半个月左右发作一次，多于空腹时出现，无心慌、意识障碍，就诊于外院，查血糖1.32 mmol/L，进食后好转，于住院期间测血糖1.2～9.8 mmol/L，3 h OGTT检查结果见表37-1。

表37-1　3 h OGTT检查结果

	胰岛素（mU/L）	血糖（mmol/L）
0 min	21.48	3.10
30 min	57.18	5.58
60 min	50.63	4.25
120 min	57.68	4.08
180 min	28.68	1.84

ACTH、CORT、甲状腺功能正常，ALT 219 U/L，AST 117 U/L，总胆红素8.0 μmol/L。腹部超声示胰颈近胰体部可见13.4 mm×8.0 mm×6.0 mm边界清晰、低回声实性占位；胰腺MRI＋增强：未见明显异常，诊断为"胰岛素瘤"，但定位诊断不清，未行手术治疗。其间定时加餐，但每日均有发作，2014年患者症状进一步加重，并于发作时伴有意识障碍、口齿不清、烦躁不安，偶有呕吐、大小便失禁、舌咬伤，于家中间断监测血糖，发作时最低为1.2 mmol/L，加餐后可缓解，日间需2小时左右加餐一次，晚间睡前加餐，夜间基本无低血糖症状发作，未监测血糖。近1年患者阵发性乏力明显加重，伴意识障碍，智力、反应力明显下降，为进一步诊治就诊于我院，门诊以"低血糖原因待查"收入我科。患者病程中睡眠、食欲可，大小便正常，体重近1年增重7 kg，无骨痛、骨折，无脸变圆红、皮肤紫纹，无面容改变、手足增大，无自发泌乳，视力、视野无改变，无皮肤游走性红斑，无发作性松弛性瘫痪。

既往史： 2010年发现肝功能异常，未治疗。否认糖尿病、心脏病、慢性肾功能不全病史。否认结核病、乙肝、伤寒、猩红热等传

笔记

染病史。否认手术外伤史。否认药物及食物过敏史。否认外源性胰岛素、巯基类药物服用史。

个人史：无特殊。

婚育史：患者已婚，育有 1 子，爱人及子女身体健康。

月经史：初潮 18 岁，行经天数 5 天，月经周期 28 天，末次月经为 2014 年 10 月 14 日。

家族史：否认家族中甲状旁腺疾病、胰腺疾病、肾上腺疾病、垂体疾病病史。

【体格检查】

身高 154 cm，体重 72 kg，BMI 30.36 kg/m²，腰围 94 cm，肥胖体形，表情淡漠，计算力、定向力、记忆力明显下降。全身皮肤未见黑棘皮征。可见多个龋齿，锁骨上脂肪垫、水牛背（-）。余查体无明显阳性体征。

【辅助检查】

入院后完善相关检查如下。

（1）常规检查

血常规：血小板 311×10^9/L，白细胞 6.52×10^9/L，红细胞 4.51×10^{12}/L，血红蛋白 139 g/L。尿常规、便常规正常。ESR 14 mm/h。

生化：ALT 15 U/L，总胆红素 5.2 μmol/L，直接胆红素 1.4 μmol/L，LDL-C 1.34 mmol/L，CREA 87 μmol/L，余值基本正常。

（2）病因检查

HbA1c 3.9%，GLU 1.8 mmol/L，同步 C-P 3.9 ng/mL，胰岛素 74.78 μIU/mL。当 GLU 为 1.6 mmol/L 时,同步 C-P 为 3.5 ng/mL，胰岛素 59.17 μIU/mL。IAA、ICA、GAD（-）。抗核抗体谱 3

笔记

项（-）。抗可溶性核抗原抗体（-）。

胰腺增强 CT：胰腺颈部高强化小结节，肝右叶小囊肿；左侧肾上腺结合部增粗；右肾小低密度影，错构瘤可能；腹膜后多发小淋巴结。

（3）MEN-1 筛查

ACTH 15.7 pg/mL，CORT 8.87 μg/dL。GH 0.1 ng/mL，IGF-1 219 ng/mL。FSH 32.26 IU/L，LH 17.32 IU/L，E_2 42.00 pg/mL，PRO 0.29 ng/mL，T 0.20 ng/mL，PRL 11.90 ng/mL。FT_3 5.30 pg/mL，TSH-3 1.35 μIU/mL，TPOAb 6.11 IU/mL，TGAb 82.05 IU/mL，PTH 32.4 pg/mL。

【诊断】

低血糖症，胰岛素瘤可能性大；高血压；肝右叶小囊肿；右肾错构瘤可能性大；多发龋齿可能性大。

【诊疗经过】

结合患者临床症状、实验室检查、影像学检查，考虑胰岛素瘤可能性大。监测血压高，予络活喜 5 mg bid 降压治疗。入院后患者定时加餐，偶有低血糖发作，对症支持治疗后转普外科行腹腔镜下胰腺肿物切除术，术后 1 年，随访至今患者症状完全缓解。

病例分析

患者系中年女性，隐匿起病，慢性病程，主要临床表现为间断心慌、手抖、大汗，伴有意识不清、大小便失禁、舌咬伤，多于空腹时发生，发作时血糖低于 3.0 mmol/L，进食糖块后可好转。有典型 Whipple 三联征，并呈进行性加重，症状由交感神经兴奋表现逐渐进展为中枢神经抑制表现，低血糖症诊断明确。病因方面：低血糖症根据血胰岛素水平分为胰岛素依赖性低血糖症和非胰岛素依赖性低血糖症。

外院曾在患者血糖低于 3.0 mmol/L 时，查胰岛素大于 3 μIU/mL，考虑胰岛素依赖性的低血糖症可能性大。患者无糖尿病及使用外源性胰岛素制剂病史，外源性胰岛素增多导致的低血糖症暂不考虑。内源性胰岛素分泌增多主要有以下几种情况。①胰岛素瘤：肿瘤大量分泌胰岛素导致出现低血糖，当血糖小于 3 mmol/L 时，胰岛素水平大于 3 μIU/mL，C 肽水平大于 0.6 ng/mL，可能性较大。胰岛素瘤多为富血供肿瘤，偶有乏血供情况。该患者外院查 3 h OGTT 可见当血糖为 1.84 mmol/L 时，胰岛素为 28.68 mU/L，且超声报胰颈部可见实性占位，胰腺增强 CT 示胰腺颈部高强化小结节。如患者胰岛素瘤诊断明确，需考虑 MEN-1 情况。②胰岛素自身免疫综合征（insulin autoimmune syndrome，IAS）：本病为机体生成胰岛素抗体，使胰岛素相对不足，导致胰岛素大量分泌，而抗体解离后，大量胰岛素可诱发低血糖症状。IAS 患者血糖波动较大，但该患者在外院行 OGTT 见血糖稳定在较低水平，尽管胰岛素升高，但未达典型的 IAS 水平，且患者否认巯基类药物服用史，IAA 抗体阴性，IAS 基本可以除外。③促胰岛素分泌药物：部分胰岛素促泌剂及不明成分中成药可促进胰岛素分泌导致低血糖，胰岛素及 C 肽水平均升高，易与胰岛素瘤混淆。该患者无服用相关药物及保健品病史，暂不考虑本病。

鉴别诊断：应与非胰岛素依赖性低血糖症相鉴别。肝脏为糖原储存及糖异生的主要场所，肝功能异常可导致肝糖原转化异常，从而出现低血糖症。该患者既往肝功能异常，但否认肝炎、慢性肝病病史，入院查肝功能基本正常，考虑肝脏疾病导致的低血糖症可能性不大。患者牙列缺损明显，考虑可能与长期进食高糖食物有关。

治疗方面：内科治疗主要是针对低血糖症状的抢救及控制、术前辅助治疗及不能耐受手术患者的对症治疗。手术治疗被认为是唯一的根治方法。以往手术方式主要是开腹手术，随着微创外科的发展，经腹腔镜摘除胰岛细胞瘤手术由于手术创伤小、时间短、恢复快，被认为是一种很好的替代开腹手术的方法。

病例点评

胰岛素瘤又称胰岛 β 细胞瘤，是一种罕见疾病，人群发病率 1～4/百万，可在任何年龄发病，通常女性多于男性。胰岛素瘤大部分体积较小，约 90% 直径 <2 cm，且胰头、胰体、胰尾发生率大致相同，也存在直径超过 10 cm 的巨大胰岛素瘤；胰岛素瘤大多数为良性，恶性病变占 5%～11%。其诊断依赖于患者临床表现和血胰岛素、C 肽等指标的检测结果。定性明确后，通常需要影像学检查对肿瘤进行定位，以确保手术安全、有效。传统定位胰岛素瘤的影像学检查方法有 B 超、CT、MRI 和内镜超声等。手术治疗被认为是唯一的根治方法。少数胰岛素瘤为 MEN－1 的临床表现之一，临床中应注意筛查。

参考文献

[1] CALLENDER G G, RICH T A, PERRIER N D. Multiple endocrine neoplasia syndromes [J]. Surg Clin North Am, 2008, 88 (4)：863－895.

[2] CALLACONDO D, ARENAS J L, GANOZA A J, et al. Giant insulinoma：A report of 3 cases and review of the literature [J]. Pancreas, 2013, 42 (8)：1323－1332.

[3] 赵玉沛，丛林，张太平，等. 胰岛素瘤 404 例诊治分析 [J]. 中国实用外科杂志，2008, 28 (5)：357－359.

（云素芳）

病例 38　外源性胰岛素自身免疫综合征

病历摘要

【基本信息】

患者，男性，81 岁。

主诉：发现血糖升高 23 年，皮肤瘙痒 1 周。

现病史：患者 23 年前体检发现血糖升高，具体值不详，无明显多饮、多尿、多食及消瘦等症状，就诊于外院，诊断为"糖尿病"，给予二甲双胍、消渴丸（具体剂量不详）降糖治疗，血糖控制一般。17 年前因血糖控制不佳就诊于内蒙古某医院，给予门冬胰岛素 30 注射液早 10 U、晚 10 U 皮下注射治疗，后出现双下肢冰冷感遂就诊于我院保健病房，将药物调整为门冬胰岛素注射液三餐前皮下注射早 5 U、中 5 U、晚 5 U，睡前皮下注射甘精胰岛素 6 U，患者根据血糖情况自行调整剂量，血糖控制尚可。近半年出现血糖控制不佳，FBG 在 13 mmol/L 左右，餐后 2 小时血糖在 16 mmol/L 左右，1 周前无明显诱因出现红色皮疹，伴瘙痒，为系统诊治就诊于我院内分泌科。病程中患者有咳嗽、咳痰，为白色黏痰，不易咳出，无心悸、气短，无恶心、呕吐，无腹痛、腹胀、腹泻，精神状态尚可，饮食睡眠好，二便如常。住院期间，患者出现夜间低血糖症状，乏力、汗多、心悸，饥饿感明显，测血糖 3.6 mmol/L（3:00 am），进食后症状缓解，次日晨起 FBG 为 13.6 mmol/L。追溯病史，患者近

1 年凌晨偶有上述症状，进食后症状缓解，平均每月发作 2 ~ 3 次，未监测当时血糖。

既往史：否认巯基药物使用史，否认系统性红斑狼疮、类风湿性关节炎等自身免疫性疾病史。

【体格检查】

血压 150/75 mmHg，身高 175 cm，体重 80 kg，BMI 26.1 kg/m²，腰围 98 cm，臀围 98 cm，腰臀比 0.97。右前胸、后背及四肢可见红色皮疹，压之不褪色，心、肺、腹查体未见明显阳性体征。双侧足背动脉搏动正常。10 g 尼龙丝试验：左足 2/5，右足 3/5。音叉振动觉：右足感觉缺失。

【辅助检查】

1）随机血糖 16 mmol/L；HbA1c 11.3%；

2）OGTT、胰岛素、C 肽释放试验结果见表 38 − 1。

表 38 − 1　OGTT、胰岛素、C 肽释放试验结果

项目	0 h	0.5 h	1 h	2 h	3 h
血糖（mmol/L）	9.9	12.2	16.6	22.4	20.4
胰岛素（μU/mL）	500.0	470.8	516.7	608.4	641.9
C 肽（ng/mL）	1.64	1.66	1.97	2.53	2.40

3）胰岛素相关抗体检测：血清胰岛细胞抗体、谷氨酸脱羧酶抗体、胰岛素自身抗体均阴性。

4）肺 CT：右肺上叶炎症（轻度）。

5）颈动脉彩超：双侧颈动脉内中膜增厚伴斑块（多发），右锁骨下动脉斑块。

6）心脏彩超：三尖瓣轻度反流，左室舒张功能减低。

7）甲状腺彩超未见明显异常。

8）四肢肌电图：上下肢周围神经损害。

【诊断】

外源性胰岛素自身免疫综合征；2型糖尿病，伴周围神经病变、伴周围血管病变；湿疹性皮炎；右肺炎症。

【诊疗经过】

少食多餐，停用胰岛素，改为二甲双胍0.5 g，每日2次，口服；阿卡波糖25 mg，每日2次，口服；同时给予抗感染、止痒、抗过敏、营养神经、改善周围循环等对症治疗。

病例分析

胰岛素是由胰腺的胰岛β细胞受内源性或外源性物质如葡萄糖、乳糖、核糖、精氨酸、胰高血糖素等的刺激而分泌的一种蛋白质激素，是体内唯一降低血糖的激素，同时能促进糖原、脂肪、蛋白质合成。胰岛素所测水平应为具有免疫活性的胰岛素，目前推荐用聚乙二醇沉淀法和凝胶层析分离法测定，因其所测得的免疫活性的胰岛素水平较为准确；而本医院检验室采用的是酶联免疫法，其所测的胰岛素水平不能反映真实胰岛素水平。外源性胰岛素主要用于糖尿病治疗。C肽与胰岛素等分子分泌入血，两者没有免疫交叉反应，C肽的测定不受胰岛素的干扰，故接受外源性胰岛素治疗的患者或已产生抗胰岛素抗体的患者，可用C肽值评价内源性胰岛素的分泌能力。

1970年，Hirata Y首次报道了由胰岛素结合自身抗体引起的1例严重低血糖症，称为胰岛素自身免疫综合征（insulin autoimmune syndrome，IAS）。经典的IAS诊断依据为无外源性胰岛素应用、自发性的严重低血糖、高胰岛素水平、胰岛素自身抗体阳性，同时排除胰岛素瘤及其他原因所致的低血糖。但随着对该疾病研究不断深入，发现一些糖尿病患者长期应用胰岛素后也会导致 IAS，这与经典的 IAS 诊断不符，国内学者称之为"EIAS"，即胰岛素自身免疫综合征样症候群。

EIAS 指有外源性胰岛素应用史，无巯基药物应用史，无活动性自身免疫疾病（B 型胰岛素抵抗），除外胰岛素瘤和其他原因，表现为低血糖反复发作，检测高浓度免疫活性胰岛素与 C 肽浓度分离，针对外源性胰岛素产生胰岛素抗体者。若为外源性胰岛素导致的症状则诊断 EIAS 可能性大。诊断前首先应明确患者升高的胰岛素水平为内源性还是外源性。与 IAS 比较，EIAS 的低血糖症状没有 IAS 严重，发作次数没有 IAS 频繁，且 EIAS 多表现为低血糖和高血糖交替。应用外源性胰岛素后 EIAS 或 IAS 患者均可见 IAA 呈阳性反应，但两者仍有不同，前者产生的抗体亲和力高，不易解离，滴度低，并且随着时间逐渐减少，所以低血糖不会反复出现。

该患者为老年男性，糖尿病史 23 年，否认自身免疫性疾病史，否认巯基药物使用史，在长期应用胰岛素后出现低血糖症状，发作时会有明显的心悸、汗多、乏力、饥饿感增强，自行进食后症状可好转，无低血糖频繁发作，低血糖与高血糖交替出现，胰岛素明显升高，与 C 肽不平行，考虑患者为外源性胰岛素自身免疫综合征，停用胰岛素，改用口服降糖药物后，患者未再出现低血糖，血糖控制平稳。

🔲 病例点评

在临床诊疗过程中，当患者长期应用胰岛素治疗后出现低血糖

笔记

或血糖波动较大时，我们一般首先考虑胰岛素剂型或使用不当的问题，而忽略了长期大量使用胰岛素后可引起 IAS，特别针对自身免疫力低或合并其他自身免疫疾病时应先排除是否患有此病。对于长期使用胰岛素并通过调整剂量或剂型后低血糖症状仍不能被纠正者，或出现血糖波动较大时，建议查 IAA 抗体，以及 OGTT、胰岛素和 C 肽释放试验，避免漏诊或治疗不当。

参考文献

[1] 张志华，母义明，陆菊明，等. 应用胰岛素后出现胰岛素自身免疫综合征两例 [J]. 解放军医药杂志，2013，25（7）：109 – 110.

[2] 陈敏，庄晓明，窦京涛，等. 胰岛素自身免疫综合征的临床特征比较分析 [J]. 首都医科大学学报，2012，33（3）：409 – 413.

[3] SUZUKI K，HIRAYAMA S，ITO S. A case of a non – insulin dependent diabetic patient with regular spontaneous hypoglycemic attacks，which were due to insulin – binding antibodies induced by human insulin therapy [J]. Tohoku J Exp Med，1997，182（2）：163 – 173.

（云素芳　闫朝丽　赵艳雪）

笔记

第九章
其他遗传性内分泌和代谢病

病例 39   抗利尿激素分泌异常综合征

📋 病历摘要

【基本信息】

患者，女性，70 岁。

主诉： 间断周身乏力伴恶心、呕吐半年，再发 2 天。

现病史： 患者于入院前半年无明显诱因出现周身乏力，食欲减低，10 余天后开始间断出现恶心、呕吐，呕吐物为胃内容物，就诊于外院，发现血钠 111.7 mmol/L，血氯 76.8 mmol/L，未明确病因，给予对症补钠治疗后患者症状好转出院。入院前 2 天患者再次出现乏力、恶心、呕吐，门诊化验显示血钠 125 mmol/L，血氯 90.5 mmol/L，尿钠 262.5 mmol/24 h，为求进一步诊治收入院。病程过程中患者偶有咳嗽、咳痰，无咯血、气短，无发热、胸痛，无肌肉痉挛，无呼吸困难，无意识丧失，精神、睡眠、饮食差，大小便正常，体重无变化。

既往史：糖尿病 15 年，平素二甲双胍 0.5 g、早晚各 0.25 g 口服，血糖控制尚可；高血压 15 年，最高达 160/90 mmHg，平素口服苯磺酸氨氯地平片 5 mg、1 次/日，厄贝沙坦片 0.15 g、1 次/日，血压控制尚可；否认利尿剂等特殊药物服用史；否认产后大出血病史；否认肝炎、结核等传染病史；否认手术及外伤史；否认输血史；否认药物过敏史。

个人史、婚育史、月经史、家族史：无特殊。

【体格检查】

体温 36.5 ℃，脉搏 75 次/分，呼吸 18 次/分，血压 120/70 mmHg。患者发育正常，营养中等，神清语利，查体合作，步入病房。全身皮肤黏膜未见黄染，浅表淋巴结无肿大，头颅五官无异常。甲状腺无肿大，气管居中，胸廓对称，右肺呼吸音粗，可闻及少量干性啰音，左肺呼吸音清，未闻及干、湿性啰音。心界不大，心音有力，心率 75 次/分，律齐，未闻及杂音。腹平软，肝、脾未触及，无压痛及反跳痛。双下肢无水肿。腰围 80 cm，臀围 99 cm，腰臀比 0.81。尼龙丝试验：左足 0/5 异常，右足 0/5 异常。音叉振动觉试验：左足正常，右足正常。

【辅助检查】

1）相关电解质结果见表 39 - 1。

表 39 - 1　相关电解质结果

日期	血钠 (mmol/L)	血氯 (mmol/L)	24 小时尿钠 (mmol/24 h)	钠（尿） (mmol/L)	备注
2017 年 12 月 1 日	111.7	76.8			外院
2018 年 4 月 23 日	125	90.5	262.5		我院门诊
2018 年 4 月 25 日	137	102			入院限水、 补浓钠后化验
2018 年 4 月 27 日	134	98	335.4	224.4	入院暂缓补 浓钠后化验

注：表中缺项为未做相关化验。

2）余化验：肿瘤标志物、甲状腺功能及 CORT 节律未见异常，CREA 37（44 ~ 97）μmol/L。

3）影像学检查：①胸部增强 CT（图 39 - 1，图 39 - 2）：右肺上叶中央型肺癌，并右肺中上叶炎症，隆突下淋巴结转移，右肺中叶小结节，转移不除外；肝多发低密度影，转移瘤可能。②颈动脉彩超：双侧颈动脉内中膜增厚伴斑块，右锁骨下动脉斑块。③支气管镜：右肺上腔内肿物，活检部位：右肺上叶，病理结果提示小细胞肺癌。④头颅、颅脑 MRI：未见明显异常。

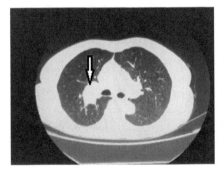

图 39 - 1　右肺上叶中央型肺癌

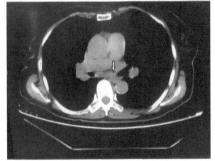

图 39 -2　隆突下淋巴结转移灶

【诊断】

抗利尿激素分泌异常综合征，右肺中央型肺癌（$T_{2a}N_2M_{1c}$），

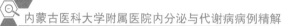
隆突下淋巴结转移，肝转移癌不除外，2 型糖尿病，2 型糖尿病性
周围血管病变，高血压病 2 级（很高危）。

【诊疗经过】

①患者为轻度低钠血症，每日水摄入量控制在 800～1000 mL，
给予补浓钠等对症治疗。②降糖药：精蛋白锌重组赖脯胰岛素混合
注射液（50 R）早 10 U、晚 8 U 餐前皮下注射。阿卡波糖片
50 mg－50 mg－25 mg、3 次/日，三餐时与第一口主食一起嚼服。
③降压药：苯磺酸氨氯地平片 5 mg、1 次/日、口服，厄贝沙坦片
0.15 g、1 次/日、口服。④请肿瘤内科会诊，转至肿瘤内科治疗。

病例分析

低钠血症是指血清钠低于 135 mmol/L，伴或不伴有细胞外液容
量改变的临床状况。通常血钠 >120 mmol/L 时，不出现明显症状和
体征；血钠下降至 110 mmol/L 以下时，可出现注意力不集中、易
怒、性格改变、抑郁。当血钠下降至 110 mmol/L 以下时，以神经
系统受损为主的临床表现进一步加重，可出现意识障碍、惊厥、昏
迷、幻觉、癫痫、椎体外系症状、延髓麻痹，查体表现为肌力减
退、腱反射减弱或消失、病理征阳性；若血钠水平进一步下降，上
述症状明显加重，会出现严重水中毒的神经系统症状，患者陷入昏
迷，出现呼吸暂停，如不及时处理，可导致死亡。抗利尿激素分泌
失调综合征（syndrome of inappropriate secretion of antidiuretic
hormone，SIADH）是最常见的潜在病因。

常见的异常实验室检测包括血浆渗透压随血钠下降而降低，常
低于 275 mOsm/kg；血钠 <135 mmol/L 时，尿钠常 >40 mmol/L；尿
渗透压 >100 mOsm/kg；血清氯化物、BUN、CREA 及 UA 等降低而

血浆 ADH 明显升高。基本的影像学检查包括头部磁共振成像、颈部彩超、胸部 X 线或 CT 检查等。对于可能存在的其他原发病的表现则应分别给予相应的检查。

目前经典的必要诊断标准为：①血浆渗透压 <275 mOsm/kg；②尿渗透压 >100 mOsm/kg；③血容量正常；④正常摄入盐时尿钠浓度升高 >40 mmol/L；⑤甲状腺功能及肾上腺功能正常。此外，若满足以下条件可协助诊断：①未使用利尿剂；②血清 UA 下降（<4 mg/dL）；③血 BUN 降低（<10 mg/dL）；④肾脏钠排泄分数升高（>1%）；⑤尿素排泄分数升高（>55%）。

该患者有周身乏力、恶心呕吐、食欲减退的典型临床表现，且血钠小于 135 mmol/L 时，尿钠大于 40 mmol/L，CREA 降低，血容量正常（无直立性低血压、心动过速、皮肤弹性降低及黏膜干燥；同时不存在细胞外液过量的证据，如浆膜腔积液）。甲状腺及肾上腺功能正常，存在较难纠正的低钠血症，必须找到反复低钠的原因，最终发现导致患者低钠血症的原因为肺部小细胞肺癌。

SIADH 需与其他原因引起的低钠血症相鉴别，如肝硬化腹水、充血性心力衰竭、肾脏疾病伴低血钠等，这些患者常有水肿、尿钠低、醛固酮升高，而 SIADH 患者无水肿、尿钠高、醛固酮低。还需要鉴别的重要疾病是脑耗盐综合征（cerebral salt wasting，CSW），常见于头颅外伤或手术后，其发病机制是由于尿排钠和排氯首先增加，ADH 继发性升高。CSW 和 SIADH 的鉴别点在于 CSW 的低钠血症出现之前已有尿量、尿钠增加及低血容量的临床表现。SIADH 患者本身容量正常。在输注等渗盐水之后二者尿量和尿钠均会立即增加，CSW 患者血钠有明显改善，而 SIADH 血钠无明显增加。

多数患者积极治疗原发病后，SIADH 亦会自愈。SIADH 对症治疗包括：①纠正水负荷过多和低钠血症：首先应严格限水，每日饮水量少于800～1000 mL，轻症患者（血清钠 > 120 mmol/L），经限水后血钠均可纠正至正常。对于中重度低钠血症（血清钠 < 120 mmol/L）或伴有神经精神症状者，在限水的前提下采用3%高渗盐水每小时1～2 mL/kg静脉输注，必要时加用呋塞米效果会更好。但不可迅速纠正血钠及血浆渗透压至正常水平，以免发生渗透性中枢脑桥脱髓鞘综合征；②ADH分泌抑制及活性拮抗药物地美环素、碳酸锂等药物可拮抗ADH对肾小管上皮细胞受体腺苷酸环化酶的作用而引起利尿，但有肾毒性，可诱发氮质血症与二重感染，肝、肾衰竭者禁用；③血管升压素受体拮抗剂治疗：V2型受体拮抗剂有两种，分别是V1、V2受体均阻断的考尼伐坦（Conivaptan，静脉使用）及V2受体特异的拮抗剂托伐普坦（Tolvalptan，口服剂型）。二者在积极纠正低钠血症的过程中需要频繁测定血钠水平，防止发生脱髓鞘病变。考尼伐坦仅限用于治疗住院患者。托伐普坦可作为稀释性低钠血症的短期和长期治疗，目前被美国FDA批准用于治疗等容及高容量低钠血症。托伐普坦在国外已完成低钠血症的三期临床试验，证实对多种基础疾病伴随的低钠血症有显著疗效，未发现与药物相关的严重不良反应，有效性和安全性较高。

🏥 病例点评

小细胞肺癌（small cell lung cancer，SCLC）是一种起源于支气管黏膜上皮Kulchitsky细胞的异源性神经内分泌肿瘤，具有神经内分泌的特点。SCLC常伴发SIADH发病的主要因素有以下几种。①肿瘤因素：恶性肿瘤细胞异常分泌抗利尿激素，导致水分潴留，尿钠排出增多，引起稀释性低钠血症。最常见的恶性肿瘤为SCLC，其次为血液系统肿瘤（包括霍奇金淋巴瘤、非霍奇金淋巴瘤、慢性髓细胞白血病及多发性骨髓瘤等）、头颈部肿瘤、颅内肿瘤（原发或转移）等。②治疗因素：抗肿瘤药物可直接损伤肾小管上皮，同时破坏大量肿瘤细胞，释放 ADH，导致溶瘤综合征；抗肿瘤的姑息治疗药物（包括吗啡类、阿片类止痛药）也有同样作用。③其他因素：肿瘤所引起的疼痛、紧张、焦虑等情绪，以及手术应激状态也会导致 ADH 的异常分泌。SIADH 起病隐匿，无明显特征性，且常被原发疾病所掩盖，但有时为 SCLC 的首发就诊症状。SIADH 的诊断需检测血浆和尿渗透压、血钠和尿钠浓度，评估血容量及心、肝、肾、甲状腺、肾上腺功能。治疗包括病因治疗与基础治疗，包括对原发病因的及时诊断与处理，以及限水，使用利尿剂、高渗盐水、V2 型受体拮抗剂药物等。

参考文献

［1］VAN TIENHOVEN A J，BUIKEMA J W，VEENSTRA J，et al. Pitfalls in SIADH – diagnosed hyponatraemia：Report of two cases［J］. Neth J Med，2018，76（4），190 – 193.

［2］BERARDI R，RINALDI S，CARAMANTI M，et al. Hyponatremia in cancer patients：Time for a new approach［J］. Crit Rev Oncol Hematol，2016，102：15 – 25.

［3］VERBALIS J G，GROSSMAN A，HÖYBYE C，et al. Review and analysis of differing regulatory indications and expert panel guidelines for the treatment of hyponatraemia［J］. Curr Med Res Opin，2014，30（7）：1201 – 1207.

［4］刘慧敏，李明龙. 低钠血症诊疗研究进展［J］. 中华老年多器官疾病杂志，2018，17（3）：233 – 236.

［5］孙萍萍，王旭. 小细胞肺癌合并抗利尿激素分泌异常综合征的研究进展［J］. 中国肿瘤临床，2017，44（5）：233 – 237.

（李晶晶　王铭婕　闫朝丽）

病例 40　Liddle 综合征

病历摘要

【基本信息】

患者，男性，38 岁。

主诉：间断四肢松弛性瘫痪 19 年。

现病史：患者 1997 年（19 岁时）无明显诱因出现四肢松弛性瘫痪，发作时肢体活动障碍，无法自己翻身，四肢无法抬离床面。5 ~ 6 年发作 1 次，每次持续 5 ~ 6 天自行缓解，发作时无视力改变，无大小便失禁，无言语不清，无头晕、头痛，无口周、手足麻木，无恶心、呕吐，无腹痛、腹泻，无利尿剂或甘草酸类药物使用史，当时未予重视，未系统诊治。2010 年（31 岁）开始上述症状发作频率增加，2 年发作 1 次。2015 年前开始每年发作 1 次，症状同前，平时经常感觉劳累，并晨起后出现双手水肿，活动后消退。2016 年开始每月发作 1 次，2017 年开始每月发作 2 次，症状同前。2018 年 5 月为系统诊治就诊于我院门诊，行相关检验，结果显示血钾 3.40 mmol/L，考虑"低钾血症"。病程中，患者无呼吸困难，无口干、多饮、多尿，无恶心、呕吐，饮食及睡眠可，夜尿 0 ~ 1 次/日，体重无明显变化。

　　既往史：多年前（具体不详）多次测量血压最高 140/100 mmHg，未服用降压药，平素血压在 130/80 mmHg 左右。否认传染病史；否认手术、外伤史。

家族史： 患者父亲有排尿晕厥史，当时未就诊行相关检查。

【体格检查】

呼吸 20 次/分，脉搏 80 次/分，血压 139/82 mmHg，身高 179 cm，体重 70 kg，BMI 21.85 kg/m²。面容正常，无满月脸、水牛背及皮肤紫纹。律齐，心脏各瓣膜未闻及杂音，主动脉径路未闻及杂音，无心包摩擦音。双肺呼吸音清，未闻及干、湿性啰音及胸膜摩擦音。腹部触诊软，无压痛及反跳痛，肝、脾未触及，叩诊呈鼓音，移动性浊音（－），肠鸣音 3 次/分。双侧肾动脉未闻及杂音，无外生殖器异常，双下肢无水肿，足背动脉可触及。

【辅助检查】

1）常规检验：血常规、尿常规、肝功能、肾功能、血脂均未见异常。尿酸碱度（pH）6.0（正常范围 4.5~8.0）。

2）离子检查果见表 40－1。

表 40－1   离子检查结果

项目	2017 年 8 月 8 日	2018 年 4 月 26 日	2018 年 5 月 29 日	参考区间（mmol/L）
血钾	3.87	3.93	3.40	3.5~5.3
血钠	143.15	136.0	—	136~145
血氯	105.0	—	—	99~110
血钙	2.16	—	—	2.15~2.60
血磷	0.92	—	—	0.8~1.7

3）肾素－血管紧张素－醛固酮系统检查结果见表 40－2。

表 40－2   肾素－血管紧张素－醛固酮系统检查结果

项目	结果	单位	参考区间
醛固酮	128.66	pg/mL	站位：40~310
肾素	37.46	pg/mL	站位：4~38
血管紧张素Ⅱ	131.89	pg/mL	站位：49~252

4）甲状腺功能检查结果见表 40－3。

表 40 - 3 甲状腺功能检查结果

项目	结果	单位	参考区间
FT$_3$	4.21	pg/mL	2.0 ~ 4.4
FT$_4$	1.34	ng/dL	0.93 ~ 1.7
TSH	2.82	μIU/mL	0.27 ~ 4.2

5）风湿抗体全项：葡萄糖 - 6 - 磷酸异构酶（glucose - 6 - phosphate isomerase，GPI）抗原、抗波形蛋白抗体 MCA、抗环瓜氨酸肽 II 代抗体、类风湿因子 IgG、类风湿因子 IgA、类风湿因子 IgM、抗角蛋白抗体、抗核周因子抗体均阴性。

6）影像学检查：心脏、腹部彩超未见异常。四肢肌电图未见特征性改变。

7）华大基因检测（图 40 - 1）：通过对患者进行基因测序，结果发现上皮细胞通道 γ 亚单位的编码基因 *SCNN1G* 第 103 号密码子发生 GTG—GGG 杂合错义突变，使编码氨基酸由原来的半胱氨酸变为甘氨酸。分子生物学水平诊断：Liddle 综合征。

c. 211T > G，p. Cys71Gly

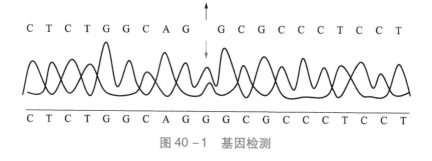

图 40 - 1 基因检测

【诊断】

Liddle 综合征。

【诊疗经过】

氨苯蝶啶片 50 mg/片、1 片/次、3 次/日，2 周后复查血钾

3.65 mmol/L，但是仍感觉下肢酸痛、无力。结合患者症状和血钾情况，调整治疗方案为氨苯蝶啶片 50 mg/片、2 片/次、3 次/日，四肢松弛性瘫痪的症状未再发作，嘱患者避免重体力劳动、大量出汗，每天监测血压，定期门诊复查血钾。

病例分析

　　患者系中年男性，间断双下肢松弛性瘫痪 19 年，青年发病，实验室检查血钾在正常值低限。虽然患者血压、血醛固酮、肾素浓度及尿酸碱度正常，但是利用现有的分子生物学检测方法进行基因检测发现上皮细胞通道 γ 亚单位的编码基因 *SCNN1G* 第 103 号密码子发生 GTG—GGG 杂合错义突变，使编码氨基酸由原来的半胱氨酸变为甘氨酸。β 亚单位的编码基因 *SCNN1B* 未检测到任何突变。从而证实该患者是 Liddle 综合征。

　　Liddle 综合征是以高血压、低血钾、低血浆肾素和低醛固酮为主要临床特征的常染色体显性单基因遗传病。由于其临床表现酷似原发性醛固酮增多症，故又称假性醛固酮增多症（pseudoaldosteronism）。但临床应用醛固酮合成酶抑制剂或醛固酮受体阻断剂螺内酯（Spironolactone）治疗无反应，而应用上皮钠通道（epithelial sodium channel，ENaC）阻断剂氨苯蝶啶（Triamterene）则可明显改善临床症状，提示 ENaC 功能异常是本病的致病因素。

　　ENaC 由三个同源亚单位 α、β、γ 组成。ENaC 膜蛋白在远端肾单位上皮细胞膜编码亚单位的 3 个基因分别位于不同染色体，*ENaCα* 基因（*SCNN1A*）位于染色体 12p13.3，*ENaCβ* 基因（*SCNN1B*）及 *ENaCγ* 基因（*SCNN1G*）位于染色体 16p12 - p13，相距 400 kb。ENaC 具有对钠高选择性、低传导性及对氨氯吡咪

笔记

（Amiloride）高敏感性等电生理特性，且该特性依赖于 3 个亚单位的共同作用。

1994 年 Shimkets 等第一次对 Liddle 综合征所报道的家系成员进行 *ENaC* 基因检测，在国际上首次证实该 Liddle 综合征家系由 *ENaCβ* 基因突变引起。2001 年国内上海瑞金医院第一次对 Liddle 综合征家系进行基因检测，发现 *ENaCβ* 基因发生错义突变，到目前为止，国内外有关该病基因突变检测的报道已有几十例，大多发生在 β 亚单位，最多见的是 616 密码子。发生在 γ 亚单位的突变较少。至于 α 亚单位基因突变引起 Liddle 综合征的病例迄今为止尚未见报道，且不管是 γ 还是 β 亚单位突变，大多已发现的碱基置换或缺失部位均位于胞内羧基末端尾部。

该患者为较少见的上皮细胞通道 γ 亚单位的编码基因 *SCNN1G* 第 103 号密码子发生 GTG—GGG 杂合错义突变，使编码氨基酸由原来的半胱氨酸变为甘氨酸，进而使 γ 亚单位羧基末端富含脯氨酸的 Pro－Pro－Pro－Xaa－Tyr 结构域（简称 PY 基序）发生突变，导致 γ 亚单位不能结合到细胞内泛素连接酶上。位于细胞表面的 ENaC 降解减少，数量增加，因此 Na^+ 重吸收增加，进而引起一系列临床症状。

临床症状如下。①高血压：患者多幼年发病，高血压常为本病的首发症状。但本例患者青年起病，且血压升高不太明显。血压升高的根本原因在于肾小管钠通道储钠机制异常，该例的 Na^+ 重吸收、Na^+ 潴留相对较轻（血钠 143.15 mmol/L 和 136.0 mmol/L），血容量扩张程度不严重可能为血压升高不明显的主要原因。之前我国也有相关文献报道过血压正常 Liddle 综合征一例。②低钾血症：因远端肾小管重吸收 Na^+ 增多，促进 K^+ 排出，导致低钾血症，表现为肌肉麻痹，甚至下肢松弛性瘫痪。我们只捕捉到该患者一次血钾低于正常，其他均为接近正常值下线，可能是因为患者在每次症状发作时未检测血钾，而是待症状自行缓解后才来就诊，或者可能因为 Na⁺ 重吸收相对较轻，从而 K⁺ 的排出也相对较轻。但是患者间断性四肢松弛性瘫痪、平时感觉疲劳的症状符合低钾血症的典型临床表现。③代谢性碱中毒：低钾血症使细胞内的 K⁺ 移出细胞外，H⁺ 进入细胞内，引起代谢性碱中毒。因为该患者无明显低血钾，所以血 pH 在正常范围内。④低肾素、低醛固酮：高血容量抑制肾小球球旁器合成和释放肾素，抑制肾素 – 血管紧张素 – 醛固酮系统。但是该患者血清肾素、血管紧张素、醛固酮并未低于正常值，可能与 Na⁺ 重吸收、Na⁺ 潴留相对较轻和患者待症状自行缓解后来我院就诊有关。

🏥 病例点评

首诊遇到低血钾患者，除低血钾本身外，还应注意其他伴随症状、患者详细病史、家族史等情况。对于幼年/青年起病的患者要注意先天性或遗传性疾病。我们知道醛固酮对肾小管的作用就是保钠、排钾，所以许多临床医生对所有低血钾合并高血压的患者均会完成醛固酮和肾上腺影像学检查，但这也有可能因为其阴性结果而导致临床的延误诊断。

我们在对该患者的诊治过程中，从门诊首诊开始就非常规范地根据患者的临床表现入手分析。该患者虽然是青年起病、病程长、低血钾症状明显，但是低醛固酮、低肾素、代谢性碱中毒等表现不明显。在排除其他导致低钾血症的疾病且支持 Liddle 综合征证据不明显的情况下，运用了基因检测诊断方法，从而完全解释了病变的全过程，最终明确诊断。同时低钠饮食和氨苯蝶啶治疗有效进一步证实诊断的正确。

我们可以看到，该患者最终的诊断并不依靠影像学检查方法，无须复杂的 CT 或 MRI 检查。长期高血压和低血钾的后果是动脉硬化和低钾性肾病，两者的共同作用会加速患者肾功能的进行性恶化。因此，早期诊断对这些患者是有利的。

参考文献

[1] UEHARA Y, SESAGURI M, KINOSHITA A, et al. Genetic analysis of the epithelial sodium channel in Liddle's syndrome [J]. J Hypertens, 1998, 16 (8)：1131 – 1125.

[2] WARNOCK DG. Liddle syndrome：Genetics and mechanisms of Na^+ channel defects [J]. J Med Sci, 2001, 322 (6)：302 – 307.

[3] 高平进，张奎星，朱鼎良，等. Liddle 综合征的基因诊断（附 4 例同胞兄弟上皮钠通道基因突变分析）[J]. 中华心血管病杂志，2001, 29 (9)：514 – 517.

[4] 苏颐为，周薇薇，宁光，等. Liddle 综合征一例临床分析 [J]. 上海交通大学学报（医学版），2006, 26 (1)：25 – 27.

[5] 车武强，蒋雄京. Liddle 综合征 [J]. 中华高血压杂志，2016, 24 (5)：483 – 486.

[6] TETTI M, MONTICONE S, BURRELLO J, et al. Liddle syndrome：Review of the literature and description of a new case [J]. Int J Mol Sci, 2018, 19 (3)：812.

（朱智峰　萨如拉　闫朝丽）

病例 41　Gitelman 综合征

病历摘要

【基本信息】

患者，女性，35 岁。

主诉：间断四肢抽搐 12 年。

现病史：患者 12 年前自觉情绪激动后间断出现四肢及口周麻木、抽搐感，伴有心悸及心前区憋闷感，一般持续 10 分钟左右可自行缓解，未予重视。2016 年 7 月无明显诱因再次出现上述症状，持续约 10 分钟左右自行缓解，症状较之前无明显加重，就诊于外院急查离子：K^+ 2.33 mmol/L，Ca^{2+} 2.62 mmol/L，Mg^{2+} 0.43 mmol/L；24 小时尿钾 121 mmol/L；血气分析：pH 7.46，HCO_3^- 31.3 mmol/L，K^+ 2.5 mmol/L，Ca^{2+} 1.07 mmol/L；肾上腺 CT 薄扫：左侧肾上腺内中段类圆形脂肪密度影，肾上腺髓质瘤？给予对症补钾及补镁（具体剂量不详）治疗后，血钾及血镁仍持续低水平波动。后为进一步明确诊治就诊于我科门诊，门诊以"低血钾原因待查"收入院。病程中，无四肢乏力，无肢体瘫痪，无呼吸困难，无口干、多饮、多尿，无恶心、呕吐，无腹痛、腹泻，饮食及睡眠可，喜食咸食，大小便正常，近半年体重无明显下降。

既往史：无棉籽油等服用史，无长期药物或保健品服用史。

家族史：父母体健，非近亲结婚，2 个妹妹有相似症状。

笔记

【体格检查】

血压 120/80 mmHg，甲状腺不大，双肺听诊呼吸音清，未闻及干、湿性啰音，心率 77 次/分，律齐，心音有力，未闻及病理性杂音。腹平坦，无压痛、反跳痛，肝、脾未触及。脊柱呈正常生理弯曲，四肢运动自如，双下肢无水肿，生理反射存在，病理反射未引出。

【辅助检查】

pH 7.46，pCO_2 44 mmHg，HCO_3^- 31.3 mmol/L，BE（B）6.6 mmol/L。

其他检查结果见表 41-1 至表 41-3。

表 41-1　肾素 - 血管紧张素 - 醛固酮系统

项目	立位	参考范围	单位
醛固酮	402.6	40 ~ 310	pg/mL
肾素	131.25	4 ~ 38	pg/mL
血管紧张素Ⅱ	164	49 ~ 252	pg/mL

表 41-2　皮质醇节律及过夜地塞米松抑制试验

	8:00（试验前）	0:00	8:00（试验后）
皮质醇	326.66 nmol/L	99.17 nmol/L	27.21 nmol/L
ACTH	10.45 pg/mL		

注：试验后指小剂量地塞米松抑制试验后。

表 41-3　离子检验

	血	参考范围	单位	24 h 尿	参考范围	单位
钾	2.37	3.5 ~ 5.3	mmol/L	82.1	25 ~ 100	mmol/24 h
钠	136.8	135 ~ 147	mmol/L	97.1	130 ~ 260	mmol/24 h
氯	95.9	99 ~ 110	mmol/L	139.2	110 ~ 250	mmol/24 h
镁	0.41	0.8 ~ 1.4	mmol/L	4.4		mmol/24 h
钙	2.41	2.5 ~ 2.6	mmol/L	2.4	2.5 ~ 7.5	mmol/24 h
磷	0.96	0.8 ~ 1.7	mmol/L	14.6	23 ~ 48	mmol/24 h

血尿便常规、肝功能、肾功能、甲状腺功能、糖耐量、ANCA、ENA 未见异常。

进一步行基因检测：*SLC12A3* 基因突变（4 号外显子上有一个纯和错义突变，23 号外显子上有一个杂合错义突变）。

心电图、胸片未见异常；肾上腺 CT 增强未见异常。

【诊断】

Gitelman 综合征。

【治疗方案】

氯化钾缓释片 2 g、tid、po；门冬氨酸钾镁片 2 片、tid、po；螺内酯片 2 片、bid、po。

病例分析

低钾血症病因复杂，可首先通过血钾与尿钾的关系，确定是肾性失钾还是肾外失钾或摄入不足。如果血钾 < 3.5 mmol/L，尿钾 < 25 mmol/24 h，血钾 < 3.0 mmol/L，尿钾 < 20 mmol/24 h，考虑为肾外失钾或摄入不足；如果血钾 < 3.5 mmol/L，尿钾 > 25 mmol/24 h，血钾 < 3.0 mmol/L，尿钾 > 20 mmol/24 h，考虑为肾性失钾。本例患者符合肾性失钾。其次根据酸碱平衡评价，如果为代谢性酸中毒，常见病因为肾小管酸中毒、酮症酸中毒，如果无代谢性酸中毒需进一步根据患者血压情况进一步分析。如果血压高，需进一步查CORT、RAAS 系统水平。如果血压正常，常见疾病为 Bartter 综合征、Gitelman 综合征、干燥综合征。本例患者为代谢性碱中毒表现，但患者血压正常。患者并无利尿剂、氨基糖苷类、肾毒性药物的使用史，狼疮五项、ANCA 全项结果也正常，排除干燥综合征诊

断。考虑诊断为 Bartter 综合征或 Gitelman 综合征。Bartter 综合征是
1962 年由 Bartter 首次描述的包括低血钾、代谢性碱中毒、正常血
压、高醛固酮血症和对血管紧张素 Ⅱ 反应减弱的一组综合征，肾活
检提示肾小球旁器增生。Gitelman 综合征是肾离子转运蛋白先天缺
陷的代表疾病，也是遗传性肾小管疾病中患病率最高的，与 Bartter
综合征同属于失盐性肾病。Gitelman 综合征 1966 年 Gitelman 医生等
首次描述的一种不同于 Bartter 综合征的遗传性失盐性肾病，主要表
现为低血钾、低血镁、低尿钙、代谢性碱中毒、肾素 – 血管紧张素
– 醛固酮系统活化、正常血压，其主要与 *SLC12A3* 基因突变有关。
Gitelman 综合征诊治专家共识组 2017 年发布的 Gitelman 和 Bartter
综合征的鉴别要点见表 41 – 4。

表 41 – 4　Gitelman 和 Bartter 综合征的鉴别要点

	Gitelman 综合征	Bartter 综合征
发作时间	青少年或成年	儿童期
低钾血症	有	有
低氯性代谢性碱中毒	有	有
高肾素活性	有	有
低镁血症	有	无
尿钙	低	正常或高尿钙
前列腺素 E 水平	正常	高
生长发育迟缓	少见	有
病变部位	远曲小管	髓袢升支粗段
突变基因	*SLC12A3*	*CLCNKB*

　　Gitelman 综合征的诊断需结合患者临床症状和实验室检查，而
且在诊断中，必须强调低镁血症和低尿钙症的重要性，如果缺乏这
两条，一般不能诊断 Gitelman 综合征。该综合征为常染色体隐性遗
传病，由编码肾脏远曲小管噻嗪类敏感的钠氯协同转运蛋白的
SLC12A3 基因突变、功能失活所致。肾脏远曲小管的功能障碍导致

笔记

Na^+ 和 Cl^- 重吸收减少，水丢失过多，导致血容量减少，从而激活肾素 – 血管紧张素 – 醛固酮系统，导致低血钾和代谢性碱中毒。低镁血症可能因为在肾小管顶膜上存在 Mg^{2+} 转运通道 TRPM6，在基底膜上通过 Mg^{2+}/Na^+ 交换增加，导致尿镁增加，而血镁降低。尿钙降低可能原因是：管腔侧 Na^+ 重吸收减少，则基底膜侧 Na^+/Ca^{2+} 交换增加，因而管腔侧 Ca^{2+} 重吸收增加，尿钙减少。

本病例为年轻患者，主要表现为严重低血钾、高尿钾、低血镁、低尿钙、代谢性碱中毒、肾素 – 血管紧张素 – 醛固酮系统活化、血压正常，考虑 Gitelman 综合征诊断成立，进一步行基因检测明确了该诊断。目前世界范围内已有超过 400 个不同的 *SLC12A3* 基因致病突变被报道，错义突变最常见，其中仅 18% 为纯合突变，45% 以上为复合杂合突变，且大于 7% 的患者拥有 3 个或 3 个以上的突变位点，但突变位点的多少与临床表现无相关性。不同地区的常见突变位点有所不同，如欧洲人中 IVS9 + 1G > T 剪切突变多见，而我国患者中以 T60M 和 D486N 位点突变较为多见，可供基因筛查时参考。本例患者的突变位点：① 4 号外显子，c. 533C > T，178TCG > TTG，Ser178Leu；② 23 号外显子，c. 2738G > A/G，913CGG > CAG，Arg913Gln。

Gitelman 综合征的治疗重点如下。①钠盐摄入：鼓励患者根据个人饮食习惯多进食含氯化钠的食物。②钾和镁的补充：口服或静脉补钾和（或）补镁是 Gitelman 综合征患者最主要的治疗方式，需要个体化及终身补充，并遵循"食补 + 药补"的原则。如患者存在低血镁，应首先补镁以助维持正常血镁水平，同时避免抽搐等并发症。建议将 GS 患者的血钾和血镁水平分别至少维持在 3.0 mmol/L 及 0.6 mmol/L 以上。③其他药物：当患者持续存在低钾血症并伴有相关症状，但补钾治疗效果不好或不能耐受不良反应时，可考虑使用保钾类利尿剂、肾素－血管紧张素阻断剂或非甾体消炎药，甚至上述药物联合应用。①保钾类利尿剂（醛固酮拮抗剂）：螺内酯可拮抗醛固酮活性，减少尿钾排泄，从而升高血钾，但具有抗雄激素的不良反应，如出现男性乳腺发育、多毛症及月经紊乱等，在青少年及年轻人中应用需谨慎。选择性醛固酮拮抗剂依普利酮副反应相对较少。此外，醛固酮拮抗剂有促进肾脏排钠和利尿作用，需注意补充钠盐并警惕低血压的发生。②肾素－血管紧张素拮抗剂〔血管紧张素转化酶抑制剂（ACEI）/血管紧张素 Ⅱ 受体拮抗剂（ARB）〕：可抑制 RAAS 活性，优先选择 ACEI 类药物，建议从小剂量递增，需注意低血容量不良反应，特别是在急性失钠（如呕吐、腹泻）的情况下不宜应用。③前列腺素合成酶抑制剂：在 Gitelman 综合征患者中较少应用，因多数 Gitelman 综合征患者血中前列腺素 E 水平正常。④软骨钙质沉着症的治疗：此症较少见，平时需注意补镁预防。

病例点评

　　Gitelman 综合征为常染色体隐性遗传病，由编码肾脏远曲小管噻嗪类敏感的钠氯协同转运蛋白的 *SLC12A3* 基因突变、功能失活所致。2017 年由陈楠医生等编写的 Gitelman 综合征诊治专家共识中提出，其诊断可参考改善全球肾脏病预后组织（Kidney Disease：Improving Global Outcomes，KDIGO）中提出的诊断要点。

　　支持 Gitelman 综合征诊断的指标：①慢性低钾血症（血钾 <3.5 mmoL/L，排除使用降钾类药物）；②合并肾脏排钾增多（随机尿中尿钾/尿肌酐 >2.0）；③代谢性碱中毒；④低镁血症（血镁 <0.7 mmoL/L）伴肾脏排镁增多（镁排泄分数 >4%）；⑤低尿钙症

笔记

（成人随机尿中尿钙/尿肌酐<0.2）；⑥血浆肾素水平或活性增高；⑦氯离子排泄分数>0.5%；⑧正常或偏低的血压；⑨正常的肾脏超声表现。

不支持Gitelman综合征诊断的指标：①使用噻嗪类利尿剂或缓泻剂；②符合显性遗传方式的肾脏病家族史；③无低血钾（肾衰竭时除外）或不补钾的情况下低血钾非持续性出现；④无代谢性碱中毒（除外合并碳酸氢盐丢失或酸的获得）；⑤低肾素水平；⑥低尿钾（随机尿中尿钾/尿肌酐<2.0），高尿钙排泄；⑦高血压：细胞外液容量增加的表现；⑧肾脏超声：肾内钙质沉着、肾结石、孤立肾、囊肿性肾病、出生前羊水过多或肾脏高回声；⑨3岁之前出现临床症状。

Gitelman综合征的确诊标准：*SLC12A3*基因中发现两个致病突变。该病例完全符合诊断标准，且为*SLC12A3*基因的两个突变：4号外显子上有一个纯合错义突变，23号外显子上有一个杂合错义突变。治疗主要为补钾及补镁治疗。

这个病例给我们的提示是：除了我们临床上内分泌系统常见的如原发性醛固酮增多症等可引起低钾血症外，一些遗传性肾小管疾病（Gitelman综合征是目前已知的遗传性肾小管疾病中患病率最高的）也应该得到临床医生的广泛关注。

参考文献

[1] GITELMAN H J, GRAHAM J B, WELT L G. A new familial disorder characterized by hypokalemia and hypomagnesemia [J]. Trans Assoc Am Physicians, 1966, 79: 221-235.

[2] 廖二元. 内分泌代谢病学 [M]. 3版. 北京: 人民卫生出版社, 2012: 1008-1011.

[3] MASTROIANNI N, DE FUSCO M, ZOLLO M, et al. Molecular cloning,

expression pattern, and chromosomal localization of tihe human Na – Cl thiazide – sensitive cotransporter (SLC12A3) [J]. Genomics, 1996, 35 (3): 486 – 493.

[4] LOFFING J, VALLON V, LOFFING – CUENI D, et al. Altered renal distal tubule structure and renal Na$^+$ and Ca^{2+} handling in a mouse model for Gitelman's syndrome [J]. J Am Soc Nephrol, 2004, 15 (9): 2276 – 2288.

[5] LEE J W, LEE J, HEO N J, et al. Mutation in SLC12A3 and CLCNKB and their correlation with clinical phenotype in patients with Gitelman and Gitelman – like syndrome [J]. J Korean Med Sci, 2016, 31 (1): 47 – 54.

[6] Gitelman 综合征诊治专家共识协作组. Gitelman 综合征诊治专家共识 [J]. 中华内科杂志，2017，56 (9)：712 – 716.

（朱智峰　闫朝丽）

病例 42　自身免疫性多内分泌腺病综合征Ⅱ型

病历摘要

【基本信息】

患者，男性，46 岁。

主诉： 皮肤变黑 6 年，发现血糖增高 5 年，体重减轻 1 年。

现病史： 患者 6 年前无明显诱因出现颜面部、双手及乳晕皮肤变黑、乏力伴体重减轻，4 个月体重减轻约 15 kg，未予重视。渐出现低热、恶心、呕吐，呕吐物为少量胃内容物伴腹痛，无腹泻，就诊于我院门诊，化验 CORT 32.27 nmol/L（171～536 nmol/L），ACTH 1120 pg/mL（7.2～63.3 pg/mL），离子、ESR 回报未见异常，ANA、ENA、ds-DNA、免疫复合物未见异常，诊断"原发性肾上腺皮质功能减退症"，予泼尼松 7.5～10 mg/d 口服，皮肤颜色稍变浅。5 年前出现口干、多饮、多尿，测 FBG 14.9 mmol/L，诊断"糖尿病"，平素予甘舒霖 R（早 6 U、午 10 U、晚 8 U）、甘精胰岛素 5 U 睡前皮下注射，血糖控制良好，近 1 年体重下降明显，至来诊时约减轻 10 kg，为进一步诊治收入我院。患者发病以来，无低热、盗汗，无心悸、多汗，无咳嗽、咳痰，精神及食欲可，大便正常。

既往史：否认肝炎、结核病史，无食物、药物中毒及过敏史。

家族史：否认家族遗传病史。

【体格检查】

颜面部、双上肢、乳晕、牙龈、口腔黏膜可见色素沉着，余未见明显异常。

【辅助检查】

（1）一般项目

1）血常规：白细胞 9.83×10⁹/L，血红蛋白 131 g/L，中性粒细胞 6.95×10⁹/L，中性粒细胞百分率 70.8%，淋巴细胞 1.44×10⁹/L，淋巴细胞百分率 14.6%，血小板 347×10⁹/L。

2）尿常规、便常规回报未见异常。

3）肝功能、肾功能、血脂未见异常。

4）离子：血钾 4.7 mmol/L（3.5～5.3 mmol/L），血钠 131 mmol/L（135～147 mmol/L），血氯 101 mmol/L（99～110 mmol/L），血钙 2.33 mmol/L（2.15～2.60 mmol/L），血磷 0.62 mmol/L（0.8～1.7 mmol/L），血镁 0.69 mmol/L（0.8～1.2 mmol/L）。

5）抗胰岛细胞抗体阴性，抗谷氨酸脱羧酶抗体阴性。

307

6）CORT（8：00 am）8.05 mmol/L（171~536 mmol/L），ACTH 1228 pg/mL（7.2~63.3 pg/mL）。

7）胰岛功能三项见表42-1。

表42-1　胰岛功能三项

指标	0 min	30 min	60 min	120 min	180 min
血糖（mmol/L）	5.1	5.9	7.1	10.4	13.2
胰岛素（μU/mL）	2.9	2.88	0.2	2.89	2.90
C肽（ng/mL）	0.13	0.13	0.14	0.16	0.17

8）甲状腺功能检查结果见表42-2。

表42-2　甲状腺功能检查结果

项目	结果	参考值
FT_3（pg/mL）	2.33	2.3~4.2
FT_4（ng/dL）	1.30	0.89~1.76
T_3（ng/mL）	0.9	0.6~1.81
T_4（μg/dL）	10.5	4.5~10.9
TSH（mIU/mL）	2.61	0.55~4.78
TGAb（IU/mL）	98.07	0~115
TPOAb（IU/mL）	24.36	0~34

9）性激素六项检查结果见表42-3。

表42-3　性激素六项检查结果

项目	结果	参考值
LH（mIU/mL）	16.81	1.0~18.0
FSH（mIU/mL）	5.08	4.0~13.0
T（ng/mL）	7.59	2.8~8.0
E_2（pg/mL）	36.63	7.63~42.6
PRL（ng/mL）	6.09	6.0~29.9
PRO（ng/mL）	0.32	0.27~2.61

笔记

（2）免疫指标

ENA、ds – DNA、ANA 均未见异常；C_3 0.91 g/L（0.9 ~ 1.8 g/L），C_4 0.20 g/L（0.1 ~ 0.4 g/L），IgA 1.72 g/L（0.7 ~ 4 g/L），IgG 16.4 g/L（7 ~ 16 g/L），IgM 1.11 g/L（0.4 ~ 2.3 g/L），循环免疫复合物 700 g/L（ < 800 g/L）。

（3）肿瘤指标

CA – 199 11.63 U/mL（0 ~ 37 U/mL），总前列腺特异抗原（total prostate specific antigen，tPSA）1.03 U/L（0 ~ 3.6 U/L），CEA 2.32 ng/mL（0 ~ 5 ng/mL），AFP 1.90 ng/mL（0 ~ 8.1 ng/mL），CA – 125 30 U/mL（0 ~ 30.2 U/mL）。

（4）其他结果及影像学结果

1）ESR 14 mm/h；TB – SPOT 未见异常。

2）胸部正位片未见异常。

3）腹部彩超示肝、胆、胰、脾、双肾超声未见异常。

4）甲状腺超声回报未见异常。

5）心脏彩超回报：主动脉瓣反流（轻度），三尖瓣反流（轻度），肺动脉高压（轻度），左室舒张功能减低。

6）肾上腺 CT 可见双侧肾上腺萎缩（图 42 – 1）。

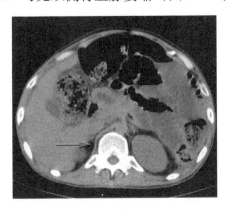

图 42 – 1　肾上腺 CT

【诊断】

自身免疫性多内分泌腺病综合征Ⅱ型，原发性肾上腺皮质功能减退症，1型糖尿病。

【治疗方案】

1）泼尼松 5 mg（8:00 am）、2.5 mg（4:00 pm）口服。

2）甘舒霖 R（早 6 U、午 10 U、晚 8 U）餐前 30 分钟皮下注射，甘精胰岛素 5 U（10:00 pm）皮下注射。

【随访】

1 年后随访，患者皮肤暴露部位色素沉着处颜色逐渐淡化，食欲明显改善，乏力、精神面貌好转，复查血钠正常。

病例分析

原发性肾上腺皮质功能减退症是指肾上腺皮质本身病变引起的功能低下，主要是糖皮质激素分泌不足，可伴有不同程度的盐皮质激素和性激素缺乏。该病由英国内科医生 Thomas Addison 于 1855 年首先描述，称为艾迪生病，多见于 20～50 岁成人，女性较男性多见。病因包括：慢性肾上腺皮质破坏（自身免疫性肾上腺炎、感染、转移性癌肿、淀粉样变性、血管病变及双侧肾上腺切除术后）、皮质激素合成代谢酶缺乏（先天性缺乏 21 - 羟化酶、11 β - 羟化酶、17 α - 羟化酶等）、肾上腺脑白质营养不良、肾上腺脊髓神经病、先天性肾上腺发育不良、ACTH 抵抗综合征等，其中以自身免疫和结核最为常见。有文献报道在欧美国家，自身免疫成为 Addison 病首要致病因素，结核为次要原因。我国尚缺乏有关病因的大样本调查资料。

本病起病隐匿，病情逐渐加重，临床表现为倦怠、乏力、纳差、头晕、恶心、呕吐、直立性低血压等。皮肤色素沉着是Addison病的特征性改变，暴露处、摩擦处、乳晕、瘢痕等处明显，若皮肤黏膜色素沉着见于牙龈、舌部、颊黏膜处，应引起足够重视。皮肤黏膜色素沉着的原因是肾上腺糖皮质激素缺乏，负反馈抑制减弱，引起垂体ACTH、黑素细胞刺激分泌增多所致（两者有共同的前体）。

诊断本病的金标准为标准剂量（成人及≥2岁儿童250 μg，<2岁儿童150 μg，婴儿15 μg/kg）静脉促肾上腺皮质激素兴奋试验，30或60分钟CORT峰值水平小于500 nmol/L（18 μg/dL）提示肾上腺皮质功能减退。如果ACTH兴奋试验暂不可行，建议将清晨CORT小于140 nmol/L（5 μg/dL）结合ACTH作为初步诊断的提示。有条件再进行ACTH兴奋试验确诊。推荐测定血浆ACTH水平来确定原发性肾上腺皮质功能减退症的诊断，有明确CORT缺乏的患者，血浆ACTH大于2倍参考范围上限的，符合原发性肾上腺皮质功能减退症的诊断。一旦确诊本病，应积极予以糖皮质激素替代治疗，给药方式应接近皮质激素的昼夜分泌规律，一般是早晨起床后服2/3，2：00～3：00 pm服1/3（氢化可的松口服，8：00 am 20 mg，2：00～3：00 pm 10 mg；醋酸可的松口服，8：00 am 25 mg，2：00～3：00 pm 12.5 mg；泼尼松龙口服，8：00 am 5 mg，2：00～3：00 pm 2.5 mg）。剂量存在个体差异，可适当调整。判断替代治疗是否适当，主要依靠临床表现的改善，替代治疗后血和尿的CORT可上升到正常水平，血ACTH水平虽有所下降，但一般不能降到正常水平。在手术及应激时激素剂量应加倍。同时需加强健康宣教，教育患者应终身使用肾上腺皮质激素替代治疗。

自身免疫性多内分泌腺病综合征（Autoimmune polyendocrine

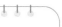
syndrome，APS）是指自身免疫介导引起的多个内分泌腺体功能异常的综合征，多表现为腺体功能低下，也可表现为功能亢进，腺体病变可同时发生，也可相继发生。APS 分为 4 型。①APS－Ⅰ型主要包括自身免疫性多内分泌腺病、假丝酵母菌感染和外胚层营养不良，最常表现为慢性皮肤黏膜假丝酵母菌感染、甲状旁腺功能减退症、原发性肾上腺皮质功能减退症，此三联征中只要有 2 项即可确诊。②APS－Ⅱ型：主要表现包括原发性肾上腺皮质功能减退伴有自身免疫性甲状腺病（慢性淋巴细胞性甲状腺炎、甲状腺功能减退、Graves 病）、1 型糖尿病、性腺功能减退，可伴有重症肌无力、红斑狼疮等自身免疫性疾病。由于受累腺体先后发病，多在成人期确诊。③APS－Ⅲ型：指自身免疫性甲状腺疾病伴有 1 个或多个自身免疫性疾病，但不伴有 Addision 病和（或）甲状旁腺功能减退。男、女发病率相等，各内分泌腺功能减退表现不充分显现，有的处于亚临床期，需长期随访。④APS－Ⅳ型：除以上三型的其他类型。APS 治疗原则是替代治疗，对未经治疗的肾上腺皮质功能减退合并甲状腺功能减退者，应选用皮质激素或皮质激素合并甲状腺素治疗，避免诱发肾上腺皮质功能减退危象。由于长期应用免疫抑制剂存在不良反应，临床上尚存争议。

本例患者系中年男性，有纳差、乏力，伴有明显的皮肤、黏膜色素沉着和低血钠，CORT 水平低，促肾上腺皮质激素明显升高，肾上腺增强 CT 可见双侧肾上腺萎缩，经补充糖皮质激素后血钠上升，症状好转，原发性肾上腺皮质功能减退症诊断成立。本例患者起病时胸片未见异常，肾上腺 CT 可见双侧肾上腺萎缩，渐出现 1 型糖尿病，支持 APS－Ⅱ型的诊断。由于条件限制，未进行抗肾上腺抗体及基因测定。治疗上予降糖及激素替代治疗，长期随访。

笔记

🩺 病例点评

随着结核病在全球的控制，自身免疫性肾上腺炎成为肾上腺皮质功能减退症的首位病因，本病早期临床表现无特异性，特异性的皮肤色素沉着为临床提供了诊断线索，患者血、尿 CORT 水平降低和 ACTH 明显增高是诊断 Addison 的重要指标。对 Addison 病患者应积极寻找病因。APS－Ⅱ型常为 2 个以上下列病变的组合：Addison 病、甲状腺功能减退症或甲状腺功能亢进症、1 型糖尿病、原发性性腺功能减退症、重症肌无力和乳糜泻，也可有白癜风、秃发和恶性贫血。APS－Ⅱ型中约 70% 出现自身免疫性甲状腺疾病，约 50% 合并 1 型糖尿病。自身免疫性甲状腺疾病中以桥本甲状腺炎最为常见，其次是 Graves 病。临床见到的 APS－Ⅱ型以 1 型糖尿病合并自身免疫性甲状腺疾病或 Addison 病最多见。目前对 APS－Ⅱ型无特殊治疗，主要对降低的腺体功能采取相应的激素替代治疗，但治疗中亦应注意它们之间的相互关系和影响，定期随访。

参考文献

[1] 母义明，陆菊明，潘长玉.临床内分泌代谢病学［M］.北京：人民军医出版社，2014.

[2] 万颖，严君.Addison 病合并 1 型糖尿病及自身免疫性肝炎 1 例报道［J］.保健医学研究与实践，2018，15（2）：95 - 96.

[3] SOEDARSO M A, NUGROHO K H, MEIRA DEWI K A, et al. A case report: Addison disease caused by adrenal tuberculosis［J］. Urol Case Rep, 2018, 20: 12 - 14.

[4] 李小柳.结核感染致原发性肾上腺皮质功能减退 1 例［J］.临床医药文献电

子杂志，2018，5（42）：177 - 178.

[5] 颜新，谢作玲，王为民. 自身免疫性多内分泌腺病综合征Ⅱ型一例 [J]. 中华临床医师杂志（电子版），2013，7（5）：2286 - 2287.

（云素芳　李爱珍　李晶晶）

病例 43　McCune – Albight 综合征

病历摘要

【基本信息】

患儿，女性，3 岁 11 个月。

主诉： 发现阴道分泌物、双侧乳房发育 4 个月。

现病史： 患者系第一胎，其母孕期无特殊用药史，足月剖宫产，出生体重、身长具体不详，诉与正常新生儿相同，母乳喂养 19 天后奶粉喂养，4 个月添加辅食，喜米面食。3 个月翻身，7 个月会爬，学站、学走、学语、学跑同同龄儿。2 岁时曾患重症肺炎住院治疗，后 1 年体质偏弱。患儿（2 岁半）4 个月前无明显诱因出现阴道分泌物，量较多，白色，就诊于当地医院，化验白带无明显异常，相继家长发现患儿双侧乳房有肿块，质硬，无压痛，活动度可，乳晕色素沉着，突感身高骤增（具体不详），为系统治疗就诊于我院，行血常规见中性粒细胞 $0.66 \times 10^9/L$。T_3、T_4、FT_3、FT_4、TSH、TRAb（2018 年 8 月 31 日）未见异常；类胰岛素样生长因子 212 ng/mL，GH 5.66 ng/mL ↑，PRL 33.18 ng/mL，ACTH

2.55 pg/mL↓；LH 小于 0.1 mIU/mL；性激素激发试验阴性；骨龄 X 线片示左腕骨骺发育符合患儿年龄。头颅 + 垂体 MRI：脑 MRI 平扫未见异常；左侧上颌窦炎；垂体 MRI 平扫未见明显异常，诊断为"性早熟原因待查，粒细胞减少，上颌窦炎"，为进一步诊疗就诊于北京某医院，完善类胰岛素样生长因子、GH、甲状腺功能、CORT、ACTH、性激素六项、CORT 节律、曲普瑞林刺激试验、生长激素抑制试验、骨龄片、子宫超声、乳腺超声等，诊断为"McCune‐Albight 综合征？外周性性早熟"，嘱定期随诊。2018 年 9 月 26 日患儿出现阴道流血，色鲜红，有异味儿，就诊于北京另一医院，予"神经控术"治疗，治疗 8 天后月经停止，并嘱继续口服中药（大补阴丸、余不详）15 天。半月前家属自诉患儿双乳肿块逐渐消散，阴道分泌物及异味儿消失，今为复查就诊于我院。患儿自发病以来，有明显脱发，无头痛、头晕及视野缺损，无烦躁、惊厥，无乏力、纳差、恶心、呕吐，无腹痛、腹泻，无皮疹，精神可，饮食、睡眠可，大小便正常，体重未有明显变化。

既往史：无其他疾病史，无传染病接触史，无手术外伤史，无药物过敏史，有长期接触蔬果大棚史，无家族遗传疾病史。

【体格检查】

体温 36.8℃，脉搏 96 次/分，呼吸 24 次/分，血压 90/60 mmHg，身高 102.76 cm（第 25 百分位），体重 17 kg（第 40 百分位），神清，精神反应可，发育正常，营养良好，全身皮肤未见出血点，肤色偏黑，左侧背部可见一局限性小片状、边缘不规则、不高于皮肤、深褐色斑疹，未超过身体中线（牛奶咖啡斑），发际线正常，无腭弓高，呼吸平稳，咽无充血、双侧扁桃体不大，双肺呼吸音清，未闻及啰音，心脏、腹部及神经系统查体未见异常。双侧乳房无隆起，未触及乳核，乳头无异常分泌物，无凹陷，未见腋毛。正常儿童外阴外观，大小阴唇未见色素沉着，未见分泌物，未见阴毛，Tanner Ⅰ期。

【辅助检查】

1）葡萄糖生长激素抑制试验结果见表43-1（2018年8月外院）。

表43-1　葡萄糖生长激素抑制试验结果

	生长激素（ng/mL）	血糖（mmol/L）
0 h	17.8	2.4
0.5 h	20.93	3.3
1 h	46.01	4.4
2 h	50.00	3.8
3 h	33.46	4.6

2）甲状腺功能检查结果见表43-2。

表43-2　甲状腺功能检查结果

TT$_3$（nmol/L）	TT$_4$（nmol/L）	FT$_3$（pmol/L）	FT$_4$（pmol/L）	TSH（mIU/L）
3.16	106.8	5.39	11	2.9709

3）性激素六项检查结果见表43-3。

表43-3　性激素六项检查结果

E$_2$（pmol/L）	LH（IU/L）	FSH（IU/L）	PRL（ng/mL）	T（nmol/L）	hCG（mIU/L）
<18.35	0.14	0.11	17.48	<0.087	<0.10

4）曲普瑞林刺激试验结果见表43-4。

5）CORT节律结果见表43-5。

笔记

表43 -4　曲普瑞林刺激试验

	LH	FSH
30 min	0.57 IU/L	0.38 IU/L
60 min	0.41 IU/L	0.32 IU/L
90 min	0.58 IU/L	0.33 IU/L

表43 -5　CORT 节律

	CORT	ACTH
8：00 am	24.86 μg/dL	—
0：00 am	5.27 μg/dL	23.2 pg/mL

6）双侧肾上腺 CT（2018 年 9 月 1 日）：未见异常。乳腺超声（2018 年 8 月 1 日）：双侧胸壁未见增厚腺体，内见乳核，右侧 6.7 mm×11 mm，左侧 7 mm×12 mm；妇科超声（2018 年 9 月 1 日）：子宫内膜增厚2.0 mm，子宫肌壁回声均匀，右侧卵巢8 mm×14 mm，左侧卵巢 7.5 mm×12 mm；妇科超声（2018 年 10 月 15 日）：子宫发育大于同龄，子宫大小约4.6 mm×2.3 mm×1.0 cm，内膜厚0.2 cm，右侧卵巢可见直径约0.2 cm 的卵泡，左侧卵巢可见直径0.26 cm 的卵泡。骨龄 X 线（2018 年 8 月 29 日）：左腕骨骺发育符合年龄，未见病变征象；骨扫描（2018 年 9 月 14 日）：目前全身骨扫描未见明确骨异常浓聚现象。腹部 CT：肝、胆、胰、脾及盆腔 CT 未见明显异常。

7）入院后复查见表43 -6 至表43 -9。

表43 -6　入院后复查甲状腺功能结果

FT$_3$(2.0~4.4) pg/mL	FT$_4$(0.93~1.7) ng/dL	TSH(0.27~4.2) μIU/mL
4.57	1.29	5.41

表 43-7　入院后复查 CORT 节律

	CORT （nmol/L）	ACTH （pg/mL）
8：00 am	262.90	25.71

表 43-8　入院后复查性激素

E_2 （pg/mL）	LH （mIU/mL）	FSH （mIU/mL）	PRL （ng/mL）	T （ng/mL）	hCG （mIU/mL）	PRO （ng/mL）
<5	<0.1	1.39	18.81	<0.03	<0.10	0.15

表 43-9　其他

血钙 （mmol/L）	血磷 （mmol/L）	血镁 （mmol/L）	碱性磷酸酶 （U/L）	维生素 D （ng/mL）	PTH （pg/mL）	B-CTX （ng/mL）	PICP （ng/mL）
2.36 (2.20~2.70)	1.90 (0.8~1.7)	0.75 (0.8~1.2)	182 (35~105)	24.79 (12~100)	37.09 (15~65)	2.84	854.1

8）血清 GH 0.65 ng/mL（0.010~3.607 ng/mL）；IGF-1 195.00 ng/mL（49~289 ng/mL）；离子、血尿常规正常；AFP、CEA 均在正常范围；骨龄 X 线：左腕骨骺发育符合患儿年龄，左手骨质未见病变征象。子宫附件超声：子宫大于同龄儿，双附件区未见异常。

【诊断】

McCune-Albright 综合征，周围性性早熟（间歇性），生长激素瘤待除外。

【诊疗经过】

暂不予药物治疗，嘱监测身高、生长速度、体重、第二性征发育情况，隔 3 个月复查 1 次骨龄片、子宫附件超声、GH、IGF-1、甲状腺功能、CORT、ACTH、性激素六项等，必要时行垂体核磁检查，如有乳腺发育及阴道出血及时就诊，密切随访。

病例分析

    McCune – Albright 综合征（McCune – Albright Syndrome，MAS）是 McCune 和 Albright 两人于 1937 年分别报道的一种具有多发性骨纤维发育不良、非隆起性皮肤咖啡色色素沉着和性早熟三大特点的疾病，是一种罕见的临床疾病，呈散发性，女性的发病率是男性的 2 倍，发病机制尚不明确。Malchoff 和 Shenker 首先通过对 MAS 患者组织和细胞分子进行生物学检测，发现患者细胞内广泛存在的鸟核苷酸结合蛋白（G 蛋白）中的刺激性 G 蛋白（Gs）α 亚基基因发生了突变（Gs 由 α、β、γ 3 个亚基组成），现在认为 MAS 是由位于 20q13.2. 上的 *GNASl* 基因突变导致 G 蛋白复合物 α 亚单位的异常所致。当 Gs 的功能受损时，细胞内的 cAMP 堆积使其含量增高，激活依赖 cAMP 作用的受体（如 ACTH、TSH、FSH、LH 受体），使相关的激素直接作用于某些靶器官，靶细胞功能增强，激素分泌过多；机体对多种激素产生抵抗，如对 PTH 抵抗导致骨质软化和佝偻病；活化的 Gs 下调骨钙素水平，增加了前成骨细胞的增生，使其分化受抑制，导致骨纤维发育不良，形成骨组织构象畸形。该病患病率极低，死亡率低且极少发生恶变。

    MAS 的发病机制复杂，累及全身多个系统，所以其临床特点也是多种多样的，具体表现有以下几个方面。①内分泌系统异常：最突出的表现是性早熟，女性患者多见，以婴幼儿期阴道不规则出血为首发症状，MAS 伴发的性早熟为外周性性早熟，卵巢细胞因基因突变导致在无黄体生成素刺激的情况下，LH 受体自动激活，雌激素自主分泌过多，并形成有功能的黄素化卵泡膜细胞而出现性早熟表现，临床表现为第二性征提早出现，生长加速，患儿血 LH、FSH

呈抑制状态并对促性腺激素释放激素类似物激发试验无反应，E$_2$水平可正常或升高。男性患者性早熟较少见，曾有 1 例 3.8 岁男孩睾丸异常增大但无性早熟表现，组织学和分子生物学研究发现睾丸自主功能亢进仅限于支持细胞，未激活睾丸间质细胞，血清睾酮浓度未增加。②皮肤改变：MAS 的皮肤色素沉着是由黑色素细胞增生所致，其斑块边缘不规则，呈大片状分布，不凸起于皮肤，且通常不越过身体的中线。③骨骼损害：下肢负重骨骼受累多见，由于骨纤维发育不良，骨祖细胞不能成熟为前成骨细胞，受损骨内骨小梁呈蜘蛛网样改变，易发生病理性骨折。经典型三联征者（多发性骨纤维发育不良、非隆起性皮肤咖啡色色素沉着和性早熟）约占 24%，二联征者约占 33%，三联征者中的一种体征者约占 40%，临床上符合三联征者中的 2 条体征者方可诊断为 MAS。

MAS 要与以下疾病进行鉴别：①原发性性早熟，即真性性早熟，表现为青春期特征的提早出现。女性患儿多见，女性性早熟指 8 岁以前（男孩 9 岁以前），是由下丘脑 - 垂体 - 性腺轴功能提前激活、过早启动，促性腺激素释放激素脉冲分泌所致。多表现为先乳房发育，后月经来潮，可通过测定性早熟女童基础血清 E$_2$、FSH、LH 水平及促性腺激素释放激素激发试验后血清 FSH、LH 水平，并进行比较，真性性早熟对激发试验敏感。MAS 表现为假性性早熟，女童幼年时可有不规则阴道出血，对激发试验无反应。② I 型神经纤维瘤病、Watson 综合征，神经纤维瘤病患者约 90% 同时伴发咖啡牛奶色斑，有 6 片以上直径 >1.5 cm 的咖啡牛奶色斑，通常提示为 I 型神经纤维瘤病。Watson 综合征是一种常染色体隐性遗传病，以虹膜色素缺陷瘤、腋窝/腹股沟斑点和神经纤维瘤形成的特点。MAS 中的咖啡色斑有时也见于面颈部，数量较少但面积较大，边界不规则，可呈锯齿状，色素较深，斑上的毛发常较周围正

笔记

常的毛发深。③Blount's 病、长骨嗜酸性肉芽肿：这两种疾病与
MAS 都好发于儿童、青少年，可表现为下肢骨质破坏、骨畸形、局
部疼痛，Blount's 病又称胫骨内髁骨软骨病或胫骨内翻，是指胫骨
内髁软骨发育不良而产生的膝内翻畸形。特点是胫骨近端干骺端的
后内侧部分骨骺的局部生长紊乱导致胫骨内翻成角畸形，是一种累
及胫骨近端干骺端的获得性疾病，而不是骨骺发育不良或骨软骨
病。可能的致病原因为感染、创伤、缺血性坏死或隐匿型佝偻病
等。骨嗜酸性肉芽肿是一种骨肿瘤样病变，为局限性朗格汉斯组织
细胞增多症，最常发于股骨干，病灶内容物柔软似肉芽组织，周围
有反应性硬化骨质，后期纤维组织增生代替肉芽肿，并有修复性增
生，一般较局限，呈多囊样骨质破坏，病灶部分常常边界清楚可见
增生硬化，实验室检查嗜酸性粒细胞明显增多。MAS 则表现为骨纤
维结构不良，可累及全身多个部位，由于骨组织不能根据受力作用
方向而重新整合导致骨骼畸形，合并有内分泌功能亢进和皮肤色素
沉着，易于鉴别。

　　MAS 的治疗及预后：MAS 的治疗主要是对症治疗，目前尚无
有效的根治方法。对 MAS 的性早熟应该进行早期干预及治疗，防
止其向真性性早熟发展。常用治疗药物为他莫昔芬、高效孕激素、
促性腺激素释放激素类似剂等，这些药物均适用于阻止性早熟的发
展，但性早熟并不威胁患儿生命，仅影响其最终身高。骨纤维异常
增生在少儿期呈进行性改变，20 岁左右趋于静止，可通过手术
（矫正骨骼畸形）合并药物治疗 MAS 骨纤维发育不良，常用药物为
帕米磷酸钠（可减轻骨痛、降低骨周转水平）、氨羟二磷酸二钠
（通过抑制破骨细胞的活性来减少骨损失，在成人患者中疗效很好，
可以增加骨矿化密度，减少骨转换以及碱性磷酸酶的血清浓度），
以及钙剂、维生素 D、骨化三醇等。皮肤色素沉着对身体无碍，一

笔记

般不需要治疗。MAS 患儿预后较好，很少发生恶变，疾病一般不会缩短正常的生存寿命，本病为体细胞突变所致，不遗传，同胞兄弟姐妹间不受影响。

📋 病例点评

外周性性早熟是由下丘脑和垂体促性腺激素以外的雄激素或雌激素刺激引起，表现为只有第二性征发育，而无生殖细胞同步成熟，不具有完整的性发育程序性过程，为非促性腺激素释放激素依赖性性早熟。发病年龄男孩在 9 岁前、女孩在 8 岁前。回顾郑州市儿童医院内分泌遗传代谢科对 30 例外周性性早熟患儿的某项研究，其中男孩占 17 例，女孩占 13 例，发病年龄 1 岁 6 个月 ~7 岁 3 个月，平均年龄为（4±2）岁，其中 McCune - Albrihgt 综合征 3 例，误服避孕药 12 例。结合患儿既往病史、查体及辅助检查，外周性性早熟诊断明确。MAS 女孩的性早熟自然史极其多变。发病可在新生儿期到儿童早期，但随着时间的推移进化是高度不可预测的。许多女孩在第一次出现症状后仍有较长时间的静止状态，其特征表现为乳房组织的退化；此次入院患儿未有第二性征发育、无不规则阴道出血，无骨龄提前，目前考虑患儿有间歇性性早熟，与 McCune - Albright 综合征相符。文献复习发现误服避孕药引起性早熟的也较多，本患儿虽然有长期接触蔬果大棚史，但有典型牛奶咖啡斑，目前仍考虑 MAS，暂不考虑外源性药物引起的性早熟可能，嘱远离此环境，密切观察随访。

复习了国内外相关文献，认为国内临床医生重视具有典型三联征表现的典型病例，却往往忽视了只有一种或两种临床表现的 McCune - Albright 综合征患者，这主要是对该病认识不够造成的。

经典型三联征者占24%，二联征者约占33%，有三联征者中的一种体征者约占40%，临床上符合三联征者中的2条体征者方可诊断为MAS。既往文献报道中MAS骨损害发病年龄均在10~18岁，本例患儿年龄偏小，骨扫描无异常，应密切观察骨生长情况及定期复查骨扫描。

该患儿曾有周围性性早熟，有牛奶咖啡斑，曾有生长激素升高，40%的散发性MAS患者GNAS基因突变检测阳性，但临床表型差异显著，这往往取决于哪种组织会被突变基因所累及。而受累组织的基因突变检测阴性率甚至高达90%，但外周血的突变检测阳性率仅为21%~27%，因此对于临床症状不典型的怀疑为MAS的患者从受累组织中提取DNA来检测该基因突变有助于诊断。MAS患者中垂体累及通常表现为GH过度分泌且常伴有泌乳素水平的升高（92%），MAS累及垂体引发的异常十分多样化，包括垂体生长激素细胞增生、垂体生长激素腺瘤形成、垂体泌乳素腺瘤形成及催乳素和生长激素混合瘤形成。研究发现在MAS患者中，20%~30%的患者体内GH分泌增多，最主要的原因是垂体GH细胞的增生，其次才是垂体生长激素腺瘤（33%~65%），且生长激素腺瘤一般出现在30岁之前。该患儿年龄较小，此次入院生长激素正常，但仍不能除外生长激素腺瘤，应密切随访，动态观察其视力、视野及身高。另外本综合征临床漏诊和误诊率较高，可在超声引导下通过穿刺卵泡滤泡，在得到的囊内液、异常骨组织或咖啡斑处的皮肤组织等病灶处取材，提取DNA进行突变检测，这样可确定Gs α基因突变，并进行基因诊断。

参考文献

[1] MALCHOFF C D, REARDON G, MACGILLIVRAY D C, et al. An unusual presentation of McCune - Albright syndrome confirmed by an activating mutation of

the Gs alpha – subunit from a bone lesion ［J］. J Clin Endocrinol Metab, 1994, 78 (3)：803 – 806.

［2］SHENKER A, WEINSTEIN L S, SWEET D E, et al. An activating Gs alpha mutation is present in fibrous dysplasia of bone in the McCune – Albright syndrome ［J］. J Clin Endocrinol Metab, 1994, 79 (3)：750 – 755.

［3］DE KRIJGER R. Introduction：Endocrine pathology and pediatrics ［J］. Endocr Pathol, 2004, 15 (3)：221 – 222.

［4］CHAPURLAT R D, ORCEL P. Fibrous dysplasia of bone and McCune – Albright syndrome ［J］. Best Pract Res Clin Rheumatol, 2008, 22 (1)：55 – 69.

［5］DUMITRESCU C E, COLLINS M T. McCune – Albright syndrome ［J］. Orphanet J Rare Dis, 2008, 3：12.

［6］COUTANT R, LUMBROSO S, REY R, et al. Macroorchidism due to autonomous hyperfunction of Sertoli cells and G (s) alpha gene mutation：An unusual expression of McCune – Albright syndrome in a prepubertal boy ［J］. J Clin Endocrinol Metab, 2001, 86 (4)：1778 – 1781.

［7］LUMBROSO S, PARIS F, SULTAN C, et al. Activating Gsalpha mutations： Analysis of 113 patients with signs of McCune – Albright syndrome—a European Collaborative Study ［J］. J Clin Endocrinol Metab, 2004, 89 (5)：2107 – 2113.

［8］EUGSTER E A. Peripheral precocious puberty：Causes and current management ［J］. Horm Res, 2009, 71 (S1)：64 – 67.

［9］陈军, 刘健航. 咖啡牛奶色斑 ［J］. 国际皮肤性病学杂志, 2007, 33 (6)：357 – 359.

［10］梁慧. Blount's 病的影像学表现（附 5 例报告并文献复习）［J］. 医学影像学杂志, 2012, 22 (7)：1192 – 1194.

［11］GADELHA M R, TRIVELLIN G, HERNANDEZ RAMIREZ L C, et al. Genetics of pituitary adenomas ［J］. Frontiers of hormone research, 2013, 41：111 – 140.

笔记

（乌仁斯琴　皇甫建）